Thomas Sünder & Andreas Borta
Ganz Ohr

GOLDMANN
Lesen erleben

Das Buch

Wie funktioniert Hören eigentlich, und wie ist so ein Ohr aufgebaut? Ist es normal, dass wir im Alter schwerhörig werden? Oder können wir etwas dagegen tun?

Alles über unser Gehör: informativ, spannend und anschaulich.

Thomas Sünder & Dr. Andreas Borta

Ganz Ohr

Alles über unser Gehör
und wie es uns geistig fit hält

Mit Illustrationen von
Amely zur Brügge

GOLDMANN

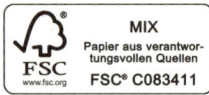 Dieses Buch ist auch als E-Book erhältlich.

MIX
Papier aus verantwor-
tungsvollen Quellen
FSC® C083411

Verlagsgruppe Random House FSC® N001967

© Genehmigte Sonderausgabe für Oticon GmbH, Hamburg
Copyright © 2019 by Wilhelm Goldmann Verlag, München,
in der Verlagsgruppe Random House GmbH,
Neumarkter Straße 28, 81673 München
Umschlaggestaltung: UNO Werbeagentur, München,
unter Verwendung eines Motivs von
© FinePic®, München
Alle Illustrationen im Innenteil: © Amely zur Brügge
Lektorat: Doreen Fröhlich
DF · Herstellung: kw
Satz: Uhl + Massopust, Aalen
Druck und Einband: CPI books GmbH, Leck
Printed in Germany
ISBN 978-3-442-15963-5
www.goldmann-verlag.de

Besuchen Sie den Goldmann Verlag im Netz:

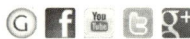

Inhaltsverzeichnis

Intro: So ein Schwindel!

Gegen ein Uhr früh ist die Party am Kochen. Zweihundert Menschen feiern, tanzen und lachen vor den Lichtern eines gigantischen Weihnachtsbaums, der in dem zwei Stockwerke hohen Festsaal im Herzen Hamburgs erstrahlt. An Bars auf zwei Etagen werden die Gäste mit Weihnachtspunsch und reichlich Longdrinks versorgt. Entsprechend enthemmt ist die Meute.

Ich dagegen bin gar nicht angeheitert, sondern wie immer nüchtern und hoch konzentriert. Das hier ist mein Job, und es geht allein um das Vergnügen der Gäste. Ich bin DJ und stehe seit Stunden direkt neben zwei meiner sechs Lautsprecher, über die ich einen Hit nach dem anderen auf die Tanzfläche im Erdgeschoss abfeuere.

Zwar trage ich einen maßangefertigten Gehörschutz, doch trotz der beiden Stöpsel in meinen Gehörgängen dröhnen die Bässe durch meinen Körper, meine Knochen und mein pulsierendes Blut. Dieses dumpfe Wummern begleitet mich nun schon seit zwölf Jahren bei meinem Beruf als DJ, und ich bin daran gewöhnt. Jetzt allerdings nehme ich noch ein ungesundes Knarzen in meinem linken Ohr wahr. Das erinnert mich an mein erdrückendes Berufsgeheimnis: Ich bin einseitig schwerhörig. Seit einem Hörsturz vor drei Jahren nehme ich auf der linken Seite nur noch dreißig Prozent aller Töne wahr. Im Alltag trage ich auf dieser Seite stets ein winziges Hörgerät, tief in meinem Gehörgang verborgen, das noch nie jemandem aufgefallen ist.

Leider ist vor Kurzem noch ein weiteres Problem dazugekommen, das laut meiner Ärztin von diesem Ohr ausgeht: Schwindelattacken. Ich hatte seit dem Sommer drei Anfälle erlebt, die mich im wahrsten Sinne des Wortes umgehauen haben. Ich hatte weder stehen noch laufen können und mich übergeben. Erst Stunden später hatte sich meine Wahrnehmung wieder beruhigt. Ich darf gar nicht daran denken, dass mir so etwas jemals während eines Auftritts passieren könnte.

Ich *darf* nicht daran denken, nicht hier und jetzt, auf dieser Weihnachtsfeier, denke ich, und folglich *denke* ich ja doch daran. Da passiert es. Zunächst ist es eine leichte Bewegung des gesamten Gesichtsfeldes. Für einen Moment hoffe ich, dass es nur eine kleine Kreislaufschwäche ist. Doch dann wird aus der flüchtigen Bewegung ein Hüpfen. Der Bildschirm meines Rechners, über den ich Musik auflege, springt vor meinen Augen in schnellem Takt nach oben, allerdings ohne wieder herunterzufallen. Stattdessen fängt er direkt wieder von unten an. Wie eine Schleife in einem Film, die immer wieder von vorne abgespielt wird. Und das im Schnellvorlauf. Es hüpft, hüpft, hüpft.

Jetzt weiß ich, dass es ein Anfall ist. Kein Zweifel. Panik schnürt meine Brust zu. Was soll ich tun? Obwohl ich von hunderten Menschen umgeben bin, bin ich ganz allein auf meiner kleinen Bühne. Ich kann hier nicht weg! *The Show Must Go On.*

Ich klammere mich am Rand meines weißen DJ-Pults fest wie an der Reling eines Schiffs auf hoher See. Dabei versuche ich, mit meinen Augen einen festen Punkt zu finden und das Hüpfen der blinkenden Lichter an meinem Mischpult allein durch Willenskraft aufzuhalten. Vergeblich. Stattdessen wird aus dem Hüpfen ein Kreisen gegen den Uhrzeigersinn. Jetzt habe ich einen handfesten Schwindel. Weihnachtsgans und Rotkraut rotieren ebenfalls in meinem Magen. Mir wird schlecht.

Ich muss mich zusammenreißen, denke ich. Meine Hände bewegen sich auf der Tastatur meines Rechners, ohne dass ich sie sehen kann. Ich denke an *Last Christmas* von *Wham,* und meine Finger finden jeden einzelnen Buchstaben von alleine. Ich ertaste den Regler an meinem Mischpult und starte wie in Trance die Weihnachtshymne. Wie ich dem Gejohle von der Tanzfläche entnehme, die ich mittlerweile gar nicht mehr erkennen kann, kommt es gut an. Das wird mir etwas Zeit verschaffen, doch ich brauche dringend professionelle Hilfe. Jetzt sofort.

In meiner Verzweiflung greife ich nach meinem Smartphone. In dem bunten Wirbel vor meinen Augen versuche ich, auf dem Touchscreen drei kleine Zahlen zu finden. Irgendwie schaffe ich es, die Notrufnummer 112 zu wählen. Die kompetente Stimme am anderen Ende ist trotz des Lärms erstaunlich gut zu verstehen. Ich beschreibe über die laute Musik hinweg meine Symptome. Man verspricht mir, jemanden zu schicken. Bis dahin heißt es durchalten!

Ich schaffe es, einen weiteren Song abzuspielen. Ein

betrunkener Gast taucht aus dem Nichts auf und brüllt mir mit einer Gin-Tonic-Fahne in mein krankes Ohr, ich solle jetzt endlich Helene Fischer spielen. Ich muss würgen und schlucke kräftig, um die Weihnachtsgans bei mir zu behalten. Da ich mit zusammengepresstem Kiefer nicht reden kann, nicke ich zur Antwort einfach nur. Diese kleine Kopfbewegung verwandelt den ganzen Saal vor meinen Augen in ein Erdbebengebiet der Stufe zehn: globale Katastrophe.

Die nächsten Minuten sind die Hölle. Eine unsichtbare Kraft will mich unbarmherzig zu Boden reißen, der Lärm aus den Lautsprechern ist unerträglich, und die Feier wirbelt um mich herum wie ein Tornado. Endlich kämpfen sich zwei Menschen in Uniform durch die Menge, wie ich aus meinem Karussell heraus vage erkennen kann. Meine Retter sind da! Ein junger Mann und eine Frau treten hinter das DJ-Pult und stützen mich von beiden Seiten. Er sagt: »Wir müssen jetzt mal wohin, wo es ruhiger ist. Können Sie irgendeine Musik laufen lassen?«

Ich wähle eine Playlist, die immerhin ein paar flotte Titel enthält. Abendfüllend wird das zwar nicht, aber egal, Hauptsache erst mal raus hier! Die beiden rettenden Engel führen mich mit strammem Griff an beiden Armen in Richtung Ausgang. Das bleibt nicht unbemerkt: Aus den Augenwinkeln erkenne ich schemenhaft, wie sich eine Horde Weihnachtskobolde aus der Gästeschar löst und hinter meinem DJ-Altar sammelt. Gleich werden diese vom Alkohol entfesselten Dämonen versuchen, selbst DJ zu spielen und meine heiligen Geräte entweihen. Das ist gar nicht gut: Da kann man eine Menge kaputt machen. Doch ich kann nichts dagegen tun. Die Sanitäter führen mich durch die Tür hinaus, und ich lasse meine Musikanlage im Wert von zehntausend Euro zurück bei den Kreaturen der Nacht.

Man setzt mich in einem ruhigen Treppenhaus auf eine Stufe. Irgendjemand reicht mir einen Plastikeimer, und endlich muss ich nichts mehr zurückhalten. Würgend fülle ich den rettenden Bottich bis zur Hälfte mit meinem Mageninhalt. Mein Hemd wird geöffnet, Elektroden befestigt, mein Blutdruck gemessen. Schließlich kommt das Urteil des Sanitäters: »So, Herr Sünder, da gibt es nur eins: Wir bringen Sie ins Krankenhaus.«

Ich stammele, dass ich noch etwas Wichtiges vom DJ-Pult holen möchte. Der Sanitäter sieht das anders: »Sie gehen da nicht mehr rein. Sagen Sie uns, was Sie brauchen, und wir holen es.«

Man bringt mir meine Umhängetasche mit meinen wichtigsten Wertgegenständen und einem meiner Laptops. Wenig später sitze ich im rückwärtigen Teil eines Krankenwagens, der mit Blaulicht durch das Bahnhofsviertel düst, und kotze in einen röhrenförmigen Plastikbeutel. Die stürmische Fahrt ist zum Glück nur kurz, und wir landen in irgendeinem Krankenhaus, ich habe keine Ahnung, wo genau. Ich werde auf einen Rollstuhl gesetzt (an Laufen ist mittlerweile nicht mehr zu denken) und reingekarrt. Dann liege ich plötzlich ausgestreckt auf einer Matratze und starre an die Decke eines Flurs. Zunächst denke ich, dass ich weiterbewegt werde, doch in Wirklichkeit sind es die Gipsplatten und die Neonröhren über mir, die sich zu bewegen scheinen.

Schließlich werde ich tatsächlich weitergerollt, und

eine sympathische Ärztin hängt mich an einen Tropf, während sie mir Fragen stellt. Sie hat den Verdacht, es könnte eine Krankheit sein, Morbus irgendwas. Das erste Wort kommt mir bekannt vor, das zweite klingt Französisch und sagt mir nichts. Während wir reden, werde ich müde. Die Ärztin sagt, in dem Tropf sei ein Medikament gegen den Schwindel. Ihre Stimme entfernt sich. Ich werde samt Tropf auf ein Zimmer gerollt, und dann ist es endlich still. Bis auf ein schrilles Pfeifen. Das ist aber nur in meinem Kopf, und ich kenne es allzu gut. Seit Besuchen von Diskotheken als Teenager habe ich auf beiden Seiten Ohrgeräusche, sogenannten Tinnitus, und wirklich still ist es für mich daher nie.

Ich und meine Ohren. Wir haben viel zusammen durchgemacht. In den letzten zwölf Jahren haben sie mich als Musiker und DJ ernährt, während ich sie zum Dank Tag und Nacht überfordert habe. Nun scheinen sie mich endgültig im Stich gelassen zu haben. Wie soll das nun weitergehen mit mir und der Musik? Kann ich noch auflegen? Wenn nein, wovon soll ich dann leben? Ich denke darüber nach, dass ich mich mein ganzes Leben lang mit größter Selbstverständlichkeit auf meine Ohren verlassen habe. Doch was weiß ich wirklich über sie? So gut wie nichts!

Um mich von meiner unangenehmen Situation abzulenken, lasse ich meine Gedanken kreisen. Obwohl ich hundemüde bin, tauchen viele Fragen in meinem Kopf auf. Wie funktioniert Hören eigentlich, und wie ist es entstanden? Wie merken wir, ob ein Klang von vorne oder hinten kommt? Ist es normal, dass wir im Alter schwerhörig werden, oder lässt sich das vermeiden? Warum haben so viele Menschen Tinnitus, wie ich, und warum nehmen wir Geräusche wahr, die gar nicht existieren? Verarbeiten wir Sprache eigentlich anders als Musik? Und was mich als DJ brennend interessiert: Warum wollen die Leute auf Partys und im Radio immer wieder dieselben alten Hits hören?

In dieser Nacht, während ich einsam am Tropf hänge, beschließe ich, die Geheimnisse des Hörens zu ergründen. Ich möchte wissen, wie meine Ohren funktionieren. Doch wen kann ich dazu befragen? Da fällt mir ein, dass mein langjähriger Freund Andreas nicht nur Medizin und Psychologie studiert hat, sondern auch in einem großen Pharmaunternehmen arbeitet, das seit Kurzem auch Hörprobleme erforscht. Wenn das kein Wink des Schicksals ist! Bestimmt kann er mir etwas zu dieser Krankheit sagen, diesem Morbus Dingsbums, den die Ärztin vorhin erwähnt hatte. Gleich morgen werde ich ihn anrufen. In acht Tagen ist Heiligabend. Vielleicht erlebe ich ja mein persönliches Weihnachtswunder, und er sagt mir, dass sie gerade ein neues Medikament entwickelt haben, mit dem meine Ohren bald wieder fit sind. Bei diesen tröstlichen Gedanken versinkt mein Bewusstsein endlich in tiefschwarzer Stille.

TEIL I:

DAS WUNDER DES HÖRENS

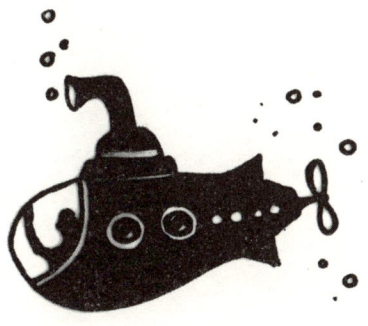

Am Anfang war die Stille: Eine akustische Reise zur Entstehung des Lebens

»Im Anfang war das Wort, und das Wort war bei Gott, und Gott war das Wort.« So heißt es in der Bibel (Johannes 1,1). Wissenschaftler vermuten den Anfang aller Dinge im berühmten Urknall. Doch beide Varianten haben einen entscheidenden Schönheitsfehler: Weder ein Wort noch ein Knall waren bei der Entstehung des Universums hörbar. Denn es gab weder Luft, in der sie sich hätten ausbreiten können, noch irgendwelche Zuhörer. Beide sollten erst Milliarden Jahre später in der Atmosphäre des Planeten Erde entstehen. Insofern können wir sagen: Am Anfang war die Stille.

Vor rund 13,8 Milliarden Jahren geschah das Großereignis, das fälschlicherweise als Urknall bezeichnet wird: Völlig lautlos entstanden Materie, Raum und Zeit aus unendlich hoch verdichteter Energie. Seither dehnt sich unser Universum munter aus. Die ersten rund neun Milliarden Jahre können wir getrost überspringen: Für uns Erdenbewohner wird die Story erst interessant, als vor etwa viereinhalb Milliarden Jahren jene heiße Kugel aus geschmolzenem Gestein entstand, auf der wir heute leben. Während unser Planet langsam abkühlte, wurde er immer wieder von gewaltigen Gesteinsbrocken bombardiert, die mit verheerender Wirkung einschlugen. Etwa 100 Millionen Jahre nach Entstehung der Erde wurde durch den Zusammenprall mit einem etwa marsgroßen Planeten so viel Materie in den Orbit geschleudert, dass daraus unser Mond entstand. Auch das erzeugte keinerlei Geräusch, da es noch immer keine Atmosphäre und damit auch keine Luft gab. Erst durch die Aktivität von Vulkanen entstand in Millionen von Jahren eine Hülle aus Gasen um unseren Planeten. Würde ein heutiger Mensch mit einer Zeitmaschine dorthin zurückkreisen, könnte er mangels Sauerstoff in der heißen Luft zwar nicht atmen, würde aber zumindest etwas hören: nämlich die gewaltigen Eruptionen der Vulkane. Bloß gab es damals keine Zuhörer.

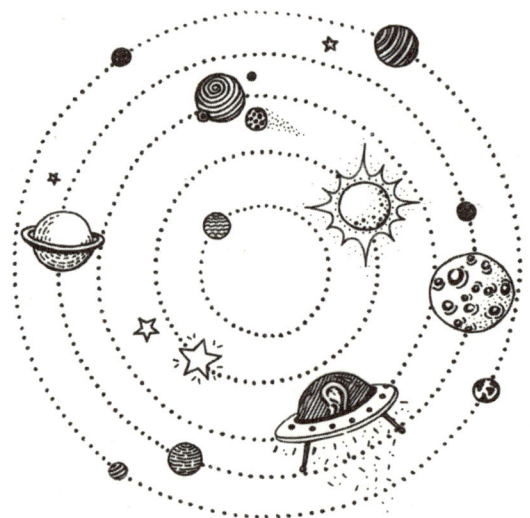

Nachdem die Erde ausreichend abgekühlt war, wurde die Geräuschkulisse deutlich beruhigender. Für

Schlechtwettermuffel wie mich vielleicht etwas *zu* beruhigend, um nicht zu sagen, deprimierend – es regnete nämlich nonstop. Und zwar nicht nur einen trüben Nachmittag lang: Das weltweite Prasseln von Regentropfen dauerte über vierzigtausend Jahre!

Diese – im kosmischen Maßstab betrachtet, kleine – Regenperiode reichte aus, um Ozeane auf unserem Planeten zu bilden. Doch auch das Rauschen der Meere blieb anfangs ungehört, da noch keine Lebewesen mit Ohren existierten. In den Ozeanen entwickelten sich Einzeller und schließlich Blaualgen. Für die nächsten knapp drei Milliarden Jahre waren die stummen Wasserbewohner damit beschäftigt, durch Photosynthese Sauerstoff zu erzeugen. Dieser wurde schließlich in die Atmosphäre freigesetzt, und eine schützende Ozonschicht entwickelte sich rund um den Planeten.

Unter diesen Umweltbedingungen sollte vor rund 540 Millionen Jahren ein weiteres Großereignis mit einem explosiven Namen erfolgen, das unser Leben bis heute bestimmt: die sogenannte *kambrische Explosion*. Diesmal explodierte nicht wirklich etwas, dieser Begriff bezeichnet vielmehr einen gigantischen Evolutionsschub. Binnen weniger Millionen Jahre entwickelten sich Vertreter fast aller heutigen Tierstämme – also auch unsere entfernten Vorfahren. Die Gründe für diesen plötzlichen Sprung in der Evolution sind unter Wissenschaftlern umstritten. Fakt ist: Nach über dreizehn Milliarden Jahren seit Entstehung des Universums, in denen kein einziger Klang gehört wurde, bevölkerten plötzlich die ersten Lebewesen unseren Planeten, die Schall wahrnehmen konnten. Doch wie kam es zur Entwicklung des Gehörs?

Voraus ging die Entstehung eines anderen lebenswichtigen Wahrnehmungsapparates, der sich heute ebenfalls in unseren Ohren befindet, und über den ich mir bis zum Ausbruch meiner schwindelerregenden Krankheit nie wirklich Gedanken gemacht hatte: das Gleichgewichtsorgan.

Oben und unten im Urzeitmeer
und wie Flusskrebse den Kopfstand lernen

Bereits Millionen von Jahren vor der kambrischen Explosion schwammen Hohltiere im archaischen Ozean. Zwar besaßen diese Urzeitquallen weder Knochen, Augen oder Ohren, aber sie hatten dennoch etwas Wichtiges mit uns Menschen gemeinsam: Sie konnten zwischen oben und unten unterscheiden. Die Hohltiere besaßen ein primitives Gleichgewichtsorgan, wie es in ähnlicher Form auch heute noch bei Quallen und Krebsen vorkommt. Es handelte sich um eine kleine, flüssigkeitsgefüllte Blase. Darin befand sich ein winziges Steinchen aus Kalk. Das Kalksteinchen war schwerer als die umgebende Flüssigkeit und folgte daher stets der Erdanziehungskraft, sank also grundsätzlich nach unten. An der Unterseite des Bläschens waren feine Sinneshärchen angeordnet. Wenn der Kalkstein auf diese Härchen traf, wurden sie abgeknickt, ähnlich wie Kippschalter. Sie erzeugten dann einen elektrischen Reiz, der an das Nervensystem weitergegeben wurde. Dieses primitive Netz aus Nervenbahnen war im ganzen Körper der Hohltiere verzweigt und funktionierte so gut, dass sie kein Gehirn benötigten und folglich keines besaßen. Da das Steinchen je nach Lage des Hohltiers auf unterschiedliche Sinneshärchen traf, konnte sich das Wesen räumlich orientieren. Über den konkreten Nutzen dieser Wahrnehmung lässt sich nur spekulieren. Wahrscheinlich verhinderte sie, dass die Hohltiere zu tief tauchten, wo der zunehmende Druck der Wassermassen sie zerquetscht hätte.

Bei heutigen Quallen und anderen wirbellosen Tieren ist die gesamte Innenwand der Gleichgewichtsbläschen rundum mit Sinneshärchen besetzt. Stellen Sie sich das vor wie einen Ball, in dessen Innerem sich überall kleine Kippschalter befinden. Eingeschlossen in diesen Ball ist zudem eine kleine, schwere Kugel. Wenn Sie den Ball über den Boden rollen, anheben oder schütteln, aktiviert die Kugel mit ihrem Gewicht immer wieder unterschiedliche Schalter. Bewegt sich die Kugel von einem Schalter weg, springt dieser zurück in seine Ausgangsposition.

Dieses System gerät übrigens gründlich durcheinander, wenn man die Erdanziehungskraft überlistet. Das gelang Forschern bei einem Experiment mit Flusskrebsen.

Um wachsen zu können, müssen die Tiere ihren Panzer abwerfen. Zwar bilden sie danach einen neuen Panzer, allerdings keine Kalksteinchen mehr. Stattdessen schließen sie in ihre Gleichgewichtsbläschen Sandkörner aus der Umgebung ein. Diese ersetzte man durch Metallkörnchen, die von den Tieren für Sand gehalten und ahnungslos einverleibt wurden. Hielt man nun einen Magneten über einen solchen Krebs, schwamm er mit dem Bauch nach oben – weil das Metallkörnchen in diese Richtung gezogen wurde und das Tier nun glaubte, dort sei unten. So verwirrt diese Krebse beim unfreiwilligen Rückenschwimmen auch gewesen sein mochten, über Eisenmangel konnten sie jedenfalls bestimmt nicht klagen…

Halten wir hier abschließend fest, dass der Gleichgewichtssinn einer unserer evolutionär ältesten Sinne ist – lange bevor Ohren das Hören oder Augen das Sehen ermöglichten. Das ist insofern logisch, als die Notwendigkeit für weitere Sinne erst bei einem Organismus besteht, der sich bewegen kann. Denn was nützt die Bewegung, wenn man keine Ahnung hat, wohin sie führt? Zur Orientierung ist die Wahrnehmung der eigenen Körperhaltung und Bewegungsrichtung unumgänglich. Und damit kommen wir zum nächsten Schritt in der Evolution des Ohrs.

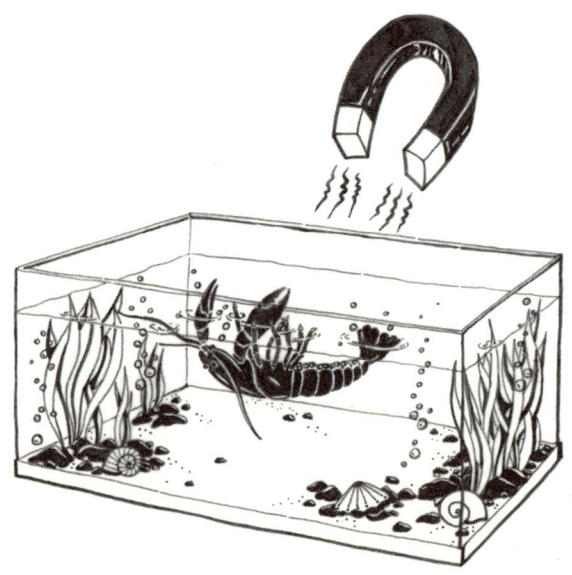

Das Haar in der Suppe
und wie Bewegung zu Information wird

Die ersten Lebewesen, die hören konnten, waren Fische. Wir müssen uns also zunächst eine Welt unter Wasser vorstellen, in der Geräusche wahrgenommen wurden. Doch was heißt eigentlich »Wahrnehmung«? Der Ursprung aller Wahrnehmung ist bei jedem Lebewesen die Verwandlung äußerer Reize in elektrische Signale, die dann im Nervensystem weiterverarbeitet werden. Ohne Strom nix los, könnte man als übereinstimmendes Gesetz von Biologie und Technologie festhalten.

Doch *was* genau wird beim Hören in eine elektrische Mahlzeit für informationshungrige Nervenzellen verwandelt? Die Antwort lautet: Bewegung. Wir haben bereits bei den Hohltieren und Krebsen gesehen, wie ein kleines Kalkkörnchen durch Berührung Sinneshärchen zur Erzeugung von elektrischen Impulsen anregt. Diese sitzen auf der Oberfläche von Zellen, die ihnen ihren Namen verdanken: den *Haarzellen*. Dank der sensiblen Härchen sind sie in der Lage, feinste Bewegungen in elektrische Impulse zu verwandeln und an das Nervensystem weiterzugeben.

Das gibt den Tieren allerdings lediglich Aufschluss über die Lage des eigenen Körpers und teilt ihnen überhaupt nichts von der äußeren Umgebung mit. Für das Hören ist damit die Bewegung der *gesamten Umgebung* entscheidend – egal ob diese flüssig ist, wie das Wasser des Urzeitmeeres, oder gasförmig, wie die Luft um uns herum.

Der erste Schritt in der Entstehung des Hörens musste zwangsläufig die Entstehung einer Sinneszelle sein, die Bewegung übersetzen konnte in elektrische Signale, also ein Vorläufer der Haarzellen. Man geht davon aus, dass die erste dieser Zellen lange vor der kambrischen Explosion als zufällige Mutation in der Haut eines unbekannten Lebewesens entstand. Sie hatte zunächst keinen konkreten Nutzen, schadete dem Träger aber auch nicht. So wurde sie über Generationen hinweg weitergegeben und weiter vermehrt. Durch zusätzliche Mutationen und Umweltanpassungen fand sie einen Platz als Haarzelle in den Hohltieren. Von diesen überlebten schließlich nur noch diejenigen, die dank ihrer Gleichgewichtsbläschen nicht in den Tiefen des Meeres zerdrückt wurden. Haarzellen erwiesen sich somit als nützlich für den Erhalt der Art und wurden weitergegeben. Erst sehr viel später fanden sie ihren Platz in den Hör- und Gleichgewichtsorganen von weiterentwickelten Tieren und Menschen. Unser Gefühl für Gleichgewicht und unsere Hörfähigkeit hat also entwicklungsgeschichtlich dieselbe uralte Wurzel.

Nun also Butter bei die Fische, beziehungsweise Fische in die Ursuppe: Unsere flossenbesetzten Vorfahren waren zunächst taubstumm, besaßen aber ein primitives Gleichgewichtsorgan, das wahrscheinlich dem der Hohltiere ähnelte. Später entwickelte sich daraus das sogenannte Seitenlinienorgan, das bis heute in Fischen zu finden ist. Das Organ verläuft entlang beider Flanken über die gesamte Länge der Tiere und ist ein flüssigkeitsgefüllter Kanal, in dem sich Haarzellen befinden. Diese werden nun nicht mehr durch das Gewicht von Kalksteinchen angeregt, sondern durch die Bewegung des Wassers in unmittelbarer Umgebung. Diese überträgt sich auf die Flüssigkeit in dem Kanal und lässt die Härchen hin und her bewegen, etwa so, wie Algen auf dem Grund des Meeres durch die Strömung bewegt werden. Damit sind Fische in der Lage, Beutetiere zu registrieren oder auch gefährliche Räuber, die es auf sie selbst abgesehen haben. Auch Wasserströmungen werden wahrgenommen, um das ungewollte Abdriften zu vermeiden, ebenso um unbewegte Objekte zu orten, welche die Strömung beeinflussen. Das erhöht die Überlebenschancen der Spezies enorm, wie man an dem Erfolg dieses Prinzips sehen kann: Bereits 470 Millionen Jahre alte Fossilien eines primitiven Fischs namens *Astraspis* weisen Seitenlinienorgane auf. Dieser Wasserbewohner besaß übrigens auch schon Augen. Der Sehsinn alleine reichte aber offenbar nicht aus, um das Überleben der Art zu sichern – die Tiere benötigten zusätzliche Unterstützung durch das Seitenlinienorgan, um sich zu behaupten. Was konnte dieses Organ also, was die Augen nicht konnten? Es war im Grunde schon sehr nahe dran am Hören: Das Seitenlinienorgan machte für die Tiere *unsichtbare* Bewegung ihrer Umgebung spürbar, also die von Wasser. Allerdings konnten sie nur grobe Bewegungen wahrnehmen – die viel komplexeren und feineren Bewegungen, die durch Schall verursacht werden, ließen sich damit noch nicht erfassen.

Lange gingen Forscher davon aus, das menschliche Innenohr habe sich aus dem Seitenlinienorgan der Urzeitfische entwickelt. Neuerdings nimmt man jedoch an, dass sich das Innenohr unabhängig davon entwickelt hat, wobei sich beide Organe für ihre Entstehung wohl dieselbe Grundlage zunutze gemacht haben: nämlich Haarzellen. Die Suche nach dem Ursprung des Hörens hat uns also zum Haar in der Suppe geführt, besser gesagt zur Haarzelle in der Ursuppe.

Fünf Übersetzungen von Deutsch auf Fachchinesisch für Ärzte, Wissenschaftler und sonstige Fremdwort-junkies, die keine Alltagssprache beherrschen

Gleichgewichtsbläschen bei Hohltieren und Krebsen – *Statozyste*
Kalksteinchen im Gleichgewichtsorgan – *Statolith, Otolith*
Sinneshärchen einer Haarzelle – *Sterozilie, Stereovilli*
Flüssigkeiten in den häutigen und knöchernen Teilen des Innenohrs – *Endo- und Perilymphe*
Gespanntes Häutchen in der Gehörschnecke, auf dem Haarzellen sitzen – *Basilarmembran*

Ein Telefonat auf Ohrenhöhe

»Sagte der Arzt vielleicht Morbus Menière?« Das zweite Wort hört sich durch mein Smartphone an wie *Menieer*.
Ich denke kurz nach. »Ja, genau das ist es!«
Am anderen Ende der Leitung herrscht Stille. »An-

dreas, bist du noch da?« Die mobile Verbindung hier im Krankenhaus ist alles andere als stabil, vielleicht ist sie abgebrochen.

»Ja, ja, ich bin noch da«, höre ich die Stimme meines Freundes und erfahrenen Mediziners. Ich habe Andreas gleich nach einer verwirrenden Visite des Stationsarztes am frühen Vormittag angerufen. Ich hatte bei der sogenannten »Aufklärung« durch den Krankenhausarzt nur Bahnhof verstanden und hoffe nun, dass mein Freund mir erklären kann, was los ist. Mein Schwindel ist mittlerweile fast weg, aber ich fühle mich nach der furchtbaren Nacht in dieser fremden Umgebung erschöpft, und der Boden scheint leicht zu wanken, sobald ich mich aus dem Bett erhebe.

»Ist das gut oder schlecht, wenn es wirklich diese Krankheit ist?«, will ich wissen.

»Man muss mit solchen vorschnellen Diagnosen vorsichtig sein«, erwidert Andreas. »Was genau hat er denn gesagt, wie er darauf kommt?«

Ich schließe die Augen und versuche mich zu erinnern. Es war alles so schnell gegangen. Ein recht junger Mann im weißen Kittel war hereingerauscht, hatte mir ein merkwürdiges Gerät mit eingebauten Vergrößerungsgläsern vor die Augen gehalten und mich dadurch angestarrt. Das Licht aus diesem Ding hatte mich derart geblendet, dass mir die Tränen über die Wangen gelaufen waren. Was hatte er da noch gesagt?

»Er sprach von einem … wie hieß das … Nüstern … Nüsta …«

Andreas hilft: »Nystagmus?«

»Genau! Was ist das, und was meinte er damit?«

»Das heißt, dass sich deine Augen unkontrolliert bewegen. Deshalb war dir auch schwindelig. Ok, der Nystagmus war also noch vorhanden?«

»Ja, er war wohl noch leicht da. Dann stellte der Arzt mir einige Fragen und sagte, dass es wohl Morbus Menière sei und dass man da operativ was machen kann.«

»Um Gottes willen!«, dröhnt es aus dem Hörer.

Ich zucke erschrocken zusammen. »Steht es so schlimm um mich?«

»Nein, nein, sorry, das bezog sich nicht auf dich, sondern auf den Arzt! Es ist total überstürzt, was der da abgelassen hat. Kannst du mir sagen, welche Fragen er dir gestellt hat?«

»Er fragte, ob mein Gehör beeinträchtigt ist. Du weißt ja, dass ich links ein Hörgerät trage, und das sagte ich auch. Dann wollte er noch wissen, ob ich Tinnitus habe und wie viele Schwindelattacken ich vorher hatte. Ich sagte drei und wollte erzählen, dass ich als DJ seit Jahren Lärm und Nachtarbeit ausgesetzt bin. Kann ja sein, dass das etwas damit zu tun hat. Das hat ihn aber überhaupt nicht interessiert. Er erzählte etwas von, warte, ich glaube Endolymphe und Hydro-noch-irgendwas. Man könnte das aber operieren und den Gleichgewichtsnerv links durchtrennen oder das Gleichgewichtsorgan auf dieser Seite mit irgendwelchen Antibiotika zerstören. Das Gehirn würde sich dann komplett auf die gesunde rechte Seite einstellen, und dann hätte sich das mit dem Schwindel erledigt.«

Ich höre ein Schnauben am anderen Ende der Leitung.

»Unglaublich«, kommentiert Andreas. »Erstens: Anhand der vorliegenden Fakten lässt sich noch keine eindeutige Diagnose aussprechen. Deine Symptome deuten zwar auf Morbus Menière hin, aber es kann auch etwas anderes sein. Zweitens: Selbst wenn es Menière sein sollte, ist so eine Operation das Allerletzte, was man machen sollte, denn dabei kannst du auf der betroffenen Seite komplett taub werden.«

Mir stockt der Atem. Die ganze Welt nur noch in Mono zu hören statt in Stereo ist für mich als Musiker eine Horrorvorstellung!

Andreas fährt fort: »Man macht das höchstens bei ganz, ganz schweren Fällen, bei denen die Betroffenen seit Jahren so häufig Schwindelattacken haben, dass sie kein normales Leben mehr führen können. Nichts deutet darauf hin, dass das bei dir so sein wird. Es gibt Menschen mit dem Befund Morbus Menière, die im *ganzen Leben* nur zwei, drei Anfälle haben. Man kann das ganz stark über die eigene Lebensführung beeinflussen. Lärm und Stress meiden, Sport, regelmäßiger Schlaf, gesunde Ernährung und so weiter. Und wie gesagt: Zum jetzigen Zeitpunkt ist überhaupt nicht gesagt, dass es bei dir wirklich Morbus Menière ist. Diese Krankheit ist sehr selten. Nur einer von tausend ist davon betroffen.«

Ich bin baff. Davon hatte der Arzt vorhin überhaupt nichts gesagt. Über die schwerwiegende Operation hatte er mit einer solchen Sicherheit und Beiläufigkeit gesprochen, dass ich seine Worte nicht angezweifelt hatte – zumal ich sowieso nur die Hälfte davon verstand. Als ich weitere Fragen stellen wollte, hatte er gehetzt auf seine Armbanduhr geblickt und erklärt, er würde jetzt am Wochenende die gesamte Station alleine betreuen. Daher müsste er nun weiter zu anderen

Patienten, aber ich könnte Anfang der Woche mit einem Kollegen sprechen. Dann war er verschwunden und ich ratlos zurückgeblieben. Mit Andreas am anderen Ende meiner persönlichen Hotline sieht das alles plötzlich ganz anders aus!

Im Folgenden besprechen wir ausführlich die Möglichkeiten. Ein Wundermittel für die Ohren hat seine Firma leider noch nicht entwickelt, das Thema sei komplex, und man müsse noch viel forschen. Ob es sich wirklich um Morbus Menière handelt, kann laut Andreas nur sichergestellt werden, wenn eine krankhafte Erweiterung des Innenohrs vorliegt, die sich *Endolympathischer Hydrops* nennt. Den Begriff lasse ich mir buchstabieren und notiere ihn in einem kleinen Notizbuch, das mir in den kommenden Wochen bestimmt von großem Nutzen sein wird. Andreas fährt fort, man könne das nur mit einem MRT rausfinden, einem technischen Verfahren, das Flüssigkeiten im Körper auf einem Bildschirm sichtbar machen kann. Mir fällt ein, dass der Arzt davon gesprochen hatte, sie würden so etwas hier im Krankenhaus durchführen. Wenn ich das machen wollte, müsste ich allerdings für ein paar Tage hierbleiben, und darauf habe ich eigentlich überhaupt keine Lust.

»Mach das unbedingt«, rät Andreas. »Wenn du den Befund hast, wissen wir mehr. So lange würde ich mir an deiner Stelle jetzt erst mal keine Gedanken machen, ob das Morbus Menière ist oder nicht.«

Okay, ich muss mich also auf einige Zeit im Krankenhaus einstellen und mich demnächst in eine MRT-Röhre legen. Das ist ja erst mal nicht so schlimm, denke ich.

»Da wäre allerdings noch eine Sache, die du wissen solltest«, fährt Andreas zögerlich fort. »Das ist jetzt vielleicht nicht ganz so angenehm.«

Ich hole tief Luft und stelle mich auf schlechte Nachrichten ein. »Schieß los.«

»Man muss dir für dieses Verfahren ein Kontrastmittel spritzen.«

Ich atme auf und verkünde stolz: »Ach so, damit komme ich schon klar. Ich habe keine Angst vor Spritzen.«

»Das ist schon mal gut. In diesem Fall muss man dir allerdings eine Spritze in beide Ohren geben.«

»Wie jetzt, in beide Ohren? Etwa in den Gehörgang?«

»Sie müssen durch das Trommelfell stechen und das Kontrastmittel ins Mittelohr spritzen.«

Mir läuft ein Schauer den Rücken hinunter. Furchtbar! Die Vorstellung einer langen Spritze im Ohr ist für mich schlimmer als eine Zahnwurzelbehandlung bei einem sadistischen Gefängnisarzt!

Andreas ergänzt: »Aber keine Angst, das wird vorher lokal betäubt. Das ist vielleicht etwas unangenehm, wird aber nicht wehtun.«

»Okay. Immerhin. Danke für die Vorwarnung.« Von alledem hatte der Arzt vorhin natürlich auch nichts gesagt. Wir verabschieden uns, und nachdem ich aufgelegt habe, zeigt das Display meines Smartphones, dass wir eine Dreiviertelstunde geredet haben. Das waren ungefähr vierzig Minuten mehr, als der Stationsarzt mit mir verbracht hat. Jetzt fühle ich mich gewappnet für eine weitere Begegnung mit dem deutschen Gesundheitssystem, das für Patienten mit lebensverändernden Diagnosen offensichtlich wenig Zeit hat. Doch nun habe ich zwei Asse im Ärmel: Ich besitze wertvolles Fachwissen und kann Andreas jederzeit anrufen, wenn ich weiteren Rat brauche.

Als Nächstes wähle ich zum wiederholten Mal an diesem verrückten Tag die Nummer meiner Frau, um ihr von meinen neuen Erkenntnissen zu erzählen. Außerdem müssen wir besprechen, ob sie meinen Transporter von der gestrigen Party-Location abholen kann, samt meiner Musikanlage. Ich hoffe, dass meine Technik die Nacht mit der unbeaufsichtigten Meute hinter den Reglern heil überstanden hat und frage mich, wie diese Feier wohl zu Ende ging ohne DJ...

Schall la la la la

Schallkonzert, Erster Akt: Von Wellen, die eigentlich Kugeln sind

Um begreifen zu können, wie sich unser Gehör entwickelt hat und zu welch unglaublichen Leistungen es fähig ist, sollten wir zunächst einem allgegenwärtigen Naturphänomen auf den Grund gehen: dem Schall. Wir hatten festgestellt, dass Urzeitfische über die Haarzellen im Seitenlinienorgan zwar gröbere Bewegungen des Wassers wahrnehmen konnten, aber noch keinen Schall, oder genauer, *Schallwellen*. Bestimmt haben Sie diesen Begriff schon oft gehört, und vielleicht ging es Ihnen ähnlich wie mir: Ich dachte dabei an Wellen auf der Oberfläche von Wasser, wie sie an einem See oder am Meer vorkommen. So ähnlich, glaubte ich, würde der Schall auf und ab durch die Luft schwingen. Diese Vorstellung ist allerdings falsch: Schallwellen sehen ganz anders aus!

Zunächst einmal sehen sie für uns natürlich wie *gar nichts* aus – unsere Augen können sie nämlich nicht erfassen. Um eine bildhafte Vorstellung davon zu gewinnen, was Schallwellen sind und wie sie sich ausbreiten, müssen wir die Welt des Sichtbaren verlassen. Nehmen wir an, Sie klatschen in die Hände, und wir würden diese Bewegung mit einem gigantischen Mikroskop vergrößern. Dann könnten wir sehen, dass der Raum zwischen Ihren Händen und darum herum keineswegs leer ist. Dort tummeln sich Abermillionen Luftmoleküle. Der Einfachheit halber stellen wir uns diese für einen Moment wie kleine blaue Kügelchen vor (auch wenn sich der ein oder andere Teilchenphysiker bei dieser Darstellung vermutlich die Haare raufen wird). Ehe sich Ihre Hände in Bewegung setzen, schweben diese Kügelchen gleichmäßig zwischen ihnen verteilt. Durch unser Mikroskop können wir alles in Zeitlupe sehen: Ihre Handflächen bewegen sich langsam aufeinander zu und schieben die Kügelchen immer weiter zusammen. Die blaue Farbe verdichtet sich zwischen Ihren Händen, da immer mehr Luftmoleküle aufeinander zugeschoben werden. Dann treffen Ihre Handflächen aufeinander, und das ist der Moment, in dem das Geräusch des Klatschens entsteht. Wenn sich Ihre Hände berühren, ist dazwischen logischerweise kaum noch Platz für unsere blauen Luftmoleküle. Sie werden schlagartig an den Seiten herausgepresst. Die Moleküle schubsen benachbarte Moleküle an, die an ihre Nachbarn stoßen und diese wiederum in Bewegung setzen. Da sich die Teilchen nicht immer gerade treffen, sondern auch seitlich versetzt, formen die Querschläger eine geschlossene Kugel um Ihre Hände herum. Das ist uns ein Standbild wert. Also Pause!

Wir zoomen in das Innere der Kugel und stellen fest, dass sich hier die Moleküle bereits wieder gleichmäßig verteilt haben, so wie es vor dem Klatschen war. Die verdichtete blaue Wand der Kugel hat also nur eine bestimmte Dicke, und diese Verdichtung wird immer weitergegeben an benachbarte Molekülgruppen. Kügel-

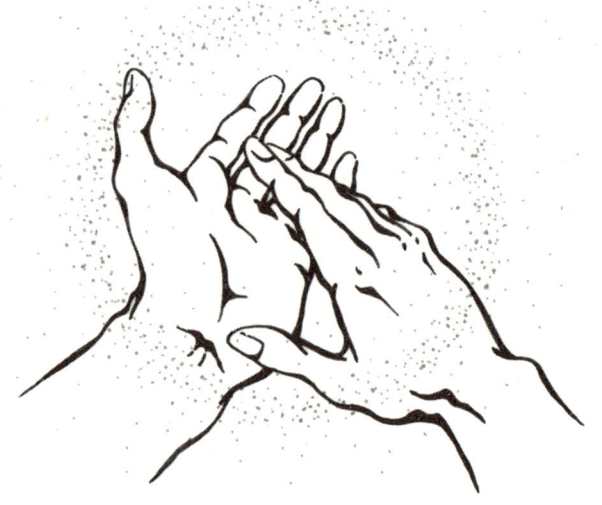

chen stößt Kügelchen an, wie bei Dominosteinen, die sich gegenseitig umwerfen. Der Unterschied zu Dominosteinen ist, dass die Moleküle anschließend den ursprünglichen Abstand zueinander von alleine wieder einnehmen, während die Steine einfach liegen bleiben. Natürlich landet am Ende kein Molekül wieder genau dort, wo es vorher war, doch der Abstand zwischen den Molekülen ist dann wieder derselbe wie anfangs. Denn die Teilchen stoßen sich im Ruhezustand gegenseitig ab und halten sich von alleine auf Abstand.

Lassen wir den Film nun in Zeitlupe weiterlaufen. Die Kugel dehnt sich aus und wird immer größer, verteilt sich im ganzen Raum, und ein Teil davon dringt in Ihre Gehörgänge ein. Sobald die Luftmoleküle Ihr Trommelfell erreichen, gerät dieses winzige Häutchen in Schwingung. Dadurch können Sie das Klatschen nach einer weiteren Umwandlung im Mittelohr und Innenohr hören. Fassen wir an dieser Stelle zusammen, was wir über die Ausbreitung von Schallwellen bei einem Klatschen gelernt haben:

- Schallwellen bestehen aus Luftmolekülen, die sich gegenseitig anschubsen wie Dominosteine.
- Schallwellen breiten sich kugelförmig um die Schallquelle aus.
- Die Wand der Schallkugel besteht aus zusammengeschobenen Luftmolekülen, während im Inneren der Kugel wieder die ursprüngliche Luftdichte herrscht.
- Schallwellen sind letztlich nichts anderes als eine systematische Veränderung des Luftdrucks, die sich räumlich ausbreitet.

Schallkonzert, Zweiter Akt: Von Wellen, die eigentlich Zwiebeln sind

Die meisten Geräusche sind komplexer als ein einfaches Klatschen. Dieses ist – im Gegensatz zum anfangs skizzierten Urknall – tatsächlich ein Knall, also eine stoßartige Dichteänderung der Luft. Das ist ein zwar lautes, aber sehr kurzes Geräusch. Wie sieht eine Schallwelle aber bei längeren Tönen aus? Zum Beispiel bei einem Pfiff oder einem laufenden Motor?

Für unser Mikroskop bietet sich das Beispiel eines klingenden Weinglases an. Schlagen wir mit einem Löffel gegen das Glas, wird es in Schwingung versetzt und stößt dabei die umgebenden Luftmoleküle an. Auch hier verbreitet sich die Bewegung wieder kugelförmig, doch statt einer einzigen Kugel entstehen über die Dauer der Schwingung ständig neue. In einem Standbild sieht die Formation der Luftmoleküle um das Glas herum aus wie eine Zwiebel. In Zeitlupe betrachtet bewegen sich die einzelnen Schichten der Zwiebel kontinuierlich von innen nach außen und vergrößern sich dabei.

Schallkonzert, Dritter Akt: Von Wellen, die einfach nur Chaos sind

Was unser Mikroskop sichtbar gemacht hat, ist als Gedankenspiel durchaus brauchbar. Im echten Leben sieht die Sache allerdings wesentlich komplizierter aus. Zunächst einmal passiert alles wahnsinnig schnell: Der Schall breitet sich in der Luft mit einer Geschwindigkeit von rund 343 Metern pro Sekunde aus. Egal ob Sie klatschen oder ein Glas anschlagen: Binnen Sekundenbruchteilen kommt die dominoartige Molekülbewegung bereits an den Wänden, der Decke und dem Boden des Raums an. Von jeder Barriere prallen die Moleküle zurück und werden in unterschiedlichen Winkeln in den Raum zurückgeworfen. Auch Möbel verändern die Bahn.

Hinzu kommt, dass im Alltag so gut wie nie nur ein einziges Geräusch zur selben Zeit zu hören ist. Nehmen wir an, das Glas wurde in einem Restaurant angeschlagen, wo jemand vor einer großen Hochzeitsgesellschaft eine Rede halten möchte. Ringsherum sind Stimmen zu hören, das Klirren von Besteck, das Rascheln von Kleidung, die Schritte der Kellner, leise Hintergrundmusik, Verkehr von der Straße. All diese Schallquellen formen Schallkugeln und Schallzwiebeln, die sich überlagern. Moleküle, die von einer Schallquelle angeschubst wurden, werden in der Luft von anderen bewegten Molekülen getroffen und vom Kurs gebracht. Wände, Kronleuchter, Tische und menschliche Körper lenken die Bewegungen ab. Suchen wir in einem Standbild in diesem Restaurant Kugel- oder Zwiebelformen, werden wir sie nicht finden. Stattdessen herrscht scheinbar ein einziges großes Chaos aus wild durcheinandergewirbelten Luftmolekülen.

Nicht so für unsere Ohren! Sie sind in der Lage, aus diesem Chaos herauszuhören, wo welcher Klang herkommt und was er bedeutet. Musik hört sich an wie Musik, Gläserklirren wie Gläserklirren, Stimmen wie Stimmen. Das Glas erklingt am Tisch in der Mitte, die Schritte des Kellners zur Rechten, das Lachen eines Gastes zur Linken. All das erkennen wir dank unserer Ohren sofort, ohne auch nur einen Moment darüber nachdenken zu müssen. Letztlich verdanken wir alle diese akustischen Eindrücke minimalen Schwingungen eines Häutchens, das nicht größer ist als der Nagel eines kleinen Fingers: dem Trommelfell. Bereits das

Auftreffen einzelner Luftmoleküle auf das Trommelfell kann mit dieser hochsensiblen Membran wahrgenommen werden. Ohne das Trommelfell wären wir nahezu taub. Zeit also, uns anzuschauen, wie das kostbare Häutchen im Ohr eigentlich entstanden ist.

Wasserbewohner erobern das Land:
Atmen durch die Ohren

Schallwellen breiten sich in Wasser ebenso kugelförmig aus wie in der Luft. Allerdings sind sie im flüssigen Element mit rund 1500 Metern pro Sekunde mehr als viermal schneller. Die Haarzellen im Seitenlinienorgan der Urzeitfische konnten sie nicht wahrnehmen. Wann genau Fische ein Gehör entwickelten, lässt sich nur mutmaßen. Das Wissen über die Bewohner unseres Planeten vor hunderten Millionen Jahren stammt überwiegend von Fossilien – Versteinerungen längst ausgestorbener Tiere. Leider sind innere Strukturen ihrer Körper häufig nicht erhalten geblieben. Dazu gehören auch Teile des Ohrs, wie das Trommelfell. Forscher können jedoch von heute lebenden Tieren Rückschlüsse auf unsere frühen Vorfahren im Wasser ziehen. Vor allem die berühmten Quastenflosser sind hilfreich bei der Suche nach den Ursprüngen des Hörens. Diese Fische gelten als »lebende Fossilien«, weil man bis ins letzte Jahrhundert hinein noch davon ausging, sie seien vor rund 70 Millionen Jahren ausgestorben. So alt sind die jüngsten versteinerten Funde, die ältesten datieren bis über 400 Millionen Jahre in die Vergangenheit. Tatsächlich existierten die bis zu zwei Meter langen Tiere verborgen in den Tiefen des Meeres weiter, das erste lebende Exemplar wurde 1938 vor der Küste Südafrikas entdeckt. Noch heute können wir diese uralte Gattung dort und vor einer indonesischen Insel beobachten.

Quastenflosser besitzen nicht nur Seitenlinienorgane, sondern auch kleine *Hörwarzen* mit Haarzellen. Sie sind so empfindlich, dass sie die schnellen Schallwellen wahrnehmen können. Unter Wasser funktioniert das bei Quastenflossern und modernen Fischen wunderbar, da das Gewebe und die Körpersäfte der Tiere eine ähnliche Dichte haben wie ihre flüssige Umgebung. So stoßen die Wassermoleküle mit ihrer Dominobewegung direkt die Körpermoleküle an, und die Schallwellen breiteten sich in den Tieren ungehindert weiter aus. Ein Knochen des Kiefergelenks leitet beim Quastenflosser die Vibration an die eingekapselten Hörwarzen im Schädel weiter. Dadurch konnten bereits seine Vorfahren vor Millionen von Jahren Laute anderer Tiere in ihrer Umgebung wahrnehmen und sich vor Fressfeinden in Sicherheit bringen. Das Hören erwies sich als Überlebensvorteil und wurde weitervererbt.

Schwieriger wurde es, als die ersten Meeresbewohner das Land eroberten. Die Luft dort ist im Vergleich zum Wasser dünn, und ihre Schallwellen haben nicht die Kraft, den Fischkörper zu durchdringen. Dafür bietet die Luft reichlich Sauerstoff zum Atmen. Bei einem Urzeitvorfahren des heutigen Quastenflossers entwickelte sich die Fähigkeit, das Atmen und das

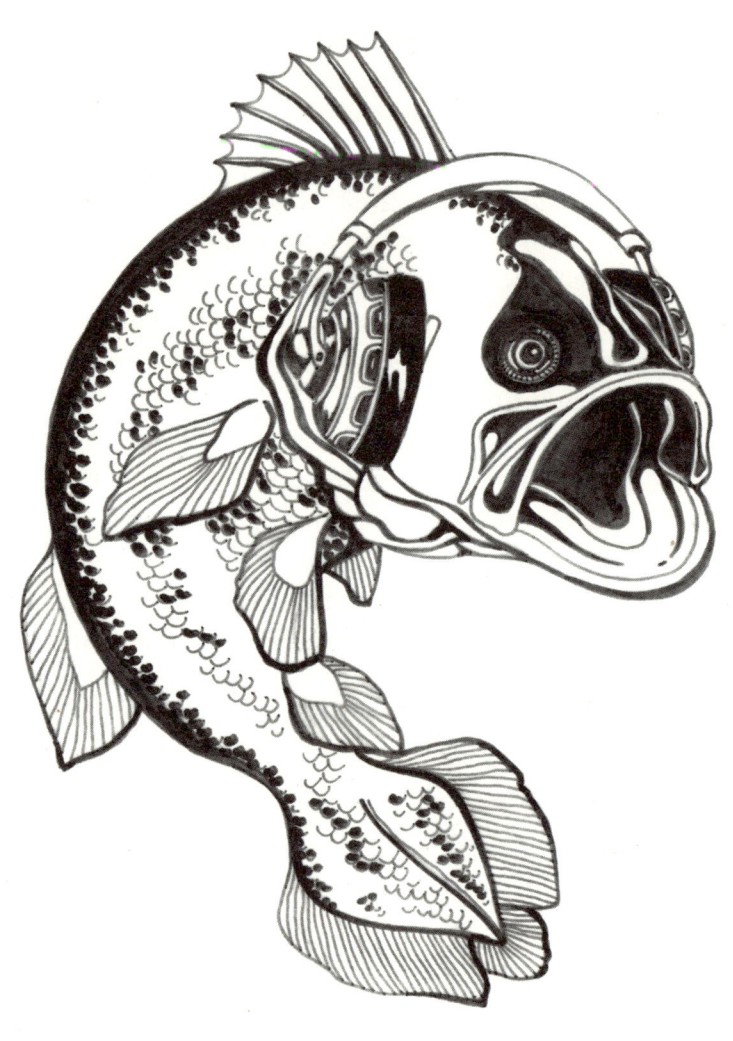

Hören unter einen Hut zu bringen. Vor 370 Millionen Jahren hielt er sich an der Oberfläche von flachen
Gewässern im Baltikum auf, wo er regelmäßig Luft
holte. Dies tat er nicht wie wir durch Mund oder Nase,
sondern durch das sogenannte *Spritzloch*. Sicherlich

kennen Sie das von Walen und Delfinen, die durch ein solches Loch im Rücken Wasserfontänen ausspucken. Der Urzeit-Quastenflosser besaß zwei davon, hinter jedem Auge eines. Dadurch spuckte er aber kein Wasser aus, sondern wollte ganz im Gegenteil vermeiden, dass welches hineinfloss – schließlich hatte er es ja auf die Atemluft abgesehen. Vermutlich konnte er das Loch mit einem Kiemendeckel verschließen, wenn er abtauchte.

Forscher vermuten, dass spätere Nachfahren des Quastenflossers Amphibien auf dem Festland waren, bei denen sich aus dem Kiemendeckel das Trommelfell entwickelte. Noch heute haben wir Menschen in beiden Ohren eine Verbindung des Bereichs hinter dem Trommelfell mit unserem Rachen. Dieser schmale Kanal nennt sich Ohrtrompete. Würde nicht das Trommelfell den Gehörgang verschließen, könnten wir durch unsere Ohren Luft in die Lungen saugen. Allerdings ist die Ohrtrompete bei uns derart verengt, dass die Luftmenge sicherlich nicht zum Atmen reichen würde.

Die letzte Spritztour

Ich liege seitlich auf einem unbequemen Behandlungstisch und warte darauf, dass mir die Ärztin einen chemiegetränkten Wattebausch ins Ohr stopft. Das soll mein Trommelfell betäuben, ehe die Spritze mit dem Kontrastmittel hineingestochen wird. Ich weiß nicht, wovor ich mehr Angst habe: vor der Nadel oder vor dem Ergebnis der Untersuchung. Zwar hatte Andreas geraten, ich sollte mir bis zur Diagnose keine Gedanken über Morbus Menière machen, doch die zwei Tage im Krankenhausbett waren lang gewesen. Es gibt hier nichts zu tun, außer nachzudenken. Und dann ist da noch das allgegenwärtige Internet, das auch vor Krankhaustüren nicht haltmacht. Ich hatte nicht widerstehen können, nach der Krankheit zu recherchieren. Was ich zuletzt gelesen hatte, klingt niederschmetternd:

- *Aktiver Morbus Menière senkt die Lebensqualität auf einen der niedrigsten Werte aller Patienten, die nicht dauerhaft in eine Klinik eingewiesen sind.*
- *Menière-Patienten stufen sich selbst als chronisch depressiv ein.*
- *Während eines akuten Anfalls stellt Morbus Menière eine der höchsten Belastungen dar im Vergleich zu allen Krankheiten, die jemals ein Mensch überlebt hat.*

Na toll! Aber das wird mich schon nicht betreffen, rede ich mir ein. Nur einer von tausend hat diese Krankheit, hatte Andreas gesagt. Warum sollte das gerade ich sein? Immerhin hatte es in den letzten beiden Tagen auch gute Nachrichten gegeben. Der Chef des Unternehmens, bei dessen Weihnachtsfeier ich zusammengebrochen war, hatte sich als erfahrener Hobby-DJ erwiesen. Er hatte seine Angestellten diesmal nicht aus dem Chefsessel nach seiner Pfeife tanzen lassen, sondern von meinem Mischpult aus. Es muss wohl eine ziemliche Gaudi gewesen sein, und er hatte die Party souverän zu Ende gebracht. Danach hatten Mitarbeiter der Location meine Musikanlage abgebaut und in einem Lagerraum eingeschlossen. Meine Frau wird heute alles mit meinem Kleintransporter abholen.

Ich zucke zusammen, als etwas Kühlfeuchtes mein Ohr berührt.

»Keine Angst«, sagt die Ärztin, »das ist nur der Wattebausch mit der Betäubung. Es kann jetzt etwas unangenehm werden, aber das hört gleich auf.«

Kaum hat sie das Ding in meinen Gehörgang gestopft, fängt es höllisch an zu brennen. Verdammt! Was ist denn das für eine verfluchte *Betäubung*, die selbst Schmerzen verursacht? Jetzt heißt es Zähne zusammenbeißen! Ich versuche mich abzulenken und denke an meine Frau. Wie wird sie wohl heute mit meinem Lieferwagen zurechtkommen? Sie hat mit dem unhandlichen Gefährt keine Erfahrung! Meist fahre ich den Transporter und lege damit jährlich über 20 000 Kilometer zu meinen Auftritten in ganz Deutschland zurück. Aber was wäre eigentlich, wenn ich hinter dem Steuer so eine Schwindelattacke bekommen würde wie letzten Freitag? Womöglich mitten in voller Fahrt auf der Autobahn? Undenkbar! Ein Assistenzarzt hatte mir gestern bei einer kurzen Visite auf dem Zimmer mitgeteilt, ich sollte in den nächsten Tagen erst mal nicht mehr fahren. Einen konkreten Zeitraum hatte er mir nicht nennen können. Vielleicht weiß die Ärztin hier mehr.

»Wissen Sie, ab wann ich wieder Auto fahren kann?«

»Nicht genau.« Ich höre sie nur dumpf durch die Watte. »Aber warten Sie mal, letzten Monat gab es hier im Haus einen Vortrag von einem Anwalt zum Thema

Schwindelerkrankungen und Straßenverkehr. Den Text dazu müsste ich noch in einer E-Mail haben.«

Aus dem Augenwinkel sehe ich, wie sie ihr Smartphone auspackt und fleißig anfängt, über den Bildschirm zu wischen. Die Zeit vergeht, und das Brennen in meinem Ohr lässt langsam nach. Sehr gut. Ich hoffe bloß, dass das Mittel nicht nur gegen die von ihm selbst verursachten Schmerzen hilft, sondern auch gegen den Stich der Nadel!

»Ah, da habe ich es«, sagt die Ärztin. »Also wenn die Untersuchung Morbus Menière nachweisen sollte, dürfen Sie bis zwei Jahre nach dem letzten Schwindelanfall nicht mehr am Straßenverkehr teilnehmen.«

Ich muss mich verhört haben. Blöder Wattebausch.

»Sagten Sie zwei Wochen?«

»Nein, zwei Jahre. Immer gerechnet ab dem letzten Schwindelanfall. Wenn Sie zwei Jahre lang keine neue Attacke haben, dürfen Sie wieder Auto fahren.«

Mir wird schwindelig. Diesmal rührt das aber nicht von meiner Krankheit her, sondern von den kreisenden Gedanken in meinem Kopf. Als mobiler DJ bin ich darauf angewiesen, samt meiner Musiktechnik Auftritte anzusteuern und danach ins Hotel oder nach Hause zu fahren. Mit trockener Kehle frage ich: »Und was passiert, wenn ich vor Ablauf der zwei Jahre einen neuen Anfall habe?«

»Dann geht es von vorne los, und es heißt wieder zwei Jahre abwarten.«

Im Geiste sehe ich meine Karriere in Trümmern liegen. Zusammen mit meinem Transporter, der soeben von der unbedarften Ärztin mit freundlicher Stimme eine tiefe Klippe hinabgestoßen wurde. Sie fummelt die

Watte aus meinem Ohr und zieht an meiner Ohrmuschel, entlang des Kopfs schräg nach oben. Ich weiß, gleich kommt die Spritze, aber vor der habe ich nun keine Angst mehr. Bestimmt bringt sie zutage, dass ich *nicht* Morbus Menière habe – denn das darf einfach nicht sein! Gute Spritze, rein damit! Dann knackt es, es wird kalt und tut tatsächlich nicht weh.

Die Reise ins Ohr

In meiner frühen Jugend lief im Fernsehen ein faszinierender Film namens *Die phantastische Reise*. Ein Team von Wissenschaftlern wird samt U-Boot mikroskopisch verkleinert und in den Körper eines Mannes injiziert, um dort ein Blutgerinnsel zu operieren. Obwohl Szenenbild und Trickeffekte 1967 jeweils einen Oscar erhielten, wirken sie aus heutiger Sicht unfreiwillig komisch. Als hätte man im Inneren einer Lavalampe gedreht, mit herumschwimmendem Sauerkraut als bösen Antikörpern. Doch als Kind hatte ich mich nicht vom TV-Schirm losreißen können: So etwas hatte ich noch nie gesehen. Dass unser Körper von innen so aussehen sollte, regte meine Fantasie an.

Stellen wir uns vor, wir sitzen in einem solchen verkleinerten U-Boot und befinden uns auf der Spitze der Nadel, die mir gerade ins Ohr gepikst wird. Auf unserem Weg zum Trommelfell und darüber hinaus können wir Erstaunliches in Panoramagröße sehen. Die Reise beginnt seitlich vor dem Kopf. Zunächst nähern wir uns der linken

Ohrmuschel

Wir schweben in unserem U-Boot für einen Moment über dieser hautfarbigen, hügeligen Landschaft, die aussieht wie die Oberfläche eines fremden Planeten. Tatsächlich ähnelt die Form einer riesigen Muschel, die uns mit der offenen Seite zugewandt ist. Auffällig ist eine wulstige Umrandung der Fläche am Horizont, die sogenannte *Helix*. Vor ihr erhebt sich etwas weiter im Inneren eine dünenförmige Ausbuchtung, die *Anthelix*. Südlich von uns sehen wir ein großes Plateau, das Ohrläppchen. Unter uns liegt eine Schlucht, die Ohrhöhlung. Auf ihrer linken Seite befindet sich ein trichterförmiger Schlund, dessen Verlauf sich in dunklem Schatten verliert. Das ist die Ohröffnung. Von Westen ragt ein kleiner Vorsprung namens *Tragus* darüber.

Während wir uns über die seltsamen Hügel und Täler um uns herum wundern, sagt die Ärztin mit unserer Spritze in der Hand: »Halten Sie jetzt bitte ganz still.« Die Luftmoleküle über der Landschaft werden von ihrem Mund her angeschubst und geraten in Bewegung. Schallwellen entstehen. Von der Helix prallen einige blaue Kügelchen ab, die Anthelix lenkt manche aus der Bahn, andere folgen der Krümmung der Täler dazwischen, und in der Schlucht unter uns hüpfen sie von einer Seite zur anderen, ehe sie in dem schwarzen Trichter verschwinden.

Was wir gerade erleben, zeigt uns die wichtigste Funktion der Ohrmuschel: Sie verändert die Schallwellen in Abhängigkeit davon, von welcher Seite sie auf die Landschaft treffen. Dasselbe Geräusch klingt da-

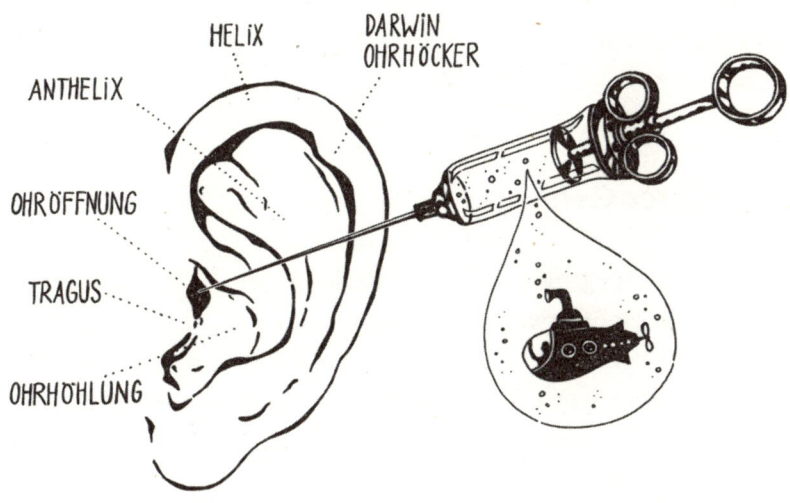

ANTHELIX

HELIX

DARWIN
OHRHÖCKER

OHRÖFFNUNG

TRAGUS

OHRHÖHLUNG

durch für uns anders, je nachdem ob es vor, hinter oder neben uns ertönt. Durch diese Klangveränderungen können wir die Richtung der Schallquelle orten. Mit nur einem Ohr funktioniert das bereits sehr gut für die Unterscheidung, ob ein Geräusch von vorne oder hinten sowie von oben oder unten kommt. Um links und rechts präzise zu unterscheiden, benötigen wir allerdings zwei Ohren, wie wir später sehen werden. Jetzt setzt sich die Spritze in Bewegung, und unsere Reise geht weiter. Wir nähern uns dem dunklen Schlund mit dem Namen

Äußerer Gehörgang

Vor uns liegt eine dunkle Höhle. Zum Glück hat unser U-Boot Scheinwerfer, und wir können das Szenario beleuchten. Am Höhleneingang und auf dem ersten Stück dahinter stehen milchig durchscheinende Baumstämme. Zumindest kommen sie uns so vor, weil wir so stark verkleinert sind: In Wirklichkeit sind das feine Härchen, die bei Tageslicht kaum sichtbar sind. Bei unseren frühen Vorfahren wuchsen sie vermutlich dichter, um den Gehörgang vor dem Eindringen von Schmutz und Insekten zu schützen. Immerhin schlief man damals vermutlich eher in Höhlen auf dem Boden als in einem Bett mit sauberen Bezügen. Heutzutage haben diese Haare keine weitere Funktion, als den Umsatz der Hersteller von Nasen- und Ohrenhaar-Trimmern anzukurbeln.

Wir lassen den Wald hinter uns und dringen tiefer

Tierische Lauscher am Menschen

Die meisten Säugetiere können ihre Ohrmuscheln in Richtung einer Schallquelle bewegen. Wir Menschen haben diese Fähigkeit im Lauf der Evolution verloren. Immerhin können einige wenige von uns noch mit den Ohren wackeln. Weit mehr haben ein anderes Überbleibsel aus der Zeit tierischer Vorfahren: einen Wulst am Außenrand der Ohrmuschel. Etwa jeder Vierte besitzt diesen sogenannten Darwin-Ohrhöcker, der einstmals die spitzen Ohren unserer tierischen Vorfahren krönte.

vor. Die Höhle steigt leicht an, und nachdem wir ein Drittel durchquert haben, trifft der knorpelige Außenbereich des Kopfes auf den Knochen des Schläfenbeins. Das können wir zwar nicht an der Höhlenwand erkennen, da sie durchgängig von Haut bedeckt ist, doch hier fällt der Weg wieder ab und führt von nun an schräg nach links. Ab hier befinden wir uns im Inneren des Schädels. Die Kurve des Gehörgangs ist der Grund, warum die Ärztin die Ohrmuschel zum Einführen der Spritze nach hinten und oben zieht: Nur so kann sie das Trommelfell direkt sehen.

An den Wänden der Höhle befinden sich gelbbraune Placken. Wir fahren den Greifarm des U-Boots aus und stellen bei Berührung fest, dass die Substanz eine ölige, klebrige Beschaffenheit hat. Es handelt sich um das, was im Volksmund »Ohrenschmalz« genannt wird. Bleiben wir hier beim etwas appetitlicheren Fachbegriff *Cerumen* (ausgesprochen wie »Zerumen«). Es entsteht durch Drüsen in der Haut des Gehörgangs und hat, im Gegensatz zu den Haaren im Ohr, eine wichtige Funktion. Dank seiner klebrigen Konsistenz fängt es abgestorbene Hautschuppen, Staub und sonstigen Schmutz ein, der sich in den Gehörgang verirrt hat. Das Cerumen trocknet im Lauf der Zeit und bröselt dann in kleinen Mengen aus dem Gehörgang. Es sei denn, jemand kommt auf die Idee, mit einem Wattestäbchen im Ohr herumzustochern und die Masse dadurch in Richtung Trommelfell zu schieben. Das kann zu einer Blockade und Schwerhörigkeit führen. Wattestäbchen haben also nichts verloren im gerade mal zwei bis drei Zentimeter langen Gehörgang! Daher haben Q-Tips in den USA mittlerweile auch einen Warnhinweis auf der Verpackung.

Das Ohrenschmalz-Orakel

Wahrsager lesen im Kaffeesatz, Forscher im Inhalt unserer Ohren: Ist das Ohrenschmalz klebrig und gelblich bis dunkelbraun, stammt es höchstwahrscheinlich von einem Amerikaner, Europäer oder Afrikaner. Handelt es sich dagegen um eine trockene Variante heller Farbe, stammt es vermutlich von einem Asiaten. Frauen mit trockenem Ohrenschmalz erzeugen weniger Muttermilch, sprechen dafür aber besser auf die Behandlung mit Krebsmedikamenten an als diejenigen mit der feuchten Variante.

Das Cerumen hat über die Reinigung hinaus noch eine weitere wichtige Funktion: Es tötet Bakterien ab und ist damit die Gesundheitspolizei des äußeren Gehörgangs. So ist unsere warme Höhle vor Infektionen sicher. Wir nähern uns bereits ihrem Ende, einer grauen Wand. Es handelt sich um das

Trommelfell

Die Wand vor uns ist grau, und unsere Scheinwerfer spiegeln sich darin. Um die Reflexionen herum erscheint sie leicht durchscheinend. Auffällig ist die von uns weg gewölbte Form, die einer Satellitenschüssel ähnelt. Der am weitesten ausgebuchtete Punkt befindet sich etwa in der Mitte des Trommelfells.

Steckbrief Trommelfell

- *Dicke: 0,1 mm*
- *Gewicht: 25 mg*
- *Durchmesser: 9 bis 10 mm (entspricht dem Nagel des kleinen Fingers)*

Die Ärztin draußen sagt: »Gleich pikst es etwas.« Ein Strom von Luftmolekülen rauscht in unterschiedlichen Winkeln an uns vorbei durch den Gehörgang und trifft auf die graue Fläche vor uns. Sie fängt an zu vibrieren. Schauen wir genau hin: Diese kaum merkliche Bewegung vermittelt sämtliche hörbaren Informationen von der äußeren Umgebung an das Gehirn. Das Trommelfell ist so empfindlich, dass bereits ein Bewegungsradius vom Durchmesser eines einzelnen Luftmoleküls ausreicht, um es in Schwingung zu versetzen. Unvorstellbar, aber wahr: Allein aus den feinen Vibrationen eines winzigen, durchscheinenden Häutchens wird sich im Kopf der Satz »Gleich pikst es etwas« formen. Neben der Wahrnehmung der Umgebungsgeräusche, die gleichzeitig mitschwingen, wie dem Geräusch eines Krankenwagens vor dem Fenster, dem Hallen von Schritten auf dem Flur und dem Husten eines wartenden Patienten im Vorraum.

Die fünf absurdesten Ersatzteile für beschädigte Trommelfelle aus der Medizingeschichte:

- Im Dreißigjährigen Krieg: Schweinsdarm
- 1848: befeuchtete Wattekugel
- 1880: Scheibe aus desinfiziertem Badeschwamm
- 1885: Schalenhaut des Hühnereis
- 1960: Latex von Kondomen auf Silberdraht

Heutzutage wird entweder körpereigenes Gewebe eines Gesichtsmuskels oder Knorpelhaut der Ohrmuschel verwendet. Aktuell wird mit Geflechten aus der Seide von Spinnen experimentiert, da dieses Naturprodukt antibakteriell und enorm stabil ist.

Gerne würden wir hier in Ehrfurcht verharren und die weiteren Regungen des Trommelfells beobachten, doch wir bewegen uns bereits weiter in seine Richtung. Als wir die graue Wand berühren, gibt es einen Ruck, dann ändert sich die Farbe in ein warmes Rotorange, und wir gelangen ins

Mittelohr

Wir befinden uns in einer kurzen, hohen Halle, der *Paukenhöhle*. Unter uns, im leicht schräg ansteigenden Boden, liegt die Öffnung zur *Ohrtrompete*. Das ist jener Kanal in den Rachenraum, durch den die Quastenflosser vor Millionen von Jahren geatmet haben. Die Wand gegenüber ist in unsere Richtung gewölbt. Auf ihrer Unterseite befindet sich eine Membran, das sogenannte *runde Fenster*.

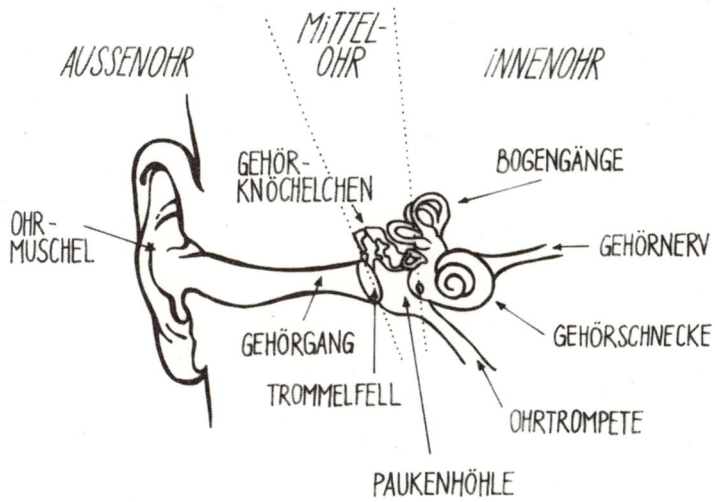

Beeindruckend ist das Gebälk über uns: Vom Trommelfell aus windet sich ein keulenförmiger Knochen in die Höhe. Dieser *Hammer* schmiegt sich in die genau passende Kuhle eines weiteren Knochens, des *Ambosses*, dessen Form an einen gezogenen Zahn erinnert. Hier ist jedoch nicht etwa ein Schmied am Werk, sondern Hammer und Amboss werden vom Trommelfell in Schwingung versetzt. Durch einen dritten Knochen, dem nach seiner Form benannten *Steigbügel*, wird diese Schwingung übertragen an das *ovale Fenster* in der Wand gegenüber. Auch den Steigbügel kennen wir vom Quastenflosser: Bei ihm war es der einzige Knochen im Ohr, und er leitete Vibrationen an seine Hörwarze weiter. Mit gerade einmal drei Millimetern Länge ist er der kleinste Knochen im gesamten menschlichen Körper.

Die drei Gehörknöchelchen werden von drei flexiblen Bändern in Form gehalten, die beim Vibrieren der Knochen mitschwingen. Diese Maschinerie ist dank der Hebelkräfte zwischen den Knochen ein mächtiger Verstärker für Schallwellen. Das ist erforderlich, da wir uns hier im letzten Bereich des Ohrs befinden, der mit Luft gefüllt ist. Hinter der Wand gegenüber befindet sich die *Hörschnecke*. Sie ist gefüllt mit zwei Flüssigkeiten, die wesentlich dichter sind als Luft, und die folglich nur mit viel Kraft in Schwingung versetzt werden können. Das ist notwendig, weil erst dort Haarzellen zur Verarbeitung der Schallwellen bereitstehen. Deshalb arbeiten die Gehörknochen als verstärkende Verbindung zwischen Trommelfell und dem ovalen Fenster. Ohne sie käme in der Hörschnecke nur ein Prozent des Schalls an – der Rest würde wirkungslos in der Paukenhöhle verpuffen. Es wäre etwa so, als würde man auf die Oberfläche eines Sees pusten. Dank unseres Mittelohrs entspricht die Wirkung eher einem Vorschlaghammer, der ins Wasser geschlagen wird und dabei entsprechende Wellen erzeugt. Insofern ist die Bezeichnung des größten Gehörknöchelchens als Hammer durchaus passend! Doch wie sind er und der Amboss entstanden?

Bodybuilding für die Ohren

Zwei kleine Muskeln sind über Sehnen mit den Gehörknöchelchen im Mittelohr verbunden. Wenn wir niesen oder Lärm ausgesetzt sind, spannen sich diese Muskeln an und verringern die Schallübertragung über die Gehörknöchelchen um das bis zu Tausendfache! Das schützt unser Gehör vor Schädigungen. Doch dafür brauchen die Muskeln eine Hundertstelsekunde, also Vorsicht bei einem plötzlichen Knall. Da die Muskeln bei lange andauernder Beanspruchung ermüden und ihre Schutzwirkung schwächer wird, sollten Sie Ihren Ohren bei anhaltendem Lärm regelmäßig Pausen gönnen.

Der Mix in unserem Mittelohr:
Ein bisschen Fisch und ein bisschen Reptil

Der Quastenflosser atmete vor 376 Millionen Jahren zwar bereits Luft, doch hielt er sich ausschließlich im Wasser auf. Sein zeitgleich auftretender Verwandter

Tiktaalik war dagegen bereits einen Schritt weiter – im wahrsten Sinne des Wortes. Auch dieser Fisch verbrachte wohl die meiste Zeit im Flachwasser, doch er konnte auch an Land robben. Dort konnte er atmen und sich mit seinen Flossen fortbewegen. Es waren die ersten Schritte auf festem Boden – einer der letzten Schritte der Evolution hin zu den frühesten Landwirbeltieren, den Amphibien. Sie lebten auf dem Festland, pflanzten sich aber in Gewässern fort. Heute gehören dazu unter anderem Frösche, Kröten und Lurche.

Das Gehör der ersten Amphibien war noch nicht für das Leben an Land optimiert. Wie bereits erwähnt stellt das Hören im Wasser andere Anforderungen als an der Luft. Tatsächlich waren diese Tiere im Vergleich mit uns und anderen modernen Landbewohnern hochgradig schwerhörig. Hatte sich im Wasser der Schall noch durch ihre Körper hindurch bis zu den Ohren fortbewegt, so funktionierte das an der Luft nicht mehr. An Land legten sie daher ihre Unterkiefer auf die Erde und nahmen die Vibrationen im Boden durch die Kiefer- und Schädelknochen wahr. So konnten sie Bewegungen von anderen Lebewesen oder Naturkräften in der Umgebung spüren.

In ihrer weiteren Entwicklung nutzten die Amphibien Strukturen ihrer Fischvorfahren. Zum einen entwickelte sich aus dem Kiemendeckel des Spritzlochs das Trommelfell. Zum anderen wurde ein Verbindungsknochen zwischen Kiefer und Schädel zum Schallleiter umfunktioniert. Daraus entstand später der Steigbügel im Mittelohr von Säugetieren, also auch bei uns. Damit ließen sich immerhin tiefe Töne besser hören als allein durch Auflegen des Unterkiefers auf den Boden.

Bis Hammer und Amboss ins Spiel kamen und die hohen Töne aus der Luft verstärkten, sollte noch einige Zeit vergehen. Zunächst betrat vor 312 Millionen Jahren eine neue Gattung die Bühne, die *Reptilien*. Im Gegensatz zu den Amphibien brachten sie ihre Jungen an Land zur Welt und waren reine Lungenatmer. Auch sie nutzten zunächst ihre Kieferknochen, um Schallwellen über den Boden aufzunehmen. Ihr Unterkiefer bestand aus mehreren zusammengewachsenen Knochenelementen. Derjenige Teil, in dem die Zähne verankert waren, wurde im Laufe von Jahrmillionen immer größer, während die restlichen Teile vorerst ihre Funktion verloren. Sie wurden kleiner und wanderten weiter hinauf in den Schädel, wo sie sich schließlich zu Gehörknöchelchen umformten. Die Verbindung mit dem bereits bestehenden Steigbügel verstärkte bei der Übertragung ans Innenohr die Schwingung des Trommelfells. So wurden auch hohe Töne wahrgenommen, und ihre Quelle konnte geortet werden. Herannahende Fressfeinde konnten nun ebenso erkannt werden wie Beutetiere. Hierzu war es erforderlich, sämtliche Umgebungsgeräusche voneinander zu unterscheiden. Unwichtige Klänge, wie das Rauschen des Windes, mussten von wichtigen Geräuschen, wie Schritten eines anderen Tieres, unterschieden werden. Je ausdifferenzierter die Hörfähigkeit eines Tieres war, desto größer war seine Überlebenschance. Insofern war die akustische Analyse der Umgebung der wohl wichtigste treibende Faktor in der Evolution des Gehörs. Die Verbesserung der Hörfähigkeit bedeutete zugleich, dass immer mehr Informationen sehr schnell vom Gehirn verarbeitet werden mussten. Das sollte sich später vor allem in jener neuen Gattung zeigen, zu der auch wir gehören: dem Säugetier.

Vor 195 Millionen Jahren tauchte mit dem *Hadrocodium* eines der ersten Säugetiere auf. Zwar war das mausähnliche Geschöpf winzig, kaum größer als eine Büroklammer. Und doch wies es zwei Besonderheiten auf, die es zu einem Meilenstein der Evolution machen. Zum einen waren seine Gehörknöchelchen erstmals nahezu vollständig vom Kiefer getrennt und damit allein dem Ohr zugehörig – bei den Reptilien zuvor hatte noch eine Verbindung zum Beißapparat bestanden. Zum anderen war sein Gehirn im Vergleich zum restlichen Körper um fünfzig Prozent größer als bei jedem Tier zuvor. Ob die Vergrößerung des Gehirns die Verbindung zwischen Gehörknöchelchen und Kiefer räumlich verdrängt hat, ist umstritten. Vielleicht wuchs das Gehirn auch, gerade *weil* die ersten Säugetiere besser hören konnten und somit mehr Informationen verarbeitet werden mussten. Fakt ist jedenfalls, dass ein Zusammenhang besteht zwischen Größe des Gehirns und Ausdifferenzierung des Mittelohrs.

Vermutlich war das kleine Tierchen nachtaktiv, denn tagsüber stapften Dinosaurier über die Erde. Wenn Sie jemals ein Dinosaurierskelett im Museum bestaunt oder den Film *Jurassic Park* gesehen haben, werden Sie wissen, dass die Dinos bereits aus unserer Perspektive riesig waren. Und nun versuchen Sie mal, sich das aus der Sicht eines zwei Zentimeter kurzen Hadrocodiums vorzustellen! Es ist nachvollziehbar, dass die Minisäugetiere eine Begegnung mit der gigantischen Fußsohle einer Riesenechse vermeiden wollten. So blieben sie vermutlich tagsüber in unterirdischen Bauten. Nachts schliefen die meisten Dinosaurier, und daher war das die sicherste Zeit für Ausflüge. Um sich im Dunkeln zu orientieren und Gefahren zu erkennen, war die Leistung des Gehörs entscheidend. Diese war erst durch die drei Gehörknöchelchen voll gegeben. Bei uns Menschen und allen anderen Säugetieren basieren sie sowohl auf dem Kiefergelenk von Fischen (Steigbügel) als auch auf dem von Reptilien (Hammer und Amboss).

Recycling in der Evolution

Die Evolution ist keine geradlinige Weiterentwicklung. Oftmals verlieren Körperteile aufgrund veränderter Lebensbedingungen über viele Generationen ihre Bedeutung und bilden sich zurück. Einige verschwinden ganz, andere werden später umso nützlicher in einer völlig anderen Funktion. So waren sämtliche Gehörknöchelchen in unseren Ohren ursprünglich Teile der Kiefergelenke von Fischen und Reptilien, und der Kiemendeckel von Urzeitfischen entwickelte sich zum Trommelfell. Unser gutes Gehör verdanken wir also evolutionärem Recycling!

Sehr schön zu sehen

Der große Tag ist gekommen: Heute werde ich meine Diagnose erhalten. Nachdem ich das Kontrastmittel in beide Ohren gespritzt bekommen hatte, hatte ich vierundzwanzig Stunden lang warten müssen. So lange dauerte es, bis die Chemikalie aus dem Mittelohr ins Innonohr gewandert war. Dann hatte man mich in die MRT-Röhre gelegt, um zu sehen, wo sich das Kontrastmittel überall verteilte. Das war gestern gewesen. Heute wird mir der Stationsarzt das Ergebnis präsentieren.

Ich bin allein im Zimmer, habe schlecht geschlafen und bin schon den ganzen Morgen schrecklich angespannt. Von der Diagnose hängt sehr viel ab, nicht nur beruflich. Sollte es sich tatsächlich um Morbus Menière handeln, müsste ich fortan damit leben, dass mich jederzeit eine heftige Schwindelattacke von den Füßen holen könnte. Egal ob in der Warteschlange im Supermarkt, im Kino, im Restaurant oder auf der Kellertreppe. Unter wildfremden Menschen zu Boden zu gehen und ihnen vor die Füße zu kotzen, ist zweifellos eine unangenehme Vorstellung, doch abgesehen davon kann ein Sturz auch richtig gefährlich sein.

Am späten Vormittag klopft es endlich, und ein junger Arzt betritt den Raum. Es ist derselbe, der mich am liebsten gleich nach meiner Einlieferung operiert hätte.

»So, Herr Sünder, wie geht es uns denn heute?«

»Das werde ich gleich wissen, wenn Sie mir gesagt haben, was die Untersuchung ergeben hat.«

»Äh ja, natürlich. Schwindel haben Sie keinen mehr?«

Ich schüttele den Kopf und sehe ihn erwartungsvoll an. Mit einem lang gezogenen »Aaaaaaaaalso« fummelt er umständlich einen großen Bogen glänzendes Papier aus einem Umschlag und hält ihn mir entgegen. Darauf sind dunkle Quadrate zu sehen, auf denen seltsame graue Farbschlieren ineinander verlaufen.

»Sie sehen hier eine Magnetresonanztomographie

Ihres rechten Felsenbeins.« Mit dem Finger zeigt er auf kleine helle Flecken in einem der Quadrate. »Das hier sind Ihre Cochlea und die Bogengänge rechts. Die hellen Stellen werden vom Kontrastmittel erzeugt. Das ist vorwiegend in Ihren Perilymphraum diffundiert, der hier entsprechend leuchtet.«

Ich verstehe zwar nur Bahnhof, nicke aber. Ich bin viel zu nervös, um schlaue Fragen zu stellen. Der Arzt tippt auf ein anderes Quadrat. »Das hier ist Ihr Felsenbein links. Hier ist der Hydrops sehr schön zu sehen. Der Endolymphüberschuss hat hier die Perilymphe verdrängt, deshalb sind die hellen Stellen kleiner, und wir sehen schwarze Stellen. Das ist so wie bei einem Fotonegativ, wenn Sie verstehen, was ich meine.«

Das mit dem Fotonegativ verstehe ich nicht, und es ist mir auch völlig egal. Aber hat er eben gesagt, hier sei »der Hydrops sehr schön zu sehen«? Heißt das, ich habe tatsächlich diesen *Endolymphatischen Hydrops*, vor dem ich so große Angst habe? Und was um alles in der Welt soll daran *schön* sein? Als er weiterreden will, hebe ich die Hand und sage: »Moment. Heißt das, ich habe Morbus Menière?«

Er nickt. »Richtig. Es ist so, wie ich es von Anfang an vermutet hatte.«

Er hatte es vermutet. *Ich* hatte es befürchtet. Die Nachricht trifft mich wie ein Schlag in die Magengrube. Der Arzt wirft weiter mit wissenschaftlichen Fachbegriffen um sich. Ich kann ihm nicht folgen. Als er eine Pause macht, frage ich: »Und was bedeutet das jetzt für mich?«

»Haben Sie darüber nachgedacht, ob für Sie die Operation in Frage kommt, von der wir sprachen?«

»Na ja, so richtig intensiv haben wir ja nicht gerade darüber gesprochen. Aber ja, ich habe darüber nachgedacht, und sie kommt für mich nicht infrage.«

Er hebt die Schultern. »Nun denn, das ist natürlich Ihre Entscheidung.«

Als der Arzt keine Anstalten macht zu erfragen, wie ich zu meiner Entscheidung gekommen bin, spreche ich weiter: »Das ist ja erst mein vierter Anfall. Ich möchte den weiteren Verlauf abwarten. Als DJ bin ich ständig Lärm, Nachtarbeit und Stress ausgesetzt. Vielleicht hören die Attacken auf, wenn ich mich beruflich verändere.«

»Das kann Ihnen niemand garantieren.«

»Natürlich nicht. Aber mir kann auch niemand garantieren, dass mein Ohr bei der Operation sein Hörvermögen behält.«

»Ich gebe zu, die Möglichkeit einer Ertaubung besteht. Es kommt allerdings selten vor. Über solche Risiken werden Sie selbstverständlich vor einem Eingriff informiert.«

Mehr hat er dazu nicht zu sagen. Er schiebt die Bildabzüge zurück in den Umschlag, klemmt ihn sich unter den Arm und versenkt die Hände in den Taschen seines weißen Kittels.

»Und wie geht es jetzt weiter mit mir?«, will ich wissen.

»Da Sie keinen Schwindel mehr fühlen, können Sie heute Nachmittag nach Hause gehen. Wenn Sie wünschen, senden wir Ihrem Hals-Nasen-Ohren-Arzt die Untersuchungsergebnisse. Sollten Sie eine Schwindelattacke haben oder es sich bezüglich der Operation anders überlegen, können Sie sich natürlich wieder bei uns einweisen lassen.« Mit diesen Worten streckt er mir seine rechte Hand entgegen. Das ist ein eindeutiges Signal: Das war's! Da ich keine Operation will, gibt es keine weitere Behandlung hier. Zögerlich ergreife ich die Hand. »Alles Gute, Herr Sünder. Ich mache die Entlassungspapiere fertig. Melden Sie sich dann bitte an der Rezeption ab.«

Er verabschiedet sich, schließt die Tür hinter sich und lässt mich mit meinem Schicksal allein. Ich liege wie betäubt im Bett. Eine düstere Wolke aus Existenzängsten drückt mich in die Kissen. Aus den finsteren Gedanken in meinem Kopf sticht plötzlich einer grell hervor: Wie soll ich mit den über dreißig Auftritten in der kommenden Saison umgehen, für die ich bereits Verträge unterzeichnet habe? Die kann ich doch unmöglich alle absagen! Für jeden habe ich sechshundertfünfzig Euro Vorschuss erhalten. Dutzende Brautpaare in ganz Deutschland vertrauen darauf, dass ich bei ihrer Hochzeit für gute Laune sorgen werde. Ich möchte sie nicht enttäuschen. Außerdem kann ich es mir nicht leisten, fast zwanzigtausend Euro an Vorschüssen zurückzuzahlen, ohne etwas zu verdienen. Als Selbständiger betragen meine laufenden Kosten über zweitausend Euro monatlich. Woher soll ich die nehmen? Kann ich die Auftritte vielleicht trotz der Krankheit irgendwie über die Bühne bringen? Ich greife zu meinem Smartphone. Mein Finger schwebt über der Nummer meiner Frau. Doch was soll ich ihr sagen? Ich habe keine Ahnung, wie es jetzt für mich weitergeht und was diese Diagnose eigentlich genau bedeutet. Bestimmt kann mir Andreas das genauer erklären, und daher rufe ich erst mal ihn an.

Das Hertz der Klänge: Über Höhen und Tiefen

Ehe wir unsere Reise in den Körper fortsetzen und ins Innenohr eintauchen, wird uns ein kurzer Ausflug in das Reich der Töne hilfreich sein. Wir hatten festgestellt, dass sich Schallwellen zwiebelförmig um ihre Quelle ausbreiten. Je kürzer ein Ton ist, desto weniger Schichten hat die Schallwelle, bis hin zu einer einzigen, die durch einen Knall entsteht. Doch die Anzahl der Schichten ist nicht nur von der Dauer eines Tons abhängig, sondern auch von der Tonhöhe. Je höher ein Ton ist, desto enger liegen die Schichten beisammen. Bei einem hohen Ton entstehen nämlich in derselben Zeit mehr Schichten als bei einem tieferen. Warum das so ist, können wir mit einem kleinen Experiment nachvollziehen.

Nehmen Sie ein Lineal aus Kunststoff, einen Zollstock oder einen Plastiklöffel – kurz, was immer Sie zur Hand haben, das länglich und biegsam ist. Legen Sie ein Ende mindestens eine Handbreit auf eine Tischkante und halten Sie es dort gut fest. Das längere Ende ragt nun über die Tischkante in den Raum. Biegen Sie es mit der freien Hand nach unten und lassen Sie es zurückschnellen. Es ertönt ein Geräusch, je nach Material vermutlich ein Schnarren oder Surren. Warten Sie, bis das Geräusch ausgeklungen ist. Nun wiederholen Sie das Ganze, doch während das Lineal schwingt, ziehen Sie es mit der aufliegenden Hand langsam in Richtung Tischinneres. Sie werden feststellen, dass das Geräusch höher klingt, je weiter Sie das Lineal in Richtung Tischmitte bewegen.

Wenn wir die Bewegung des Lineals beim Schwingen

betrachten, wird schnell klar, was hier passiert. Während es anfangs lang ausgefahren ist, muss das freie Ende einen relativ weiten Weg zurücklegen, um einmal von ganz unten bis ganz oben zu schwingen. Jeweils am Punkt des größten Ausschlags, also direkt ehe es zurückschnellt, entsteht ein »Schallzwiebelring«. Hier ist die Verdichtung der Luftmoleküle am größten, die Schalen der Zwiebeln sind also Verdichtungszonen.

Je weiter Sie das Lineal in Richtung Tischmitte ziehen, desto kürzer wird das freie Ende, und desto weniger Bewegungsspielraum bleibt ihm. Es passiert dadurch zweierlei: Das Lineal schwingt weniger weit, und die Bewegung wird dabei immer schneller. Dadurch wird unsere Schallzwiebel immer enger mit Verdichtungszonen bepackt.

Wir kommen an dieser Stelle nicht umhin, drei physikalische Begriffe einzuführen, die wichtig sind für das weitere Verständnis unserer Hörfähigkeit. Die Häufigkeit, mit der sich eine Schwingung innerhalb einer Sekunde wiederholt – also mit der beispielsweise das Lineal eine komplette Bewegung von unten nach oben oder umgekehrt beschreibt –, nennt sich *Frequenz*. Die Einheit, in der sie angegeben wird, ist *Hertz*. Bei einer einzigen Schwingung pro Sekunde wäre das 1 Hertz, bei zehn Schwingungen wären es 10 Hertz und so weiter. Ab 1000 Hertz spricht man zur Vermeidung von allzu langen Zahlen von Kilohertz. 1000 Hertz entsprechen also 1 Kilohertz (abgekürzt 1 kHz). Je höher die Hertz-Zahl, desto enger ist die Schallzwiebel mit Verdichtungszonen bepackt, und desto höher klingt ein Ton für uns. Der räumliche Abstand zwischen den Verdichtungszonen nennt sich *Wellenlänge*. Je enger die Verdichtungszonen

beisammenliegen, desto höher der Ton und desto geringer die Wellenlänge. Wenn Sie jetzt schon einen Knoten
im Kopf haben, folgen Sie uns ins Labyrinth ...

Spickzettel – bei Bedarf hier ein Eselsohr einfalten

FREQUENZ: ANZAHL VON SCHWINGUNGEN PRO SEKUNDE.

HERTZ: EINHEIT, IN DER FREQUENZEN ANGEGEBEN WERDEN.

kHz: ABKÜRZUNG FÜR KILOHERTZ, AB 1000 HERTZ VERWENDET.

WELLENLÄNGE: RÄUMLICHER ABSTAND ZWISCHEN DEN
VERDICHTUNGSZONEN EINER SCHALLWELLE.

Das Labyrinth: Fantastische Windungen

Das Innenohr gehört zu einem unserer komplexesten
und gleichzeitig sensibelsten Wahrnehmungsapparate.
Genau genommen handelt es sich um zwei Wahrneh-
mungssysteme, die miteinander verbunden sind: das
Hörorgan und das Gleichgewichtsorgan.

Ersteres befindet sich in der knöchernen *Hörschnecke.* Sie ist so benannt, wie sie aussieht – wie ein
Schneckenhaus. Mit ihr verbunden sind die sogenannten *Bogengänge,* drei bogenförmige Kanäle, die sich
durch das Felsenbein ziehen. Die Gänge beinhalten das
Gleichgewichtsorgan und sind unterschiedlich ausgerichtet. Je nach Betrachtungswinkel steht einer nahezu
senkrecht, einer waagrecht und einer schräg.

Die Sinneszellen im Hörorgan und im Gleichgewichtsorgan sind hauchzart und verletzlich. Daher ist das gesamte Innenohr zum Schutz in einen besonderen Teil unseres Schädels eingelassen: das *Felsenbein*. Es besteht aus dem härtesten Knochen unseres Körpers. Nur unser Zahnschmelz kann hier in puncto Widerstandsfähigkeit mithalten. Das Felsenbein ist trotzdem recht leicht, denn es beinhaltet zahlreiche Luftbläschen. Wäre dem nicht so, wäre unser Schädel viel zu schwer für unsere Nackenmuskulatur. Außerdem verhindert diese »Leichtbauweise«, dass zu viel Schall über die Knochen an das Innenohr geleitet wird – schließlich soll es sich ja auf die Vibrationen des Trommelfells konzentrieren.

Das gesamte *knöcherne Labyrinth*, also die Hörschnecke und die Bogengänge, ist letztlich nichts anderes als fein modellierte Höhlen im Schädelknochen. Durch diese Knochentunnel zieht sich das *häutige Labyrinth*. Es vollzieht im Inneren die äußere Form nochmals nach. Sie können sich das vorstellen wie einen dünnen Schlauch, der an einigen Stellen mit der knöchernen Außenhülle verwachsen ist. Seine Haut ist an manchen Stellen gerade mal eine Zellschicht dick. Er ist mit einer Flüssigkeit namens *Endolymphe* gefüllt, die Umgebung mit einer anderen namens *Perilymphe*. Beide Flüssigkeiten müssen strikt getrennt bleiben, damit Gehör und Gleichgewichtssinn funktionieren. Ohne den Schutz durch das Felsenbein könnte der feine Schlauch sehr leicht reißen, und das hätte fatale Folgen.

Was genau beim Hören im Innenohr geschieht, hat noch kein Wissenschaftler der Welt beobachten können. Zu undurchdringlich ist der knöcherne Schutzwall des Felsenbeins, zu klein das Hörorgan, zu empfindlich das ganze Labyrinth. Daher beruhen viele Annahmen über das Hören auf wissenschaftlichen Theorien, die noch nicht endgültig bestätigt sind.

Doch was können wir eigentlich unter diesen Umständen über das Innenohr wissen? Nun, eine ganze Menge – dank kluger Köpfe wie dem ungarischen Postangestellten Georg von Békésy. Eigentlich war es sein Job, Telefonleitungen zu verbessern. Er wollte es aber ganz genau wissen und schloss das Ohr als Endziel einer jeden Telefonverbindung in seine Überlegungen mit ein. Was er herausfand, revolutionierte unsere Kenntnis über das Hören. Seine Entdeckung ist so bedeutend, dass er als erster und einziger Mensch zum Thema Hören einen Nobelpreis für Medizin erhielt. Dabei war er Physiker und kein Mediziner. Doch seine abenteuerliche Lebensgeschichte zeigt, dass Erfindungsgeist gerade dann am erfolgreichsten sein kann, wenn er über die Grenzen der eigenen Fachdisziplin hinausschaut.

Nobelpreis für ein Plastikrohr mit Gummiband

Anfang des zwanzigsten Jahrhunderts gab es lediglich Spekulationen darüber, was im Innenohr geschieht. Dank der Abschirmung durch das Felsenbein war das Labyrinth eine Blackbox. Zwar kannte man den grundsätzlichen Aufbau, doch am lebenden Menschen konnte man das Hören nicht beobachten – und das ist bis heute so geblieben.

Es war damals immerhin schon bekannt, wie der Schall über Trommelfell und Gehörknöchelchen an die Gehörschnecke übertragen wird. Auch wusste man, dass für die Umwandlung des Schalls in elektrische Signale rund sechzehntausend Haarzellen innerhalb der Hörschnecke verantwortlich sind. Diese sind, über die gesamte Strecke von zweieinhalb Schneckenwindungen, in Viererreihen innerhalb des häutigen Teils angeordnet. Man vermutete zu Recht, dass jede Reihe von Haarzellen für die Übersetzung einer anderen Tonhöhe verantwortlich ist. Es blieb allerdings ein Rätsel, wie die Haarzellen hohe und tiefe Frequenzen unterscheiden konnten, denn sämtliche Schallwellen bewegen sich stets durch die gesamte Hörschnecke. Daher müsste eigentlich jedes beliebige Geräusch *alle* Haarzellen anregen, womit eine Unterscheidung verschiedener Klänge unmöglich wäre. Das können Sie sich so vorstellen, als würde man alle Tasten eines Klaviers gleichzeitig anschlagen – unmöglich, einzelne Noten oder gar eine Melodie herauszuhören.

Dass Georg von Békésy dieses Geheimnis lüften würde, konnte er freilich nicht ahnen, als er Mitte der 1920er Jahre seine Arbeit bei der ungarischen Post antrat. Er hatte 1923 seinen Doktor der Physik an der Universität in Budapest gemacht, doch das Angebot an passenden Stellen war rar. So war es fortan seine Aufgabe, ein Verfahren zur Prüfung und Verbesserung von Telefonleitungen zu entwickeln, die seit dem Ende des Ersten Weltkriegs in schlechtem Zustand waren. Neben Mikrofonen, Kabeln und Lautsprechern identifizierte er das Ohr als einen wichtigen Teil der Übertragungskette. Dieses konnte er allerdings nicht einfach auseinandernehmen wie einen Telefonhörer, um seine Funktion zu studieren. Oder vielleicht doch?

Da seine reguläre Arbeitszeit bereits um dreizehn Uhr endete, besuchte er nachmittags Autopsiesäle von Krankenhäusern. Es gelang ihm, Schädelknochen von gerade Verstorbenen zu beschaffen. Wie er die Ärzte dazu überredete, sie einem Telefontechniker zu überlassen, ist nicht bekannt, doch offensichtlich waren seine Argumente überzeugend.

Er zweckentfremdete Werkzeuge im Postlabor, um unter einem Mikroskop mit winzigen Scheren, Bohrern und Messern die harten Felsenbeine zu bearbeiten. Sein Ziel war es, eine Hörschnecke zu öffnen, ohne das empfindliche Innere zu beschädigen. Da das Innenohr mit Flüssigkeiten gefüllt ist, musste er fortwährend mit einer Nährlösung spülen, um das Austrocken zu verhindern. Vermutlich waren seine Kollegen nicht gerade erfreut, Knochenstaub und undefinierbare Flüssigkeiten auf den Bohrern zu finden! Doch von Békésy ließ sich nicht beirren und entwickelte sein Verfahren beharrlich weiter.

Nachdem es ihm endlich gelungen war, eine Hörschnecke zu öffnen, machte er eine interessante Beobachtung. Alle Haarzellen waren auf einer dünnen Membran angeordnet, der sogenannten *Basilarmembran*. Diese Membran gerät in Schwingung, sobald eine Schallwelle vom Mittelohr auf die Flüssigkeit im Innenohr übertragen wird; die Schwingung überträgt sich auf die Haarzellen. Von Békésy vermutete, dass sich das Schwingungsmuster der Basilarmembran je nach Tonhöhe verändert und damit gezielt diejenigen Haarzellen anregt, die für die Empfindung eben dieser

Tonhöhe zuständig sind. Also untersuchte er die dreieinhalb Zentimeter lange Membran gründlich. Er stellte fest, dass sie am Eingang der Hörschnecke straff gespannt ist, während sie zur Schneckenspitze immer beweglicher wird. Gleichzeitig wird die Membran über diese Strecke immer breiter. Doch welche Auswirkung hat das auf die Weiterleitung des Schalls?

Fünf Dinge, die Sie über das Innenohr wissen sollten:

- *Das Innenohr besteht aus dem knöchernen Labyrinth und dem darin liegenden häutigen Labyrinth.*
- *Das knöcherne Labyrinth ist nicht etwa ein eigenes Knochengerüst, sondern besteht aus zusammenhängenden Hohlräumen im Felsenbein.*
- *Das Felsenbein ist einer der härtesten Knochen des gesamten Körpers und lässt nichts und niemanden hineinsehen.*
- *Die Hülle des häutigen Labyrinths ist teilweise nur eine Zellschicht dick.*
- *Zwei Flüssigkeiten im Innenohr dürfen sich niemals mischen: Endolymphe (häutiges Labyrinth) und Perilymphe (knöchernes Labyrinth). Sie werden durch die häutige Zellschicht getrennt.*

Als Physiker kam von Békésy auf die Idee, ein vergrößertes Modell zu bauen. Dabei ging es ihm nicht etwa darum, die Hörschnecke realistisch nachzugestalten, sondern er konzentrierte sich auf die physikalischen Eigenschaften der Basilarmembran. Er spannte in einer geraden Plastikröhre ein Gummiband, das von einem Ende zum anderen immer dünner wurde. Das entsprach dann ungefähr einer ausgerollten Hörschnecke samt Basilarmembran. Dann erzeugte er unterschiedlich hohe Töne am Eingang der Röhre und überprüfte ihre Schwingung. Tatsächlich entstanden bei hohen Klängen stärkere Vibrationen am Anfang der künstlichen Basilarmebran, dort, wo sie schmal und straff gespannt war, und bei tieferen Tönen am breiteren und beweglicheren Ende. Damit war bewiesen, dass unterschiedliche Tonhöhen an unterschiedlichen Stellen der Hörschnecke wirkten. Je höher die Frequenz (siehe Spickzettel auf Seite 70), desto näher erfolgt die Schwingung am Eingang der Hörschnecke.

Doch ein Problem blieb bei von Békésys Versuchsaufbau: Zwar brachte jede Tonhöhe eine andere Stelle des Rohrs zum Schwingen, dennoch vibrierte immer auch die gesamte Röhre mit. Wie konnte es also sein, dass im Ohr nur die Haarzellen an der Position des höchsten Ausschlags ansprachen und nicht alle, wo doch die ganze Hörschnecke mitschwingen musste? Hier kam das Modell an seine Grenzen. Doch statt alles zu verwerfen, hatte von Békésy eine ebenso einfache wie geniale Idee: Er legte seinen Unterarm auf die Röhre, um die Schwingungen darin zu spüren. Dabei stellte er fest, dass er nicht die Vibration über die gesamte Länge auf der Haut spürte, sondern immer nur an der Stelle, die besonders stark ausschlug. Änderte er die Frequenz, wanderte die Empfindung über den Unterarm. So ähnlich, folgerte von Békésy, muss es auch den Haarzellen im Ohr gehen. Werden einige von ihnen besonders gereizt, unterdrückt das Nervensystem die Empfindung benachbarter Zellen, die weniger vibrieren. Er hatte Recht, und für seine Theorie der sogenannten *Wanderwelle* erhielt er im Jahr 1961 schließlich den Nobelpreis.

Vierzig Klaviere in unserem Kopf

Dank der Wanderwellen werden in unserem Ohr also nicht alle Töne gleichzeitig dargestellt, sondern immer nur diejenigen, die in einer bestimmten Frequenz am lautesten sind. Georg von Békésys Unterarm hat uns hier bereits gute Dienste geleistet, noch besser lassen sich die Wanderwellen aber mit einem Klavier verdeutlichen. Starten wir von der rechten Seite aus, eine Taste nach der anderen zu drücken, hören wir zunächst den höchsten Ton und dann immer tiefer werdende. Innerhalb unserer Hörschnecke bewegen sich die Wanderwellen dabei vom Eingang weiter nach innen, je tiefer sie werden. Bis wir links bei der tiefsten Taste und nahe des Zentrums unserer Hörschnecke angekommen sind, haben wir Frequenzen von 4186 bis 27,5 Hertz durchlaufen. Das heißt, auf der tiefsten Taste schwingt die Schallwelle 27,5 Mal pro Sekunde, auf der höchsten 4186 Mal. Das ist eine sehr große Bandbreite, und die Basilarmembran ist so ausgelegt, dass sie sogar noch fünffach höhere Schwingungen abbilden kann – von 16 bis zu 20 000 Hertz.

Eine Klaviertastatur ist im Vergleich zu unserem Ohr mit gerade mal 88 Tasten sehr grob unterteilt. Demgegenüber haben wir circa 16 000 Haarzellen pro Ohr, von denen etwa 3500 jeweils für eine Tonhöhe zuständig sind. Um die Auflösung unseres Gehörs zu erreichen, müssten wir 40 Klaviere nebeneinanderstellen, bei denen jede Taste auf eine andere Tonhöhe gestimmt ist. Sie würden sich über 47 Meter erstrecken, also fast über eine große Bahnlänge im Schwimmbad. Dabei ist die Basilarmembran gerade mal dreieinhalb Zentimeter lang – dennoch kann sie genauso viele unterschiedliche Töne abbilden wie diese lange Reihe von Klavieren!

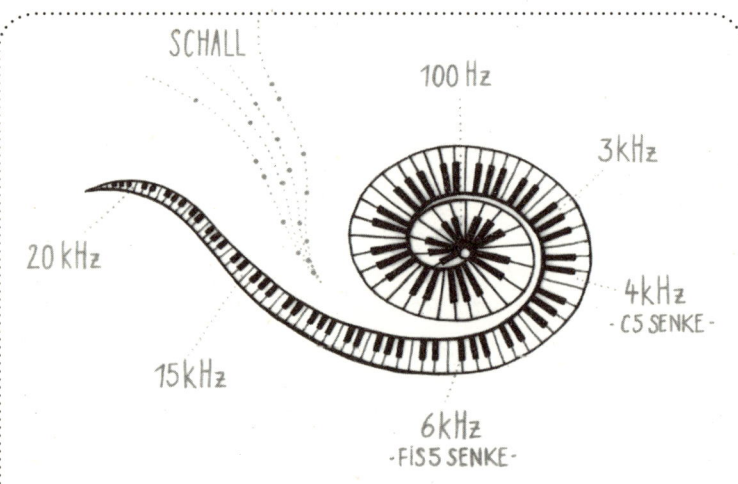

Schwingungen um 20 kHz am Eingang der Hörschnecke können nur Kinder hören. Mit zunehmendem Alter nimmt die Hörgrenze weiter ab – sie liegt beispielsweise mit 40 Jahren bei etwa 15 kHz. Wird das Ohr plötzlich einem sehr lauten Geräusch ausgesetzt, entsteht häufig bei 6 kHz ein Hörverlust, das sogenannte Knalltrauma. Eine Lärmschwerhörigkeit findet sich oft bei 4 kHz, beispielsweise durch lange Arbeit mit lauten Maschinen oder Musik. Bei 3 kHz haben ausgebildete Sänger wie Operntenore besonders viel Volumen und sind dank dieses sogenannten Sängerformants sogar vor lauten Orchestern gut zu hören. Tiefe Töne von 100 Hertz nehmen wir im Zentrum der Hörschnecke wahr, beispielsweise das Brummen von Motoren.

Noch verblüffender wird es, wenn wir uns vergegenwärtigen, dass niemals nur einzelne Tasten gedrückt werden. Bei einem Gespräch in normaler Geräuschkulisse wird in unserem Kopf gleichzeitig auf unterschiedlichen Tasten von 40 Klavieren herumgeklimpert. Diverse Wanderwellen bringen unsere Basilarmembran an etlichen Stellen gleichzeitig zum Vibrieren – und dennoch sind wir in der Lage, unser Gegenüber zu verstehen und Umgebungsgeräusche abzugrenzen. Diese Leistung ist freilich nicht mehr mit dem Ohr allein zu erklären, sondern findet hauptsächlich im Gehirn statt. Was dort alles vor sich geht, werden wir in Teil II erleben.

Ein Hydrops ist kein Lutschbonbon

Ich sitze am Küchentisch und starre auf das Bündel Geldscheine vor mir. Siebentausend Euro in bar sieht man nicht alle Tage. Die Finanzspritze wird mir für eine Weile helfen. Trotzdem hält sich meine Freude in Grenzen. Der Autohändler, von dem ich das Geld habe, ist gerade mit meinem Transporter davongedüst. Ab jetzt bin ich auf Fahrrad, Bus, Bahn und meine Füße angewiesen, wenn meine Frau gerade keine Zeit zum Fahren hat.

Seit meiner Entlassung aus dem Krankenhaus sind drei Wochen vergangen, und ich habe viele weitreichende Entscheidungen fällen müssen. Den Wagen zu verkaufen war eine davon. Außerdem bin ich jetzt kein DJ mehr und damit praktisch arbeitslos. Nach und nach werde ich meine Kunden über meine Krankheit informieren und versuchen, einen anderen DJ für sie zu organisieren. Meine HNO-Ärztin hatte mir dringend geraten, nicht mehr aufzulegen, um meine Ohren zu schonen. Das ist nichts Neues: Seit meinem Hörsturz vor drei Jahren hatte sie mich regelmäßig gedrängt, den Beruf zu wechseln. Doch das sagt sich so einfach, wenn man gerade auf der Höhe des Erfolges ist.

Ein halbes Jahr vor dem Hörsturz hatte ich ein Buch für Brautpaare veröffentlicht, das humorvoll von Hochzeitspannen berichtet und Tipps gibt, wie man sie verhindert. Es basiert auf der Erfahrung von hunderten Feiern, die ich als DJ miterlebt hatte. *Wer Ja sagt, darf auch Tante Inge ausladen* war ein Hit geworden: Ich war Gast in Talkshows und im Radio gewesen, hatte Interviews in Zeitungen gegeben. Plötzlich hatte ich mich vor Buchungsanfragen von Brautleuten aus der ganzen Republik nicht mehr retten können. Die Flut an E-Mails war mir zu viel geworden, und um der Lage Herr zu werden, hatte ich meine Preise immer weiter erhöht und immer noch genügend Buchungen bekommen.

Stellen Sie sich das vor: Sie sind Ihr eigener Boss und müssen keinerlei Werbung machen, denn Aufträge kommen mehr als genug. Man zahlt Ihnen viel Geld für eine Tätigkeit, die Ihnen Spaß macht und die Sie aus dem Effeff beherrschen. Ihr Job macht Menschen glücklich. Sie kommen herum und können die beruflichen Reisen mit privaten Urlauben verbinden. Dafür müssen Sie noch nicht mal Danke sagen, sondern man bedankt sich bei Ihnen. Würden Sie angesichts dessen ernsthaft in Erwägung ziehen, diesen Beruf aufzugeben?

Doch die Kehrseite der Medaille hat mich nun eingeholt. Alles hatte bestens funktioniert, solange *ich* funktioniert hatte. Körperlich gesehen ist die lärmende Nachtarbeit am DJ-Pult ein Knochenjob, der nicht nur die Ohren belastet. Ich hatte mich jedes Wochenende bis zur totalen Erschöpfung verausgabt, um meinem guten Ruf gerecht zu werden. Unter der Woche hatte ich in meinem Studio Musik produziert und mein Gehör weiter beansprucht. Der Hörsturz war bereits ein deutlicher Warnschuss meines Körpers gewesen. Jetzt zahle ich den Preis dafür, dass ich ihn ignoriert hatte.

Die Türklingel reißt mich aus meinen trüben Gedanken. Andreas ist gerade geschäftlich in Hamburg und nimmt sich heute Zeit, um mich zu besuchen. Wir sehen uns leider nur selten, da er fast achthundert Kilometer entfernt im Süden Deutschlands wohnt. Nach einer herzlichen Begrüßung setzen wir uns an den Küchentisch. Er deutet auf den Geldstapel. »Ist das mein Beraterhonorar?« Ich nicke grinsend und antworte: »Zumindest die Anzahlung.« Wir haben seit jeher einen ähnlichen Humor. Das macht es leichter, sich des schweren Themas anzunehmen. Ich berichte von dem Verkauf des Wagens und meinem beruflichen Entschluss.

»Gute Entscheidung, das Auflegen an den Nagel zu hängen«, meint Andreas. »Das Wichtigste ist jetzt wirklich, dass du dich und deine Ohren schonst. Wie geht es dir denn insgesamt?«

»So lala. Der Schwindel ist grundsätzlich weg, aber oft fühlt es sich komisch an. Zum Beispiel, wenn ich im Supermarkt bin und an hohen Regalen vorbeigehe. Irgendwie scheint der Boden schräg zu sein, und ich fange an zu schwanken. Manchmal bekomme ich dann Panik, dass sich eine Schwindelattacke ankündigt.«

Er nickt. »Du musst jetzt aufpassen, keinen psychogenen Schwindel zu entwickeln. Dann würde dein Gehirn dir einen Anfall vorgaukeln, ohne dass wirklich etwas im Ohr passiert. Wirst du denn psychologisch betreut?«

»Ja, ich mache eine Verhaltenstherapie.«

»Sehr gut, das ist in so einem Fall genau das Richtige.«

»Dann bin ich schon mal beruhigt. Aber dass ich auf dem betroffenen Ohr so schlecht höre, wird sich wohl nicht mehr ändern, oder?«

»Ich fürchte nicht. Deine Haarzellen sind dauerhaft geschädigt.«

»Das sagt meine Ärztin auch. Was machen denn diese Haarzellen eigentlich? Sind sie sowohl fürs Hören als auch für mein Gleichgewicht verantwortlich?«

Andreas holt tief Luft. »Das hängt alles zusammen und ist ziemlich kompliziert.«

»Versuch doch bitte, es so einfach wie möglich zu sagen. Fangen wir damit an: Was ist denn nun genau dieser Endolymphatische Hydrops, den man mir bescheinigt hat? Irgendwie war bisher keiner der Ärzte in der Lage, mir das vernünftig zu erklären.«

»Ich kenne das Problem aus der Zeit, als ich noch im Krankenhaus gearbeitet habe. Man muss zu viele Patienten gleichzeitig betreuen und kann im einzelnen Gespräch nicht in die Tiefe gehen. Ich habe trotzdem immer versucht, mir die nötige Zeit zu nehmen. Ich muss etwas ausholen.«

Im Folgenden erklärt mir Andreas anschaulich, wie

das Innenohr aufgebaut ist. Ich begreife, dass das häutige Labyrinth, in dem die Sinneszellen liegen, mit einer Flüssigkeit namens Endolymphe gefüllt ist. Der Hydrops bedeutet, dass ich zu viel von dieser Flüssigkeit im häutigen Labyrinth habe und dass es dadurch aufgebläht ist.

»Hast du das MRT-Bild aus dem Krankenhaus mitgebracht?«, will Andreas wissen.

Ich nicke. Das war ein wertvoller Tipp meines Freundes gewesen: Als Patient hat man das Recht, alle Unterlagen zumindest als Kopie mitzunehmen und sie eigenverantwortlich aufzubewahren. So kann ich jederzeit weiteren Ärzten und Experten zeigen, was los ist. Ich hole den Ordner, in dem ich alles abgeheftet habe. Wir suchen den Ausdruck vom MRT heraus. Andreas studiert ihn und sagt: »Auf der gesunden Seite ist das gesamte Innenohr ein heller Fleck.« Er zeigt mit dem Finger darauf. »Das Kontrastmittel war in der Perilymphe, also in der Flüssigkeit um das häutige Labyrinth herum. Sie hat beim gesunden Ohr reichlich Raum, und deshalb ist alles hell. Auf der kranken Seite dagegen ist fast alles dunkel, da ist also kaum Kontrastmittel. Das bedeutet, der Schlauch mit der Endolymphe ist so aufgebläht, dass die Perilymphe samt Kontrastmittel rundherum kaum noch Platz hat. Das betrifft sowohl die Hörschnecke als auch das Gleichgewichtsorgan.«

Ich schaudere. Es ist eine gruselige Vorstellung, so einen Blähschlauch im Kopf herumzutragen.

»Und was passiert, wenn ich einen Schwindelanfall habe?«

»Es gibt zwei Möglichkeiten. Entweder das Häutchen

bekommt kleine Risse, oder es wird einfach nur etwas durchlässiger. In beiden Fällen mischen sich die Flüssigkeiten Endolymphe und Perilymphe. Das führt sozusagen zu einem elektrischen Kurzschluss in deinem Ohr, und der erzeugt den Schwindel.«

»Kurzschluss? Aber ich bin doch kein Roboter!«

»Das nicht, aber deine Ohren sind im Grunde genommen Batterien.«

»Batterien?« Ich bin verwirrt. Davon habe ich noch nie etwas gehört.

»Das hat mit den beiden Flüssigkeiten und den Haarzellen zu tun«, erläutert Andreas. »Hast du mal Papier und Stift? Ich male es dir auf.«

Ich bringe ihm einen Notizblock. Andreas beugt sich konzentriert über das Blatt, und der Bleistift kratzt über das Papier. Ich will ihn nicht stören und mache in der Zwischenzeit Espresso für uns beide. Nach einigen Minuten reicht er mir stolz sein Kunstwerk.

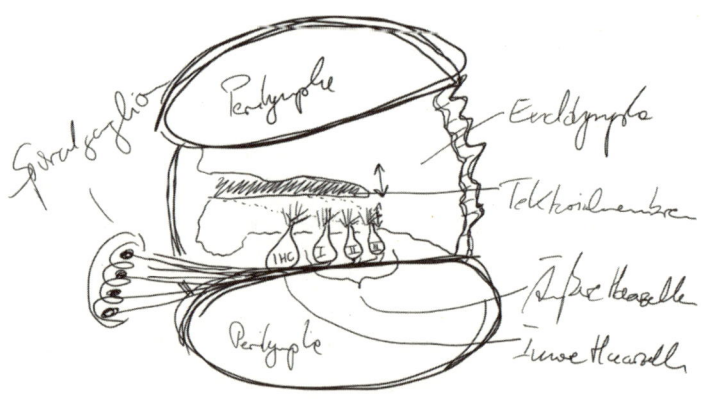

Ich starre es an und erkenne... nichts. Da sind krause Linien und irgendwelche Konturen, die meine

Fantasie an ihre Grenzen bringen. Am ehesten erinnert es an einen Hamburger mit Düsenantrieb, in dem kleine Zwiebelknollen wachsen.

Immerhin hat Andreas es beschriftet. Wobei »Beschriftung« die falsche Bezeichnung ist für seine gekritzelten Wellenlinien. Man sagt, dass Medizinstudenten eine besonders unleserliche Handschrift entwickeln, weil sie in Vorlesungen viel und schnell mitschreiben müssen. In der Psychologie ist es auch nicht anders. Andreas hatte beides gleichzeitig studiert – wahrscheinlich ist seine Klaue deshalb doppelt so schlimm wie die eines durchschnittlichen Arztes. Für mich ist das Gekritzel unlesbar. Ich halte den Wisch mit spitzen Fingern fort von mir, wie eine getragene Tennissocke. »Also siebentausend Euro Beraterhonorar zahle ich dir *dafür* nicht!«

Er muss schmunzeln. »Okay, ich sehe schon, das sollten wir uns vielleicht doch lieber mal im Internet anschauen. Können wir uns an deinen Rechner setzen?«

Die Batterie im Kopf

Wussten Sie, dass Sie elektrische Generatoren im Kopf haben? Eine ihrer Spezialitäten ist es, Luftbewegungen in elektrische Impulse zu verwandeln. Jede Sekunde rasen hunderttausende solcher Impulse von Ihren Ohren in Ihr Gehirn. Ausgelöst werden sie durch die bereits bekannten Haarzellen. Auf der Oberseite dieser Zelle befinden sich feinen Härchen, daher auch der Name. Diese Härchen sind vergleichbar mit Kippschaltern. Achtzig bis einhundertfünfzig von ihnen ragen pro Haarzelle gerade in die Endolymphe. Werden die Härchen geknickt, öffnen sich in ihnen winzige Kanäle, die sich an der Spitze der Härchen befinden. Durch sie strömen mikroskopisch kleine Mengen Endolymphe in die Härchen und damit in die Haarzelle. Sie überbrückt dann das Ladungsgefälle zwischen den Flüssigkeiten, und es fließt Strom. Sobald die Härchen sich zurückbewegt haben, stoppt der Stromfluss wieder. Das dauert stets nur Sekundenbruchteile. Jede einzelne Haarzelle arbeitet also wie eine winzige Batterie, die in schneller Folge an- und ausgeschaltet wird. Doch wodurch werden die Härchen eigentlich gebogen?

Wie wir gesehen haben, sitzen in der Hörschnecke die Haarzellen auf der Basilarmembran. Sie schwingt je nach Frequenz an einer ganz bestimmten Stelle besonders stark, wie in dem beschriebenen Modell mit dem Gummiband in der Plastikröhre. So erzeugt beispielsweise das Geräusch einer elektrischen Zahnbürste bei vier Kilohertz an der betreffenden Stelle der Membran viertausend Schwingungen pro Sekunde. Entsprechend schnell werden die Haarzellen dort hin und her gerüttelt. Das alleine würde aber nicht reichen, um die Härchen ausreichend abzubiegen. Deshalb liegt auf ihnen eine schwere Deckmembran. Sie ist im Verhältnis zu den Härchen träge, so dass diese sich schneller bewegen als die Membran. Weil ihre Spitzen an der Membran hängen bleiben, verbiegen sie sich. Das können wir uns ebenfalls mit Hilfe der elektrischen Zahnbürste verdeutlichen. Legen wir unsere flache Hand mit etwas Druck auf den vibrierenden Bürstenkopf, bewegt sich unsere Hand nicht, aber die Borsten werden hin und her gebogen. So ähnlich passiert das auch in der Hörschnecke. Entsprechend schnell werden die Stromimpulse an der betreffenden Stelle erzeugt. Haarzellen können bis zu sechshundert solcher Signale pro Sekunde abgeben. Überschreitet die Schwingung des Schalls diese Geschwindigkeit, wie im Falle unserer Zahnbürste mit viertausend Schwingungen pro Sekunde, wird das durch die Zusammenarbeit mehrerer Nervenfasern abgebildet. Das Gleichgewichtsorgan besitzt ebenfalls Haarzellen, doch hier funktioniert das etwas anders.

Ein Wackelpudding
mit Kalkstreuseln hält uns aufrecht

Der evolutionär älteste Teil unserer Ohren sind zwei kleine Gleichgewichtssäckchen pro Ohr in direkter Nachbarschaft zur Gehörschnecke. Sie registrieren die Haltung des Kopfes mit Hilfe der Erdanziehungskraft. In jedem der Säckchen befindet sich ein gallertartiger Hügel. In einem der Säckchen ist er waagerecht ausgerichtet, im anderen hängt er senkrecht an einer Seitenwand. Entsprechend ist einer der Gallerthügel für die Wahrnehmung von waagerechten Bewegungen verantwortlich, einer für senkrechte. Die Hügel enthalten zusammen insgesamt über 50 000 Haarzellen. Oben auf ihren Kämmen befinden sich Tausende winziger Kalksteine, wie wir sie bereits beim Hohltier der Urzeit beobachtet haben. In unseren Ohren haben sie allerdings

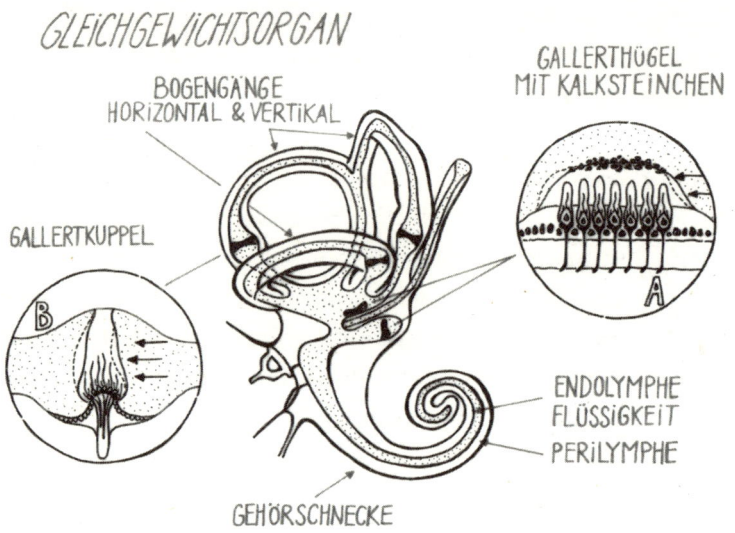

GLEICHGEWICHTSORGAN

BOGENGÄNGE
HORIZONTAL & VERTIKAL

GALLERTHÜGEL
MIT KALKSTEINCHEN

GALLERTKUPPEL

ENDOLYMPHE
FLÜSSIGKEIT
PERILYMPHE

GEHÖRSCHNECKE

eine andere Funktion. Durch ihr Gewicht ziehen sie die gallertige Masse stets in Richtung der Erdanziehungskraft.

Sie können sich das vorstellen wie ein Häubchen aus Wackelpudding über aufrecht stehenden Haaren, auf dem schwere Kalkstreusel haften. Halten Sie das Häubchen schräg, wird es durch das Gewicht der Streusel in eine Richtung gebeugt, entsprechend werden die Haare darin mit gebogen. Genau so passiert es in Ihren Ohren, wenn Sie den Kopf schräg legen. Verharren Sie daraufhin in derselben Position, bleibt auch die Beugung gleich, und die Haarzellen senden permanent Impulse an das Gehirn. In jeder denkbaren Kopfposition sind bestimmte Sinneszellen im rechten und linken Ohr aktiv. Ihr Gleichgewichtsorgan ist also immerzu aktiv, auch wenn Sie sich nicht bewegen.

Dieses System allein reicht allerdings nicht aus,

um abrupte Beschleunigungen und Drehbewegungen spürbar zu machen. Dazu dienen die drei knöchernen Bogengänge, die mit den Gleichgewichtssäckchen verbunden sind. In der geweiteten Basis jeder der drei Bogengänge befinden sich jeweils Haarzellen in einer hohen Kuppel aus Gallertmasse. Die Masse wird allerdings nicht durch Kalksteinchen beschwert und verhält sich daher anders als die Gallerthügel in den Gleichgewichtssäckchen. Die Kuppeln stehen nämlich auch dann senkrecht im Verhältnis zur Basis, wenn der Kopf geneigt ist. Denn ihre Spitze ist mit dem Schlauch des häutigen Labyrinths verwachsen und kann daher nicht verrutschen. Wenn gerade keine Beschleunigung stattfindet, geben sie also kein Bewegungssignal ans Hirn.

Anders sieht das aus, wenn der Kopf – oder auch der ganze Körper – in Bewegung versetzt wird. Die Endolymphflüssigkeit, in der die Kuppeln stehen, ist träge. Wird der Kopf bewegt, vollzieht die Kuppel diese Bewegung sofort mit, während die umgebende Flüssigkeit etwas länger auf der Stelle bleibt. Diesen Effekt können Sie nachvollziehen, wenn Sie im Auto einen offenen Getränkebecher in der Hand halten und aufs Gas treten. Da der Wagen samt Ihnen und dem Becher sich schneller in Bewegung setzt als die Flüssigkeit, wird sie aus dem Becher schwappen. Bitte probieren Sie das nicht mit Heißgetränken oder farbigen Flüssigkeiten aus!

Würde sich am Boden des Bechers eine Gallertkuppel wie im Gleichgewichtsorgan befinden, würde sie bei der Beschleunigung durch die träge Flüssigkeit entgegen der Fahrtrichtung verbogen. Genau das passiert in den Bogengängen, wodurch die Haarzellen gebogen werden und entsprechende Impulse abgeben. Je nachdem, in welche Richtung eine Bewegung erfolgt, ist die Wirkung in einem der drei unterschiedlich ausgerichteten Bogengänge am stärksten. Daher kann unser Gehirn ableiten, in welche Richtung die Bewegung erfolgt.

Sobald sich die Geschwindigkeit der Endolymphe an die der Umgebung angepasst hat, erhält das Gehirn die Nachricht, dass keine Bewegung mehr vorliegt. Das ist beispielsweise bei Zugreisen ein Segen. Auch wenn Sie mit zweihundert Kilometern pro Stunde durch die Landschaft rasen, können Sie in Ruhe ein Nickerchen machen. Ehe Sie nun aber ein solches Nickerchen in Erwägung ziehen, weil Ihnen in diesem Kapitel zu viel Anatomie präsentiert wurde, wollen wir unsere Geschichte weitererzählen.

Harmlos, aber unangenehm: Lagerungsschwindel

Kalkkörnchen können sich von den Gallerthügeln des Gleichgewichtsorgans lösen. Die Gründe dafür sind nicht bekannt. Möglicherweise kann das nach starken Erschütterungen des Schädels passieren, nach Infektionen oder als Folge des Alterns. Die Kalksteinchen können sich in die Bogengänge verirren und Schwindel auslösen. Unter Anleitung eines Arztes kann das Problem leicht behoben werden: Durch eine gezielte Folge von Kopfbewegungen werden die Steinchen aus den Bogengängen hinausbefördert, wo sie nicht mehr stören. Falls das Problem öfter auftaucht, kann das Verfahren erlernt und selbständig durchgeführt werden.

Vier Ohren hören mehr als zwei

Es ist spät am Abend, und zwischen uns steht eine halb geleerte Flasche Weißwein. Eigentlich sollte ich aufgrund meiner Krankheit möglichst keinen Alkohol trinken, doch für dieses besondere Treffen mit Andreas mache ich eine Ausnahme. Den ganzen Nachmittag lang haben wir über Ohren geredet. Ich habe sehr viel gelernt und bin erstaunt, wie sich so etwas Kompliziertes wie das Hören und der Gleichgewichtssinn entwickeln konnten. Überhaupt komme ich aus dem Staunen gar nicht mehr heraus. Mich fasziniert vor allem der Bereich, in dem Andreas für seinen Arbeitgeber forscht. Es geht darum, wie die Signale aus dem Ohr im Gehirn verarbeitet werden. Andreas bringt es auf den Punkt: »Das Hören findet nicht in unseren Ohren statt, sondern im Gehirn.«

Ich schaue ihn ungläubig an, und er erklärt, dass die Ohren für sich genommen eigentlich recht wenig Informationen liefern. Erst eine hochkomplexe und unglaublich schnelle Verschaltung und Interpretation unseres Gehirns schenkt uns den Höreindruck. Am Ende hören wir sozusagen mehr, als uns die Ohren mitteilen. Erst dadurch können wir Sprache verstehen, Musik genießen oder die Richtung herannahender Autos erkennen. Andreas setzt noch einen drauf: »Zu einem gewissen Teil formt unser Gehör sogar unser Gehirn mit. Wie es übrigens auch unsere anderen Sinne tun. Das nennt sich *Neuroplastizität*.«

»Das musst du genauer erklären«, sage ich und greife nach der Weinflasche, um ihm nachzuschenken. Andreas hebt abwehrend die Hände. »Es ist echt schon spät, und ich habe morgen früh ein Meeting. Ich kann dir noch ganz viel erzählen, aber ein anderes Mal. Was hältst du denn davon, wenn du mich mal besuchen kommst im Süden? Die Ruhe bei uns auf dem Lande würde dir sicher guttun. Du kannst ein paar Tage bleiben, und wir können fachsimpeln.«

»Das klingt sehr gut!«

»Apropos klingen: Du scheinst ja voll angefixt zu sein vom Thema Gehör.«

»Ja, es betrifft mich halt. Schließlich habe ich in den letzten zwölf Jahren von meinem Gehör gelebt. Ich habe mir allerdings nie groß Gedanken gemacht über meine Ohren. Jetzt erst weiß ich, wie wertvoll sie sind. Was in ihnen alles passiert, ist total abgefahren, und ich möchte mehr darüber wissen.«

Andreas richtet sich auf und sagt: »Wenn du willst, kann ich dir ein paar Bücher und wissenschaftliche Arbeiten dazu empfehlen.«

»Sehr gerne.« Ich begleite ihn zur Tür. Wir verabschieden uns, und Andreas ist schon fast am Treppenabsatz angekommen, als er sich noch mal umdreht und sagt: »Wenn du Fragen hast oder etwas nicht verstehst, kannst du mich natürlich jederzeit gerne anrufen.«

»Das mache ich«, erwidere ich grinsend. Andreas weiß bestimmt nicht, worauf er sich da einlässt. Wenn ich einmal an einem Thema dran bin, will ich alles ganz genau wissen. Bestimmt werde ich ihn öfter an der Strippe haben wollen, als ihm lieb ist…

TEIL II:
DAS WUNDER DES VERSTEHENS

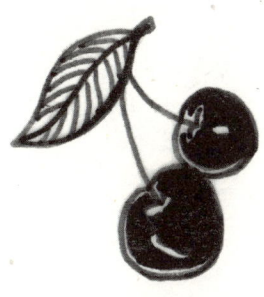

Die Ohren gehen VOR

Dass Sie diese Zeilen lesen können, verdanken Sie Ihren Ohren. *Quatsch*, werden Sie denken, *ich sehe die Buchstaben doch mit eigenen Augen*! Das ist allerdings nur möglich, weil die Gleichgewichtsorgane in Ihren Ohren Ihnen dabei helfen, den Blick innerhalb von Sekundenbruchteilen stets in die richtige Richtung zu lenken. Egal, ob Sie nun gerade in einer Buchhandlung stehen und neugierig blättern, oder ob Sie gemütlich zu Hause mit einem E-Book-Reader auf der Couch liegen: Permanent teilen Ihre Ohren dem Rest des Körpers mit, wo oben und unten sowie links und rechts ist, auch ob Ihr Kopf ruht oder sich bewegt. Diese Informationen werden durch Hirnnerven an Ihre Augenmuskeln gesendet und lenken automatisch Ihre Blickrichtung. Das passiert ganz unbewusst durch den *Vestibulookulären Reflex*. Wir verwenden hier der Einfachheit halber die eingängige Abkürzung VOR. Das ist leicht zu merken: Der VOR ist das, was *vor* dem Sehen passiert.

Eigentlich lassen nicht Sie gerade Ihre Augen über die Zeilen wandern, sondern Ihre Ohren! Auch wenn Sie nun den Kopf schütteln oder verständnisvoll nicken sollten, wird Ihr Blick dabei dennoch an den Zeilen festhalten können – und zwar auf direkten Befehl Ihres Innenohrs. Dass dies tatsächlich mit Hilfe der Schwerkraft geschieht, konnten Forscher bei Astronauten der Internationalen Raumstation ISS bestätigen. Die Augenbewegungen der Besatzung wurden beim Lesen in Schwerelosigkeit gemessen, wobei man feststellte, dass ihr Blick umhertorkelte. Das Lesen im All ist also wesentlich anstrengender als im Schwerefeld der Erde.

Der VOR hat sich in der Evolution freilich nicht entwickelt, um das Lesen zu ermöglichen. Vielmehr ist seine primäre Aufgabe, ein Ziel auch dann anvisieren zu können, wenn man selbst gerade in Bewegung ist. Das war sowohl für Jäger als auch für Beutetiere überlebenswichtig, um den jeweiligen Widersacher bei der Jagd oder der Flucht im Auge zu behalten.

Der VOR funktioniert so: Wann immer Sie den Kopf oder Ihren gesamten Körper in eine Richtung drehen oder beugen, bewegt der Reflex Ihre Augen genau in die entgegengesetzte Richtung. Für Ihre Mitmenschen sieht das so aus, als würden Ihre Augen wie eine Kompassnadel stehenbleiben, während Ihr Kopf sich bewegt. Wäre dem nicht so, würde die Umgebung, die Sie beim Laufen sehen, in Ihrer Wahrnehmung bei jedem Schritt auf und ab hüpfen. Eine Vorstellung davon geben Filme, die mit Handkameras gefilmt wurden – ein Verfahren, das Mitte der 90er durch die Filmkünstlergruppe *Dogma 95* um den Regisseur Lars von Trier Furore machte. Munter wackelt das Bild in jeder Einstellung, da die Kameras nicht auf Stativen ruhen, sondern von Kameraleuten getragen werden. Jede kleine Körperbewegung verschiebt den gesamten Bildausschnitt. Auch zahlreiche Actionfilme nutzen dieses Verfahren, um Kampfszenen temporeicher und realistischer zu machen. Allerdings hat das einen Haken: Manchen Menschen wird dadurch übel. Das kommt daher, weil unsere Sicht auf das Geschehen nicht mit der Information übereinstimmt, die unser Gleichgewichtsorgan an unser Gehirn sendet. Die Ohren melden: Alles ruhig, keine Bewegung. Gleichzeitig beschweren sich die Augen beim Gehirn darüber, dass alles wild durch die Gegend springt. Das ist übrigens auch der Grund dafür, warum starke Schwindelattacken, wie ich sie erlebt habe, von Übelkeit und Erbrechen begleitet werden. Durch den Kurzschluss im Gleichgewichtsorgan erhält das Gehirn vom betroffenen Ohr den Eindruck, dass alles in Bewegung sei. Gleichzeitig teilt das andere Ohr mit, dass alles stillsteht. Um das auszugleichen, versucht der VOR die Augen immer wieder in die Richtung der kranken Seite zu lenken. Das sind die unkontrollierbaren Augenbewegungen von Schwindelpatienten, die ihre Welt rotieren lassen und ihnen den Magen umdrehen.

Übrigens funktioniert das auch umgekehrt, nämlich wenn wir uns bewegen, aber das Bild vor unseren Augen fest zu stehen scheint. Das ist die berüchtigte Seekrankheit: Die Ohren schlagen Alarm, weil das Schiff schaukelt, doch in der Kabine scheint alles unbewegt. Deshalb hilft es bei Seekrankheit, an Deck zu gehen und den Horizont anzuvisieren. Durch den festen Fixpunkt können die Augen die Bewegung des Schiffes nachvollziehen.

Eine interessante Frage ist, warum uns überhaupt schlecht wird, wenn Bewegungen von Blick und Körper nicht zusammenpassen. Wissenschaftlern zufolge liegt es daran, dass in der Evolutionsgeschichte nur diejenigen Lebewesen eine Vergiftung überlebten, die das Gift rechtzeitig erbrachen. Verspeiste ein Pflanzenfresser ein giftiges Gewächs oder ein Fleischfresser verdorbenes Aas, beeinflussten die Inhaltstoffe das Gleichgewichtssystem, und den Tieren wurde schwindelig. Besaßen sie in dieser Situation bereits eine Verknüpfung zwischen Schwindel und Erbrechen, befreiten sie sich rechtzeitig von dem Gift, überlebten und konnten diese Eigenschaft an ihre Nachfahren weitergeben. Womöglich hängen damit tief aus dem Unterbewusstsein hervorbrechende Todesängste zusammen, von denen beispielsweise Patienten mit Morbus Menière während extremer Schwindelattacken berichten. Für den Körper ist es, als sei man vergiftet!

Vier wirkungsvolle Maßnahmen gegen Seekrankheit:

- *Fixieren eines festen Punkts am Horizont*
- *Verzehr von Ingwer*
- *Tragen von speziellen Bändern am Handgelenk, die Druck auf einen Akkupressurpunkt ausüben – erhältlich in der Apotheke*
- *Medikamente gegen Reisekrankheit*

Sollten Sie also einmal bei einer Autofahrt, einer Seefahrt oder im Kino während einer Filmvorführung mit Wackelkamera ein flaues Gefühl im Magen haben, seien Sie dankbar: Ohne dieses körperliche Warnsystem wären Ihre Ahnen womöglich ausgestorben und Sie niemals geboren worden.

Das Puppenkopf-Phänomen

Der Reflex, der unsere Augen immer entgegen der Bewegungsrichtung unseres Kopfes lenkt, funktioniert auch bei Bewusstlosen. Mediziner nennen es das »Puppenkopf-Phänomen«: Öffnet man diesen Personen im Liegen die Augen und bewegt vorsichtig den Kopf nach links und rechts, bewegen sich die Augen nicht mit, sondern blicken weiter starr an die Decke. Wenn dem nicht so ist, wissen die Ärzte, dass etwas nicht stimmt. Dann kann sogar ein Hirntod vorliegen! Normal ist das Mitbewegen der Augen allerdings bei Neugeborenen bis zu zehn Lebenstagen – bei ihnen ist die Verschaltung zwischen dem Sehen und dem Gleichgewicht noch nicht voll ausgebildet.

Zwischen den Zeilen hören

Dass Sie diese Zeilen lesen können, verdanken Sie Ihren Ohren. Keine Angst, es ist kein Druckfehler, der Ihnen hier denselben Satz präsentiert wie zu Anfang des letzten Kapitels. Diesmal geht es nicht um das, was Sie sehen, sondern die Art, wie Sie es *verstehen*. Dafür sind Sie auf eine weitere unersetzliche Leistung Ihrer Ohren angewiesen: das Hören! Denn tatsächlich nehmen Sie beim Lesen keine einzelnen Buchstaben wahr. Stattdessen verwandelt Ihr Gehirn Zeichengruppen unmittelbar in gedachte Laute, die Sie als Kind durch Zuhören erlernt haben und die Sie jetzt gerade mit Ihrer eigenen inneren Stimme nachsprechen. Sie lesen sich diesen Text also gerade selbst gedanklich vor. Dessen können Sie sich leicht vergewissern, indem Sie für einen Moment laut mitlesen. (Falls Sie gerade in einer S-Bahn oder einem Wartezimmer sitzen, bleiben Sie am besten im Flüsterton – damit die Innenohren Ihrer Mitmenschen deren Augen nicht genervt in Ihre Richtung lenken!)

Sie werden beim Aussprechen der Sätze feststellen, dass Sie nicht etwa einzelne Buchstaben aneinanderreihen, sondern sofort fertige Worte parat haben. Die Übersetzung von Schrift in Sprache funktioniert auf Anhieb. Das ist nicht verwunderlich, denn das Schreiben wurde viel später als die Sprache erfunden. Mit einem Alter von rund 5300 Jahren ist die Schrift eine relativ neue Errungenschaft in der Menschheitsgeschichte. Die Mathematiker unter Ihnen wird es übrigens erfreuen, dass die ersten Schriftzeichen Zahlen waren. Lange vorher gab es bereits das gesprochene Wort, und das menschliche Gehirn hatte im Zuge der Evolution bereits eigene Areale dafür entwickelt, vor allem in der linken Gehirnhälfte. Die Erfinder des Schreibens haben Sprache in Zeichen übertragen. Bis heute wird Schrift in den besagten Gehirnbereichen zurück in Laute übersetzt. Auch wenn Sie meine Stimme nicht hören, spreche ich also gerade zu Ihnen. Und selbst wenn ich direkt über meine Lippen mit Ihnen reden würde, wären es zwar Ihre Ohren, die meine Stimme aufnehmen – doch die Worte entstünden erst in Ihrem Gehirn.

Vom Verschlucken zum Sprechen

Dass die erste Schrift vor etwa 5300 Jahren entstanden ist, lässt sich anhand archäologischer Funde recht zuverlässig bestimmen. Viel schwieriger ist die Frage zu beantworten, ab wann unsere Vorfahren sprechen konnten. Denn welche Laute auch immer sie von sich gegeben haben, sie sind längst verklungen und wurden von niemandem aufgezeichnet. Doch ähnlich wie wir bereits die Entstehung des Hörens mit Erkenntnissen aus verschiedenen Forschungsbereichen rekonstruiert haben, können wir dies auch mit der Sprache tun.

Knochenfunde von Neandertalern geben Aufschluss

darüber, wie ihr Mund- und Rachenraum aufgebaut war. Daraus leiten Sprachwissenschaftler ab, dass ihre Fähigkeit zur Artikulation von Lauten im Vergleich zu uns, dem *Homo sapiens*, vermutlich eingeschränkt war. Dennoch konnten Neandertaler mit Sicherheit mehr unterschiedliche Laute erzeugen als unsere nächsten Verwandten, die Affen. Diese können überhaupt nicht mit artikulierten Worten und Sätzen sprechen, außer in Science-Fiction-Filmen wie *Planet der Affen*. Doch dafür haben die pelzigen Kollegen im Tierreich uns gegenüber (und auch gegenüber den Neandertalern) dank ihres länglich geformten Rachenraums einen Vorteil: Sie können sich nicht so leicht beim Essen verschlucken. Das hört sich vielleicht banal an, ist in seiner Bedeutung für die Evolution des Menschen aber nicht zu unterschätzen. In den USA ist das Ersticken durch verschluckte Nahrungsmittel oder Gegenstände die vierthäufigste Unfalltodesart: Im Jahr 2015 kamen mehr als 5000 US-Amerikaner auf diese Weise um. In Deutschland waren es im gleichen Jahr immerhin 440 Menschen, die durch das sogenannte »sich Verschlucken« ihr Leben verloren. Zieht man in Betracht, dass dies heutzutage mit verzehrfertig zubereiteten Speisen geschieht, ist bei unseren fernen Vorfahren der Gattung Mensch von einer weitaus höheren Prozentzahl von Todesfällen auszugehen. Sie waren Jäger und Sammler und vertilgten ihre Funde häufig roh. Wenn einer von ihnen drohte, durch grobe Happen zu ersticken, wusste wohl auch kaum ein Artgenosse fachkundig zu helfen – während heutzutage viele Erstickungsanfälle durch Erste Hilfe abgewendet werden können.

Gehen wir zum Verständnis dieser Entwicklung noch weiter zurück in der Geschichte: Die gemeinsamen Ahnen von uns und den Neandertalern, die zur Gattung *Homo erectus* gehörten und vor fast zwei Millionen Jahren die Welt betraten, hatten dank ihres länglichen Rachenraums weniger Probleme beim Essen – dafür konnten sie viel weniger unterschiedliche Laute erzeugen und verständigten sich vermutlich hauptsächlich über Gebärden. Bis vor 900 000 Jahren lebten höchstwahrscheinlich niemals mehr als 26 000 Individuen der Gattung *Homo erectus* gleichzeitig – nicht mehr als die Bevölkerung einer heutigen Kleinstadt, noch dazu weit verstreut auf der Welt und in kleinen Gruppen. Jeder einzelne Verlust war ein Risiko für den Fortbestand der Art. Warum also hat sich der Mund- und Rachenraum dieser Frühmenschen derart verkürzt und umgeformt, dass die ihnen folgenden Neandertaler und Homo sapiens leichter ersticken konnten?

Des Rätsels Lösung sehen Forscher darin, dass der Nutzen von Sprache größer war als das erhöhte Risiko, beim Essen zu ersticken. Über etliche Generationen haben sich diejenigen Frühmenschen vermehrt durchgesetzt, die nicht nur über Handzeichen kommunizierten, sondern auch über gesprochene Worte. Einige Vorteile liegen auf der Hand: Für das Sprechen sind keine Hände erforderlich, so dass diese anderweitig eingesetzt werden können. Außerdem ist es nicht nötig, den Gesprächspartner zu sehen, wodurch die Kommunikation auch im Dunkeln oder über größere Entfernung hinweg erfolgen kann – was beispielsweise bei der Jagd nützlich war.

Wie Steinwerkzeuge
die Gehirne unserer Vorfahren formten

Die körperlichen Gegebenheiten zu entwickeln, um Sprache zu artikulieren, ist sicherlich ein wichtiger Schritt in der Evolution. Doch zum Sprechen und zum Verstehen des Gesprochenen ist mehr nötig als ein perfekt abgestimmter Mund-Rachen-Raum und ein funktionierendes Gehör: Die Bedeutung der Worte erschafft das Gehirn. Wenn das Gehirn nicht ab einem gewissen Punkt der menschlichen Evolution in der Lage gewesen wäre, Worte zu denken, hätten sie nicht gesprochen werden können. Wie aber haben sich die geistigen Fähigkeiten der Frühmenschen dahin entwickelt, so etwas Kompliziertes wie Sprache zu erfinden?

Es scheint ein Zusammenhang zu bestehen zur Herstellung und Verwendung von Werkzeugen. Bereits vor 1,76 Millionen Jahren wurden scharfkantige Splitter von Steinen abgeschlagen, um damit zu schneiden. Nach und nach wurden diese primitiven Werkzeuge immer weiter verfeinert, bis vor 700 000 Jahren die berühmten Faustkeile zum Einsatz kamen. Sie waren im Vergleich zum vorherigen Steinwerkzeugen Hightech. Um ihre ovale oder tropfenförmige Form aus Steinen herauszuarbeiten, waren Vorausplanung und handwerkliches Geschick erforderlich. Wahrscheinlich formten diese Fähigkeiten Gehirnareale bei den Vorzeitmenschen aus, die in der Folge in der Lage waren, auch Sprache zu verarbeiten. Wissenschaftler aus den USA und Frankreich ließen Kollegen Faustkeile nach historischem Vorbild anfertigen und maßen dabei ihre Gehirnströme. Tatsächlich überschnitten sich die aktiven Hirnregionen beim Handwerken mit denen, die auch beim Sprechen im Einsatz sind.

Wir dürfen uns jedoch die Entwicklung der Sprache nicht so vorstellen, dass sich *zuerst* das Gehirn veränderte und *dann* der Mund-Rachen-Raum. Vielmehr geschahen diese Entwicklungen parallel und beeinflussten sich gegenseitig. Es ist davon auszugehen, dass ab einem gewissen Punkt der Entwicklung die Kunst der Werkzeugherstellung von Generation zu Generation mündlich weitergegeben wurde. Die Sprache entwickelte sich weiter, ebenso die anderen Fertigkeiten der Menschen, was ihr Gehirn immer komplexer werden ließ. Kultur und Biologie beeinflussten sich also gegenseitig.

Vor 400 000 Jahren lebten die letzten gemeinsamen Vorfahren von den Neandertalern und uns, dem Homo sapiens. Vermutlich waren sie die ersten Menschen, die über einen umfangreichen Lautumfang verfügten und die theoretisch mit uns heutigen Menschen reden könnten – wenn wir ihre Sprache lernen würden. Das Gleiche gilt für die Neandertaler. Wie genau ihre Sprache klang oder wie sie aufgebaut war, können wir leider nicht wissen.

Kommt Zeit, kommt Rad

Die Ampel vor mir springt auf Rot, und ich ziehe die Bremse. Obwohl die Straße nass ist, greifen die Scheibenbremsen meines E-Bikes sofort. Meine großzügigen

Eltern haben mir mein neues Hauptverkehrsmittel zum Geburtstag geschenkt, um mich in meiner Situation zu unterstützen. Als ich an der Ampel zum Stehen komme, weiß ich erneut den Clou dieses sogenannten Beach Cruisers zu schätzen: Da das Tretlager etwas weiter nach vorne verlagert ist als bei klassischen Fahrrädern, tritt man schräg nach vorne in die Pedale, statt gerade nach unten. Dadurch muss der Sattel nicht so hoch eingestellt werden, und ich kann jederzeit von der Sitzposition aus die Füße flach auf den Boden stellen. Bei einem Ampelstopp muss ich also weder absteigen noch auf Zehenspitzen balancieren. Was für die einen ein Plus an Bequemlichkeit bedeutet, ist für mich entscheidend, um bei einer plötzlichen Schwindelattacke so schnell wie möglich festen Grund unter die Füße zu bekommen. Natürlich trage ich auch einen Helm und bin sicher, dass ich bei einer Attacke sofort anhalten könnte. Insofern stelle ich auf meinem E-Bike weder für mich noch für andere Verkehrsteilnehmer eine Gefahr dar.

Anders sieht es bei dem jungen Mann aus, der neben mir auf der Straße mit seinem Skateboard stehen bleibt. Gekleidet in T-Shirt und kurze Hose scheint er diesen frischen Tag Ende März doch etwas wärmer zu empfinden als ich. Seine Knie und Ellbogen sind völlig ungeschützt gegen Abschürfungen bei einem Sturz auf Asphalt. Einen Helm trägt er nicht, dafür hängt lässig eine Zigarette aus seinem Mundwinkel. Der coole Look wird abgerundet durch weiße Kopfhörerstöpsel in seinen Ohren. Er scheint Musik zu hören, wie ich an seinem mitwippenden Fuß neben dem Skateboard sehe. Der Umgebungslärm hier mitten in der Hamburger

City scheint ihn nicht zu stören – vermutlich hat er die Lautstärke seines MP3-Players ordentlich aufgedreht.

Ich muss an eine spannende wissenschaftliche Arbeit denken, die ich gestern gelesen habe. Als wichtigsten Grund für die Entstehung des Hörens war in ihr die Fähigkeit zur akustischen Analyse der Umgebung genannt. Es überlebten im harten Daseinskampf diejenigen Lebewesen, die das Annähern von Gefahren rechtzeitig hören und zudem deren Richtung bestimmen konnten. Der Typ neben mir hat diese Fähigkeit zugunsten der Musikberieselung aus Ohrstöpseln aufgegeben und sich dadurch mal eben freiwillig um mehrere hundert Millionen Jahre in der Evolutionsgeschichte zurückgeworfen.

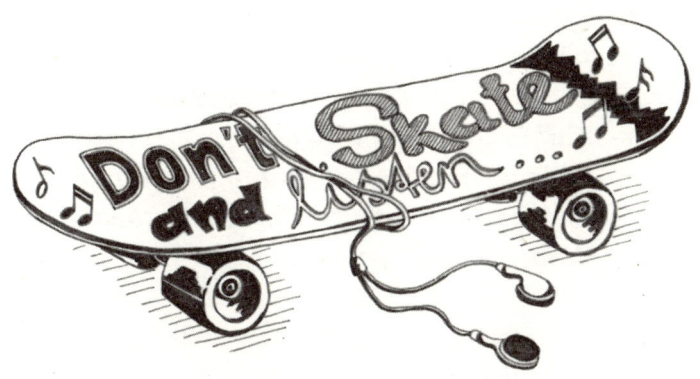

Die Ampel springt auf Grün. Ich trete in die Pedale und höre das leise Surren des Elektromotors, der mich mit einem Gefühl von Rückenwind davonfliegen lässt. Hinter mir vernehme ich noch kurz das Geräusch der Skateboardrollen, ehe es im Straßenlärm untergeht.

Rechts brummt es auf der Busspur, links rauscht ein Taxi um eine Verkehrsinsel herum, vor mir ertönt irgendwo die Sirene eines Krankenwagens. Hoffentlich kommt der Skater mit seiner eingeschränkten Wahrnehmung unversehrt durch diesen Großstadtdschungel! Bei diesem Gedanken frage ich mich, wie das Richtungshören eigentlich funktioniert. Andreas hat mir einen dicken Wälzer zur Wahrnehmungspsychologie geschickt – bestimmt steht etwas zu dem Thema drin. Ich werde ihn gleich mal durchblättern, wenn ich wieder zu Hause bin.

Gefährlicher Spaß: Kopfhörer im Straßenverkehr

Ein Fahrradfahrer hört ein 50 km/h schnelles Fahrzeug, das sich von hinten annähert, bereits auf sechzehn Meter Entfernung. Damit bleiben ihm zwei Sekunden Zeit, um zu reagieren und gegebenenfalls Platz zu machen. Hört er allerdings mit Kopfhörern laute Musik, nimmt er das Fahrzeug erst wahr, wenn es sich bis auf drei Meter angenähert hat. Damit bleiben ihm nur noch 0,3 Sekunden und damit viel zu wenig! Trotzdem trägt fast jeder zweite jüngere Radfahrer im Alter von bis zu 34 Jahren in Deutschland immer wieder Kopfhörer beim Fahren. Das ist hierzulande zwar grundsätzlich erlaubt, allerdings nur bis zu einer Lautstärke, die das Gehör nicht beeinflusst. Klare Richtlinien gibt es dafür nicht. In der Schweiz fordern Politiker ein generelles Verbot.

Aus eins mach zwei:
Warum unsere Ohren ein perfektes Paar sind

Die Evolution beweist immer wieder, dass sie mit möglichst geringem Aufwand den größten Nutzen erzielt. So erklärt sich, wie aus einer einzelnen Entwicklung wie der Haarzelle zwei so unterschiedliche Wahrnehmungsapparate wie der Gleichgewichtssinn und das Gehör entstehen konnten. Dass beide in direkter Nachbarschaft im Felsenbein liegen und sogar miteinander verbunden sind durch dieselbe Lymphflüssigkeit, beruht auf evolutionärer Sparsamkeit. Eigentlich wäre es viel besser für das Gleichgewichtsorgan, wenn es einen eigenen Platz anderswo im Körper hätte. Denn tatsächlich wirkt der Schall im Ohr nicht nur auf die Haarzellen in der Hörschnecke, sondern auch auf diejenigen im Gleichgewichtsorgan. Die dadurch entstehenden Signale müssen vom Gehirn je nach Situation gezielt unterdrückt oder sinnvoll in die Wahrnehmung integriert werden, damit das Gleichgewicht nicht negativ durch den Klang beeinträchtigt wird. Das ist allerdings nur bis zu einer gewissen Lautstärke möglich. Der Hersteller eines Surround-Systems für Diskotheken – also einer lauten Musikanlage, die Klänge in allen Richtungen rund um den Gast abspielen kann – wies in einem Interview darauf hin:

>*»Man muss vorsichtig sein, was man tut. Wenn man einzelne Instrumente hat (…), zum Beispiel nur eine Schlagzeugtrommel oder eine Basslinie,*

und man lässt den Klang von einem Lautsprecher zum nächsten im Raum umherwandern, ist das schön und nicht so intensiv. Aber wenn man das mit einem ganzen Musikstück macht, können die Leute dadurch aus der Balance gebracht werden.«[1]

Nachdem ich dieses Interview gesehen hatte, bekam ich nachts einen Albtraum: Ich stehe als DJ mal wieder hinter dem Mischpult einer Diskothek, drehe am falschen Regler, die Musik wandert durch den Raum, und plötzlich fallen die Menschen in der Menge vor mir um wie Dominosteine. Zum Glück ist das in der Realität niemals passiert! Bewiesen ist mittlerweile allerdings, dass lautes Musikhören sowohl das Hörorgan schädigen als auch das Gleichgewichtsorgan beeinflussen kann. Wir werden uns im dritten Teil näher damit befassen, worauf zu achten ist, um das zu vermeiden.

Hier stellen wir uns zunächst folgende Frage: Wenn die Evolution möglichst sparsam arbeitet und nur so viele Ressourcen wie unbedingt nötig beansprucht – wieso haben wir dann eigentlich zwei Ohren und nicht nur eins? Wir haben ja schließlich auch nur einen Mund, durch den wir atmen können, mit dem wir essen, trinken *und* sprechen. Statt zwei Münder zu schaffen – einen für das Reden und Atmen, einen für die Nahrungsaufnahme – hat die Natur aus Sparsamkeit sogar das Risiko zu ersticken in Kauf genommen.

Zwei Ohren sind für uns vor allem deshalb besser, weil wir durch die Verteilung auf zwei Hörorgane die Klänge im Raum um uns herum sehr präzise orten

---

[1] Robbers, Stefan: Slices – The Electronic Music Magazine (Dezember 2005).

können. Wir haben bei unserem Ausflug in die Ohrmuschel erfahren, dass die Schallortung bereits mit einem Ohr funktioniert. Die Muschel lenkt die Schallwellen unterschiedlich ab, je nachdem, woher sie kommen. Dadurch klingen sie am Trommelfell jeweils anders, und wir können unterscheiden, ob ein Klang von vorne oder hinten kommt. Viel schwieriger wird diese Ortung, wenn ein Geräusch auf der anderen Seite des Kopfes entsteht. Dann wirft der Schädel einen sogenannten *Schallschatten*. Wir können uns das leicht vorstellen, wenn wir in einem dunklen Raum mit einer hellen Taschenlampe eine Seite des Kopfes anstrahlen. Im direkten Licht sieht man jedes Härchen und jede Pore der Haut. Auf der Schattenseite jedoch verschwimmt alles in konturlosem Grau und Schwarz. Ein wenig Streulicht kommt auch hier noch an, aber eben nicht genug, um einen genauen Eindruck zu vermitteln. Ähnlich verhält sich der Schall.

In dieser Hinsicht ist ein zweites Ohr schon mal eine große Verbesserung: Damit können Klänge auf beiden Seiten mit gleicher Deutlichkeit wahrgenommen werden – als würden plötzlich zwei Taschenlampen den Kopf vollständig erhellen. Der hauptsächliche Effekt zur Verbesserung der räumlichen Ortung ist allerdings, dass wir nur mit zwei Ohren Zeitunterschiede erfassen können. Denn wenn ein Geräusch etwas seitlich versetzt ertönt, kommt es natürlich zuerst bei dem nähergelegenen Ohr an, dann bei dem entfernteren. Diesen Zeitunterschied zwischen beiden Ohren wertet das Gehirn aus. Die Trommelfelle beider Ohren liegen nur vierzehn Zentimeter auseinander, der Schall legt aber pro Sekunde 343 Meter zurück – wir sprechen hier also von winzigen Sekundenbruchteilen! So schnell reagiert die Wahrnehmung.

Ein anhaltendes Geräusch, wie zum Beispiel ein kontinuierliches Pfeifen, stellt sogar noch höhere Anforderungen an die Präzision der Ohren. Ein konstanter Ton wie dieser ist durchweg auf beiden Seiten gleichzeitig wahrnehmbar. Der eben beschriebene Zeitunterschied zwischen dem Auftreffen des Schalls an beiden Trommelfellen fällt damit scheinbar weg. Unser Gehirn verwendet zwei Tricks, um dennoch die Richtung zu orten.

Zum einen klingt ein Ton im Schallschatten des Kopfes leiser und – bei hohen Tönen – dumpfer. Zum anderen gibt es auch bei anhaltenden Geräuschen ein Merkmal, das entferntere von näheren Quellen unterscheidet: die *Wellenlänge*. Sollte Ihnen das Wort gerade nichts sagen, ist es an der Zeit, um unseren Spickzettel von Seite 70 hervorzuholen. Wir erinnern uns an die Beschreibung der Schallzwiebel: Die Wellenlänge ist der Abstand zwischen den einzelnen Zwiebelschalen, also den Verdichtungszonen der Luft. Bei einem anhaltenden Ton trifft jede einzelne Verdichtungszone Sekundenbruchteile früher auf das nähere Ohr als auf das entferntere. Diesen minimalen Unterschied kann das Gehirn einordnen.

Das funktioniert allerdings nicht bei sehr tiefen Tönen, also Bässen. Weder klingen sie auf der einen Seite des Kopfes anders als auf der gegenüberliegenden, noch ist ihre Wellenlänge identifizierbar. Diese ist schlicht zu groß, um von der Wahrnehmung erfasst zu werden. Aus diesem Grund hören wir Bässe in der Mitte, egal wo sich die Schallquelle befindet. Als DJ habe ich diesen Effekt sehr gut einsetzen können. Zu meinem Equipment gehörte ein Basslautsprecher, ein sogenannter Subwoofer. Egal ob ich ihn rechts, links, unter einem Tresen oder in einer Ecke positionierte – immer klang es auf der Tanzfläche so, als kämen die Bässe aus der Mitte des Raumes.

Kommen wir abschließend noch zu einem weiteren, recht banalen Vorteil von zwei Ohren gegenüber einem: Natürlich hören zwei Ohren ganz einfach mehr und damit lauter als eins, denn es wird doppelt so viel Schall aus der Umgebung aufgenommen. Trotzdem kann beim Ausfall von einem Ohr das andere weiter funktionieren und das Hören ermöglichen, wenn auch mit Einschränkungen. Damit besitzen wir sozusagen ein Back-up, falls eines der beiden Ohren nicht mehr funktioniert.

Die Kirsche im Sprachcocktail finden

Wir hatten festgestellt, dass unser Mund- und Rachenraum im Laufe der Evolution immer weiter auf das Sprechen optimiert wurde. Gleichermaßen wurden unsere Ohren für das Verstehen von Sprache ausgestaltet. Die Form des Gehörgangs überträgt diejenigen Frequenzen besonders gut, in denen der wichtigste Teil von Sprache stattfindet – nämlich die Töne zwischen zwei und fünfeinhalb Kilohertz. Außerdem haben sich beide Ohren perfekt aufeinander eingespielt: Für gutes Sprachverständnis ist das Richtungshören unerlässlich. Zwar ist das Verstehen in einer ruhigen Umgebung auch mit nur einem Ohr kein Problem, doch viel schwieriger wird es in einer geräuschvollen Umgebung. Forscher sprechen diesbezüglich vom *Cocktailparty-Effekt*.

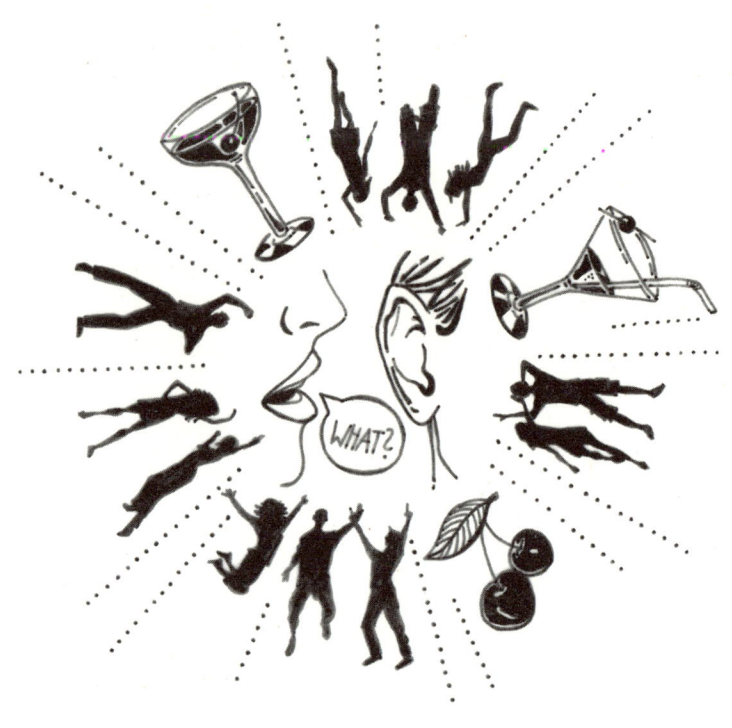

Sicherlich waren Sie auch schon auf Feiern zu Gast, wo munter durcheinandergequasselt wurde. Wenn Sie ein gesundes Gehör haben, konnten Sie Ihrem Gegenüber vermutlich gut folgen – auch wenn neben und hinter Ihnen andere Menschen über völlig andere Themen sprachen. Das liegt an der Fähigkeit Ihres Gehirns, wichtige Signale zu erkennen und diese unwichtigeren gegenüber hervorzuheben. In dem Moment, in dem Sie sich für einen oder mehrere Gesprächspartner entscheiden, sind deren Worte das Wichtigste für Ihre Wahrnehmung. Sie picken sich also sozusagen die Cocktailkirsche aus dem Sprachmix um Sie herum heraus und schenken ihr die Aufmerksamkeit. Dabei stellen sich Ihre Ohren auf die Richtung ein, aus der die Stimme Ihres jeweiligen Gesprächspartners kommt, ebenso auf den individuellen Klang seiner Stimme. Ihre Wahrnehmung unterdrückt fortan die Geräusche aus allen anderen Richtungen, und Sie nehmen Ihr Gegenüber beinahe doppelt so laut wahr. Verstehen Sie kurze Passagen seiner Rede dennoch nicht, rekonstruiert Ihr Gehirn die Lücken mit Hilfe Ihres allgemeinen Sprachgedächtnisses aus dem Gesprächskontext heraus.

Mehr noch: Auch der Widerhall im Raum um Sie herum wird von Ihrem Gehirn eliminiert und rausgerechnet, damit Sie die Sprache klarer verstehen können. Das hat Grenzen, wenn der Raum zu groß ist und der Sprecher weit entfernt. Beispielsweise irritiert ein Stimmgewirr in einer Kathedrale mit langem Nachhall Ihr Gehör mehr als in einem kleinen Wohnzimmer. Aus diesem Grund befinden sich in Kirchen heutzutage meistens Lautsprecher, die im Raum verteilt sind.

Allerdings ist es nicht so, dass die unterdrückten Nebengeräusche ganz aus Ihrer Wahrnehmung verschwinden. *Unbewusst* scannen Sie die Umgebung permanent nach wichtigen Signalen ab. Das wird deutlich, wenn jemand irgendwo im Raum Ihren Namen sagt. Sofort wird Ihre Aufmerksamkeit dorthin springen, und Sie werden versuchen zu ergründen, was über Sie gesprochen wird. In einem Bereich Ihres Gehirns müssen Sie also auch dieses Gespräch die ganze Zeit über wahrgenommen haben – sonst hätten Sie Ihren Namen nicht herausgehört aus dem allgemeinen Sprachwirrwarr. Wie diese parallele Verarbeitung unzähliger Informationen funktioniert, ist bisher nicht abschließend geklärt. Ihr Sinn war im Laufe der Evolution sicherlich, sofort eindeutige Warnsignale aus der Umgebung zu identifizieren, um nicht schon bei jedem Rascheln eines Windhauchs in Panik zu geraten.

Übrigens erzeugt nicht nur Ihr Name einen sofortigen Aufmerksamkeitssprung, sondern auch Tabubegriffe. Sie können das gern ausprobieren, indem Sie auf der nächsten Party unvermittelt laut und deutlich das Wort »Arschloch« aussprechen. Höchstwahrscheinlich werden sich die Blicke aller Anwesenden auf Sie richten, egal worüber diese sich bis dahin gerade unterhalten haben mochten. Falls Ihnen etwas an Ihrem gesellschaftlichen Renommee liegt, sollten Sie allerdings besser auf dieses Experiment verzichten!

Hören im Stimmgewirr

Bereits Kleinkinder im Alter von fünf Monaten reagieren innerhalb einer gesprächigen Geräuschkulisse gezielt auf ihren Namen. Sie folgen auch eher einer vertrauten Stimme als einer fremden. Im jungen Erwachsenenalter erreicht die Fähigkeit, unwichtige Geräusche auszufiltern, ihren Höhepunkt. Ältere Menschen haben größere Schwierigkeiten, in einer lärmenden Umgebung einem Gespräch zu folgen. Gleiches gilt für Personen mit eingeschränkter Hörfähigkeit auf einem oder beiden Ohren. Für die Verständlichkeit hilft es, sich dem Gesprächspartner zuzuwenden, laut und deutlich zu sprechen und vor allem nicht zu schnell zu reden.

E-Mail-Wechsel, Februar bis März 2017

Lieber Andreas,

Du hast bei Deinem Besuch etwas gesagt, das mich nicht mehr loslässt. Nämlich, dass Hören im Gehirn stattfindet, nicht in unseren Ohren. Wenn ich Dich richtig verstanden habe, liefert das Gehör nur recht wenige Informationen, und erst die Interpretation im Kopf erschafft den Höreindruck. Ich finde das verwirrend. Wie kann es sein, dass wir im Gehirn mehr hören, als die Ohren vermitteln? Kannst Du das so erklären, dass ich es als Laie verstehen kann? Also möglichst ohne Fachausdrücke!

Danke und Gruß,

Thomas

Lieber Thomas,

ich will es gerne versuchen. Wie Du sicher weißt, sind in jedem Ohr rund 3500 innere Haarzellen für jeweils eine bestimmte Tonhöhe verantwortlich. Allerdings hören wir viel mehr Frequenzen, nämlich von 20 Hertz bis zu 20 000 Hertz. Es ist also eine spannende Frage, warum wir eine weit größere Anzahl Frequenzen hören können, als wir innere Haarzellen haben.

Du kannst es Dir so vorstellen: Was im Ohr stattfindet, wird im Gehirn abgebildet – allerdings sehr viel detailreicher. Das Gehirn verwendet dafür nicht nur die Information, die von der einzelnen Haarzelle gesendet wird, sondern es erfasst auch, ob die anderen Haarzellen gleichzeitig aktiv sind oder eben nicht. Auch dass bestimmte Zellen zu einer bestimmten Zeit keine Signale senden, ist für unser Gehirn eine Information.

Da Du Dich ganz gut mit Technik auskennst, will ich

das mit einem pixeligen Bild auf einem Bildschirm vergleichen, das nach etlichen Verarbeitungsschritten hoch aufgelöst und gestochen scharf erscheint. Tatsächlich ist beim Hören am Ende der Verarbeitung mehr Information vorhanden als vorher. Denn auf dem Weg von den Haarzellen ins Gehirn werden die Signale schrittweise von immer mehr Nervenzellen verarbeitet. Das fängt im Hörnerv an, wo rund 30 000 Nervenfasern verlaufen, also pro Haarzelle etwa zehn. An mehreren »Stationen« auf dem Weg zum Gehirn kommen immer mehr Neuronen dazu. Direkt vor der Hirnrinde sind es dann eine halbe Million Neuronen, die Signale aus dem Ohr verarbeiten. Die letzte Station im Gehirn, der sogenannte auditive Cortex, hat einhundert Millionen Neuronen. Auf eine einzelne Haarzelle im Ohr kommen dort also rund 286 000 Neuronen, die ihre Signale verarbeiten. Dieses Areal ist nach Tonhöhen gegliedert und arbeitet wiederum mit weiteren Bereichen im Gehirn zusammen, um Höreindrücke zu erschaffen. So erklärt sich, dass wir letztlich mehr hören, als uns die Ohren an Information liefern. Ich hoffe, das war verständlich und hilft Dir weiter.

Gruß,
Andreas

Hi Andreas,
danke für Deine Ausführungen. Das ist faszinierend! Das mit dem gepixelten Bild kenne ich von Filmen, wo Geheimdienste Überwachungskameras auswerten. Ein kleiner Punkt in der Menschenmenge wird zu einem Gesicht hochgerechnet. Dazu wird es mit Bildern von Personen verglichen, die bereits im System gespeichert sind.

Wahrscheinlich macht unser Gehirn das ähnlich, indem es bereits vorhandene Hörerfahrungen abruft und damit die Informationslücken aus dem Ohr füllt. Aber was sind eigentlich Neuronen, und was meinst Du mit 3500 inneren Haarzellen? Ich dachte, wir haben 16 000 Haarzellen in jedem Ohr?

Beste Grüße,
Thomas

Hallo Thomas,
fangen wir erst mal mit den Haarzellen an. Man muss unterscheiden zwischen inneren Haarzellen und äußeren Haarzellen. Jede innere Haarzelle arbeitet mit mindestens drei äußeren Haarzellen zusammen. Insgesamt sind das dann zusammen um die 16 000 Haarzellen. Allerdings senden nur die 3500 inneren Haarzellen Informationen ans Gehirn. Dafür kommen etwa zehnmal mehr Signale vom Gehirn zurück an die 12 500 äußeren Haarzellen.

Nun zu den Neuronen: Das sind Nervenzellen, die elektrische Signale weiterleiten. Sie werden durch unsere Lernerfahrungen unterschiedlich miteinander verknüpft, und so können wir Informationen verarbeiten. Insofern hast Du Recht mit den Hörerfahrungen zur Verbesserung der Auflösung: Unsere Neuronen schaffen mit abgespeicherten Informationen neue Höreindrücke aus dem lückenhaften Input vom Ohr. Im Gehirn haben wir Schätzungen zufolge rund 95 Milliarden Neuronen.

Gruß,
Andreas

Moin Andreas,

diese Zahlen hauen mich um. Das bedeutet, wir haben fast so viele Neuronen im Gehirn, wie es Sterne in unserer Galaxis gibt![2] Unglaublich.

Was ich noch gar nicht wusste ist, dass unsere Ohren nicht nur Signale ans Gehirn senden, sondern auch umgekehrt welche von dort empfangen. Du sagst, sie empfangen sogar zehnmal mehr als umgekehrt! Was zum Teufel bewirkt das im Ohr?

Hellhörige Grüße,

Thomas

Servus Thomas,

die genaue Funktion der Rückkopplung vom Gehirn an die äußeren Haarzellen ist umstritten. Manche sagen, sie verschaffe dem Ohr einen größeren Spielraum von ganz leisen zu ganz lauten Tönen. Andere halten es für einen Schlüssel beim Orten von wichtigen Informationen im Hintergrundlärm. Wieder andere gehen davon aus, es helfe uns dabei, uns auf bestimmte Klänge oder Geräusche zu konzentrieren. Und einige meinen, es schütze das Ohr vor Verletzungen durch Lärm.

Was ich Dir ziemlich genau sagen kann ist, was die Rückmeldungen vom Gehirn bei den äußeren Haarzellen auslösen. Sie können sich dadurch innerhalb von Millisekunden verlängern und wieder verkürzen, also sozusagen auf Befehl schrumpfen und wachsen. So verändern sie das Schwingungsverhalten der Basilarmembran und können bestimmte Frequenzen abdämpfen. Was wir hören, wird also bereits auf physikalischer Ebene

---

[2] Man geht von 100 Milliarden bis 400 Milliarden Sternen in unserer Galaxie aus.

im Ohr durch das Gehirn mitgestaltet. Dieser Input ist ein direktes Feedback auf das, was die inneren Haarzellen zuallererst an Signalen abliefern. Das erzeugt im Hirn eine Hörerwartung, und unsere Ohren passen sich dann an diese an, indem die äußeren Haarzellen ihre Form verändern und so die natürliche Schwingung der Basilarmembran an bestimmten Punkten dämpfen oder verstärken. So können wir sehr feine Frequenzunterschiede wahrnehmen. Nur wenn die äußeren Haarzellen als Verstärker zwischengeschaltet sind, liefern die inneren Haarzellen uns den vollen Höreindruck. Ist das halbwegs nachvollziehbar?

Liebe Grüße,

Andreas

P.S.: Ich kann Dir zum besseren Verständnis ja mal eine Zeichnung anfertigen und beschriften ;-)

Lieber Andreas,

ich würde das jetzt nicht direkt als »nachvollziehbar« bezeichnen, weil es so abgefahren und neu für mich ist. Ich muss erst mal darüber nachdenken. Es ist jedenfalls einfach nur krass, wie wenig ich bisher über das Hören wusste! Ich danke Dir für Deine Ausführungen und bis bald,

Thomas

P.S.: Bitte auf KEINEN FALL eine Zeichnung machen, ehe ich mich ausführlich mit der Entzifferung von Hieroglyphen befasst habe :-D

Hörumfang für Millionäre

Wie wir an den Erläuterungen von Andreas gesehen haben, setzt sich die Wahrnehmung von Tonhöhen aus drei Faktoren zusammen:

1. Dem Schwingungsverhalten der Basilarmembran, das je nach Tonhöhe innere Haarzellen an einer bestimmten Position auf ihr anregt.
2. Der Verarbeitung der Daten im Gehirn und auf dem Weg dorthin.
3. Der Rückkopplung vom Gehirn an die äußeren Haarzellen.

Doch warum empfinden wir manche Geräusche lauter oder leiser als andere? Das liegt daran, dass die Basilarmembran bei lauteren Tönen weiter ausschlägt. Erinnern wir uns an unsere Schallzwiebel: Je größer die Energie ist, mit der im Zentrum die Luftmoleküle angestoßen werden, desto lauter ist ein Geräusch. Es leuchtet schnell ein, dass ein Händeklatschen nicht so stark auf die Luftmoleküle wirkt, die auf unser Trommelfell prallen, wie beispielsweise eine Explosion. Diese kann sogar eine Fensterscheibe zum Erzittern bringen. Umso heftiger ist die Wirkung auf die winzige Basilarmembran in unserer Hörschnecke. Je intensiver sie schwingt, in desto schnellerer Folge geben die Haarzellen in den betroffenen Tonhöhen Impulse ab. Lautheit wird also nicht durch *stärkeren* Stromfluss ans Gehirn gemeldet, sondern durch *häufigeres* An- und Ausschalten. Tatsächlich kennen die Haarzellen und Nervenzellen nur zwei Zustände: Entweder sie befinden sich in Ruhe – bei absoluter Stille – oder sie »feuern«. Das heißt, sie entladen sich mit einem elektrischen Impuls, laden sich danach sofort wieder auf und entladen sich erneut. Die Spanne zwischen zwei Ladungen wird durch stärkeren Ausschlag der Basilarmembran verkürzt, da die Härchen auf den Haarzellen dabei stärker abgeknickt werden. Wie bereits erwähnt, schaffen die Haarzellen bis zu sechshundert Entladungen pro Sekunde.

Bei einem sehr lauten Klang werden außerdem auf der Basilarmembran benachbarte Haarzellen der betreffenden Frequenz mit angeregt, und das Gehirn verarbeitet diese Informationen zusätzlich als Laustärkewahrnehmung. Ergänzend gibt es noch bestimmte Neuronen auf dem Weg ins Gehirn, die leise Töne nicht wahrnehmen und erst ab einer gewissen Laustärke anfangen zu feuern. Das komplizierte Zusammenwirken der einzelnen Faktoren schenkt uns einen gewaltigen Hörumfang. Der leiseste Ton, den wir wahrnehmen können, ist eine Million mal leiser als der lauteste! Dieser liegt an der Schmerzgrenze, ab der wir einen Klang einfach nur noch unerträglich empfinden.

Wie laut ist eigentlich laut?

Es ist sehr schwierig, allgemeingültig über Lautstärke zu reden. Frage ich Sie, ob Ihnen das Handygespräch eines Sitznachbarn im Zug zu laut ist, werde ich von Ihnen eine andere Antwort bekommen als von einem anderen Menschen. Womöglich würden sogar Sie selbst mir unterschiedliche Antworten geben, wenn ich Sie an mehreren Tagen befragen würde. Wenn Sie beispielsweise müde sind und Kopfschmerzen haben, kommt Ihnen womöglich schon das Klirren des Teelöffels in der Tasse laut vor. Kurz: Das Empfinden für Lautstärke ist subjektiv und abhängig vom körperlichen Befinden.

Ich könnte Ihnen nun physikalische Gleichungen über Schalldruck aufführen, über Schallbeugung sprechen oder Ihnen erklären, was der Unterschied zwischen den Lautstärkeeinheiten *Phon* und *Sone* ist (falls Sie von der Letzteren schon mal gehört haben, gebe ich Ihnen einen aus!). Doch ich werde Ihnen das ersparen. Warum? Selbst wenn Sie theoretisch alles über physikalische Lautstärke wissen, nützt Ihnen das nichts, wenn der Sitznachbar im Zug zu laut in sein Handy quasselt und Sie sich nicht auf das Lesen dieses Buchs konzentrieren können! Uns interessieren hier nicht die Leitsätze der Physik, sondern wie Sie und ich das Hören empfinden.

Dennoch gibt es natürlich Situationen, in denen man sich mit anderen Menschen auf objektive Weise über Lautstärke verständigen muss. Und zwar gerade *weil* jeder Mensch ein unterschiedliches Empfinden für Lautstärke hat. Ich war beispielsweise oft mit Lautstärkebeschränkungen bei Feiern konfrontiert. Denn was des einen Freud, ist des anderen Leid: Liegt der Nachbar mit Migräne im Bett, stört ihn verständlicherweise der Partylärm von der fröhlichen Hochzeitsfeier im Restaurant nebenan. Mehr als einmal führten solche Begebenheiten dazu, dass irgendwann mitten in der Nacht Polizisten vor mir standen und verlangten, die Musik leise zu drehen – und das, obwohl Dutzende

Menschen hinter ihnen auf der Tanzfläche genau das Gegenteil wollten. Locations, bei denen das häufiger vorkommt, führen meistens eine Laustärkegrenze in Dezibel ein, an die sich DJs bei der Musikwiedergabe zu halten haben. Das kann mit speziellen Lautstärkemessern oder neuerdings auch mit hochwertigen Apps fürs Handy gemessen werden.

Sobald es um gesetzliche Bestimmungen geht, um Streit in der Nachbarschaft oder auch um Grenzen dessen, was gesundheitlich an Lautstärke noch zumutbar ist, wird also meistens die Einheit Dezibel verwendet, häufig als dB abgekürzt. Diese wollen wir uns daher etwas genauer anschauen, denn sie passt auch zum eben Gesagten, dass es hier weniger um Physik als um unser Empfinden geht. Denn die Einheit Dezibel versucht, die *empfundene* Lautheit messbar zu machen. Dabei wird von den Eigenschaften unseres Gehörs ausgegangen, welches bestimmte Frequenzen lauter wahrnimmt als andere. Würde man nämlich alleine den physikalischen Schalldruck als Maß nehmen – also die Heftigkeit, mit der die Luftatome angestoßen werden –, würde uns das nicht viel helfen. Beispielsweise nehmen wir das hohe Zischen eines Hochdruckreinigers viel intensiver wahr als das tiefe Brummen eines Motors mit demselben Schalldruck. Die Einheit Dezibel unterscheidet sich daher vom reinen Schalldruck.

Sicher haben Sie im Verlauf der Lektüre längst erkannt, dass Hören ein äußerst komplizierter Vorgang ist. Da die Einheit Dezibel an die Eigenschaften des Gehörs angepasst ist, ist sie leider auch kompliziert. Wir wollen versuchen, es hier so einfach wie möglich zu halten.

Grundsätzlich werden heutzutage zwei Arten von Dezibel-Werten verwendet, nämlich dB(A) und dB(C). Mit Abstand die häufigste Variante ist dB(A). Wenn Sie irgendwo das Wort Dezibel oder die Abkürzung dB ohne weiteren Buchstaben hintendran lesen, ist mit großer Sicherheit dB(A) gemeint. Nur in speziellen Fällen kommt vereinzelt dB(C) zum Einsatz. Vorsicht: Angaben in dB(C) können nicht direkt mit dB(A) verglichen werden. Um es nicht verwirrender als unbedingt nötig zu machen, verzichten wir komplett auf dB(C) und bleiben durchgängig bei dB(A) – wie es auch bei den meisten öffentlichen Lautstärkebeschränkungen gehandhabt wird.

Wie bei jeder Einheit stellt sich die Frage, was die Zahl vor ihr aussagt. Sind zum Beispiel 10 dB viel oder wenig? Um diese Frage kurz und knapp zu beantworten: wenig! Es entspricht einem Blätterrascheln in der Ferne. Die Tücke der Einheit Dezibel liegt allerdings darin, dass 10 dB mehr oder weniger *sehr* viel mehr oder weniger ausmachen. Denn die Einheit ist nicht linear, wie zum Beispiel eine Geldwährung, sondern exponentiell. Bei diesem Begriff mag das Herz des einen oder anderen Mathematikers in Erwartung einer Rechenaufgabe freudig hüpfen, für alle anderen hier die Kurzform:

*Eine Erhöhung der Lautstärke um 10 dB entspricht einer **Verdopplung** der empfundenen Lautstärke. Ebenso entspricht eine Verringerung um 10 dB einer **Halbierung** der empfundenen Lautstärke.*

So weit, so gut – das Teilen oder Multiplizieren mit zwei ist kein Problem. Schwieriger wird es, wenn wir schrittweise in Zehnerschritten weiter erhöhen. Denn das *Doppelte vom Doppelten* ist das *Vierfache* des Ausgangswertes. Wie viel lauter ist also ein Geräusch bei einer Erhöhung um 20 dB? Richtig: Es ist viermal lauter. Sie sind wirklich gut! Und bei einer Erhöhung um 30 dB? Oh ja, dann ist es das Doppelte vom Doppelten vom Doppelten. Also achtmal so laut. Und so weiter.

Die Zahlen alleine sagen allerdings wenig aus, um uns vorzustellen, wie laut etwas ist. Die Übersicht auf der folgenden Seite kann Ihnen einen Eindruck vermitteln. Wichtig zu wissen ist, dass 0 dB die Hörschwelle bezeichnet und dass ein Mensch mit gesundem Gehör hier durchaus etwas wahrnehmen kann. Die Null bezeichnet in diesem Fall also nicht totale Stille, sondern das denkbar leiseste Geräusch, das überhaupt noch gehört werden kann. Alles unter null dB können wir nicht hören.

Für das Gehör sind bereits Lautstärken ab 85 Dezibel gesundheitsschädlich, je nachdem, wie lange man ihnen ausgesetzt ist. Ab 120 Dezibel können schon Sekunden genügen, um den ungeschützten Ohren irreparable Schäden zuzufügen. Man stelle sich nur vor, wie die winzige Basilarmembran im häutigen Labyrinth herumhüpft bei einer solchen Dröhnung und wie die mikroskopisch feinen Haarzellen in der Endolypmhe herumgewirbelt werden…

Halten wir hier abschließend fest, dass eine Angabe von Dezibel-Zahlen nicht den subjektiven Höreindruck einzelner Menschen widerspiegeln kann. Die Lautstärke wird je nach Geräusch als mehr oder weniger

Dezibel	Steigerung empfundener Lautstärke	Beispiel
0 dB		Hörschwelle: unvorstellbar leise und theoretisch nur in absoluter Stille wahrnehmbar
10 dB	2 × lauter	Blätterrauschen aus der Ferne
20 dB	4 × lauter	Ticken einer Uhr
30 dB	8 × lauter	Flüstern, Atemgeräusche
40 dB	16 × lauter	Ruhige Bücherei
50 dB	32 × lauter	Leichter Regen
60 dB	64 × lauter	Gespräch in 1 m Entfernung
70 dB	128 × lauter	Staubsauger in 1 m Entfernung
80 dB	256 × lauter	Vorbeifahrender Pkw in 10 m
85 dB	384 × lauter	Küchenmixer
90 dB	512 × lauter	Zugdurchfahrt in 5 m
100 dB	1024 × lauter	Presslufthammer in 10 m, Club
110 dB	2048 × lauter	Kettensäge in 1 m Entfernung
120 dB	4096 × lauter	Düsenflugzeug
130 dB	8192 × lauter	Schmerzgrenze! Volles Fußballstadion, Formel-1-Rennen
140 dB	16384 × lauter	Gewehrschuss
150 dB	32768 × lauter	Silvesterböller direkt neben dem Ohr

Tipp: *Diese Tabelle können Sie nutzen, um die Steigerung der Lautstärke auf einen Blick zu sehen. Wenn Ihnen jemand sagt, ein Geräusch wäre 30 dB lauter als ein anderes, so sehen Sie hier bei 30 dB, dass das zweite Geräusch achtmal lauter ist, bei einer Steigerung um 40 dB sechzehnmal, usw.*

unangenehm empfunden. Zumal manche Geräusche nur sehr kurz auftreten, etwa ein Knall, während andere über einen längeren Zeitraum an den Nerven zehren. Trotzdem kann der Knall in Sekunden mehr Schaden anrichten als der Lärm einer Straße in Stunden. Ich als gebranntes Kind in Sachen Hörverlust und Tinnitus ziehe es daher vor, an Silvester um Mitternacht im gemütlichen Wohnzimmer zu bleiben, anstatt meine Ohren draußen auf dem Schießstand von Amateuren mit ihren Böllern und Raketen zu gefährden.

Ein guter Plan

»Ich weiß jetzt, was ich beruflich machen werde«, eröffne ich Andreas und lehne mich genüsslich im Liegestuhl zurück. Es ist ein warmer Tag Ende April, und wir sitzen auf seiner Terrasse im Grünen. Um die Spannung zu steigern, fummele ich umständlich mit einem Öffner an einer Flasche alkoholfreien Biers herum und tue so, als würde der Kronkorken festsitzen. Andreas steht vor seinem gemauerten Grill, auf dem Steaks vom regionalen Bio-Metzger vor sich hin brutzeln – heute machen wir zur Feier des Tages eine Ausnahme von unserer vegetarischen Ernährung. Nachdem ich eine Weile mit dem Öffner hantiert habe, reißt Andreas mir ungeduldig die Flasche aus der Hand und kappt den Deckel mit dem gekonnten Griff eines Barkeepers – was tatsächlich eines seiner Hobbys ist. Daher kommt man als Besucher bei ihm nicht ohne mindestens einen leckeren Cocktail davon.

»Also sag schon«, drängt er, während er mir die geöffnete Bierflasche in die Hand drückt.

»Ich werde Hörgeräteakustiker. Oder besser: Hörakustiker, wie das neuerdings heißt.«

Er schaut mich erstaunt an. »Das ist ja etwas *völlig* anderes, als du bisher gemacht hast!«

Ich muss grinsen. Diese Reaktion hatte ich erwartet. Mir ist klar, dass diese Entscheidung erklärungsbedürftig ist, und Andreas hört sich meine Ausführungen aufmerksam an. In den letzten zwölf Jahren habe ich mich nebenberuflich mit Musikproduktion und Mastering beschäftigt. Das sind zwei unterschiedliche Arbeitsschritte bei der professionellen Musikherstellung. Als *Produktion* bezeichnet man die Aufnahme und Abmischung einzelner Instrumente. Dabei werden die Tonspuren räumlich angeordnet, lauter und leiser geregelt, Klänge bearbeitet, mit Effekten wie Hall und Echo versehen und so im Mix ein stimmiger Gesamteindruck erschaffen. Das anschließende *Mastering* ist ein unverzichtbarer Feinschliff für den Mix. Es ist der letzte Schritt, ehe eine Musikproduktion auf Tonträgern veröffentlicht und im Radio, TV, online oder in Diskotheken gespielt wird. Die Kunst beim Mastering besteht darin, den Gesamtklang dahingehend zu formen, dass er möglichst aus allen Wiedergabegeräten gut klingt – vom leise dudelnden Radio im Badezimmer bis hin zu gewaltigen Lautsprechern in Konzerthallen.

»Ich weiß genau, in welchem Frequenzbereich welche Klänge liegen und wie sich eine Veränderung auswirkt«, erkläre ich Andreas. »Ein Hörakustiker macht etwas ganz Ähnliches wie beim Mastering. Bloß dass er den Höreindruck des Gerätes im Ohr des Kunden individuell an dessen Bedürfnisse anpasst. Wenn mir jemand beschreibt, was er hört – ob ein bestimmter Ton dumpf oder harsch ist –, weiß ich sofort, an welchen Schrauben ich drehen muss, um das zu ändern. Mein eigenes Gehör ist zwar seit meinem Hörsturz im Eimer, und ich kann nicht mehr objektiv mastern, aber genau das muss ich ja nicht als Akustiker! Da lässt man die Kunden hören und muss sich ganz auf ihr subjektives Empfinden einstellen. Es geht um Einfühlungsvermögen. Da ich selbst betroffen bin, kann ich mich total gut hineinversetzen in jemanden, der Hörprobleme hat.

Andreas nickt anerkennend. »Gute Idee. Das macht Sinn. In deiner Familie gibt es außer dir ja auch noch weitere Fälle von Schwerhörigkeit, richtig?«

»Ja. Mein Vater und meine beiden Geschwister tragen auch Hörgeräte. Ich weiß, wie das die Lebensqualität verbessert, und das möchte ich gerne weitergeben. Es betrifft verdammt viele Menschen, ob sie es wissen oder nicht.«

»Oh ja«, bestätigt Andreas. »Deshalb forscht meine Firma auch im Bereich Hörverlust. Aber sag mal, so eine Ausbildung dauert doch bestimmt ganz schön lange?«

Ich nicke. »Leider ja. Drei Jahre. Dafür ist die Ausbildung zum Hörakustiker hierzulande eine der besten im internationalen Vergleich. Man arbeitet in einem Akustikerbetrieb und ist ein paarmal pro Jahr für jeweils einen Monat in der Berufsschule in Lübeck. Das ist nur eine Dreiviertelstunde von Hamburg entfernt, für mich mit dem Zug kein Problem.«

Andreas nippt an seinem Bier und überlegt einen Moment, ehe er sagt: »Das ist eine lange Zeit für jemanden in unserem Alter. Zumal du schon einen Hochschulabschluss und eine Berufsausbildung in der Tasche hast. Könntest du nicht wieder in deinen vorherigen Job als PR-Texter einsteigen, ehe du Musikprofi wurdest?«

»Theoretisch ja. Aber der Arbeitsmarkt ist umkämpft. In den letzten zwölf Jahren habe ich fast nur für meine eigene Musik und für meine Bücher PR gemacht. Wenn man so lange raus ist aus diesem Geschäft, ist es schwer, eine Stelle zu bekommen. Als Akustiker sieht das ganz anders aus, da suchen sie ständig gute Leute. Vielleicht kann ich später beides verbinden und zum Beispiel PR für einen Hörgerätehersteller machen, oder so etwas.«

»Was verdient man denn während der Ausbildung?«, will Andreas wissen.

»Das ist der große Haken. Da bleiben im ersten Jahr vielleicht 350 Euro netto im Monat hängen. Bei Weitem nicht genug, um davon zu leben.«

»Und wie willst du das finanziell stemmen?«

»Ich gehe davon aus, dass die Rentenversicherung mir das als krankheitsbedingte Umschulung finanziert. Dass ich nicht mehr als DJ oder Musiker arbeiten kann, liegt angesichts meiner Diagnose auf der Hand. Sie werden Interesse daran haben, dass ich in einen zukunftssicheren Beruf wechsele und schön weiter einzahle in die Rentenkasse. Den Ausbildungsvertrag serviere ich ihnen auf dem Silbertablett, so dass sie nur noch zuzustimmen brauchen und sich um nichts kümmern müssen.«

»Du hast dich schon beworben?«

»Ich starte nächste Woche erst mal ein dreitägiges

Praktikum bei einem Akustiker, um mir alles genau anzuschauen. Wenn es mir gefällt, werde ich einen Bewerbungstest machen. Bis dahin lebe ich von Erspartem.«

»Alle Achtung, du machst wirklich Nägel mit Köpfen. Das klingt nach einem guten Plan.« Andreas hält mir seine Bierflasche entgegen. »Auf deine Ausbildung!«

Mit einem hohen, klaren Klirren stoßen wir an. Wäre das Hörgerät in meinem linken Ohr falsch eingestellt, würde das Geräusch vermutlich wehtun. Doch Herr Schumacher, der Akustiker, der es mir angepasst hat, hat alles richtiggemacht.

Lachende Ratten im dunklen Keller

Nach dem Essen sitzen wir mit Andreas' Frau zusammen und schwelgen in Erinnerungen. Die beiden jüngsten Kinder, die Söhne, spielen im Garten. Die beiden Mädchen ziehen das Surfen im Internet auf der Couch im Wohnzimmer vor. Auch Andreas und Heike kennen sich bereits aus Studientagen, so dass wir viele gemeinsame Eindrücke aus der Universitätsstadt Marburg teilen. Allerdings hatten die beiden während ihres Medizinstudiums einen großen Teil ihrer Zeit in der Universitätsklinik in den Lahnbergen verbracht. Ich hingegen hatte das eher gemütliche Studentenleben im Bereich Geisteswissenschaften genossen, unten im Tal. Aus dieser Zeit stammt ein Witz: Ein Jurastudent, ein Literaturstudent und ein Medizinstudent werden aufgefordert, das Telefonbuch einer Großstadt auswendig zu lernen. Der Jurastudent erwidert: »Das verstößt gegen geltendes Arbeitsrecht.« Der Literaturstudent sagt: »Das verstößt gegen die Pressefreiheit.« Der Medizinstudent fragt: »Bis wann?«

Da Andreas zudem Psychologie studiert hatte, war ihm kaum noch Freizeit geblieben. Allerdings war es für unsere Freundschaft von Vorteil gewesen, dass die Psychologische Fakultät in einer ehemaligen Kaserne aus dem 19. Jahrhundert untergebracht gewesen war, fußläufig von meiner Studentenbude in der historischen Kernstadt. Andreas hatte zu dieser Zeit gerade an einem wissenschaftlichen Experiment mitgewirkt, und ich berichte von meinem ersten Besuch dort: »Es roch nach einer Mischung aus alten Büchern und Putzmitteln. Man schickte mich auf der Suche nach Andreas runter in die Kellerkatakomben. Schon auf der Treppe wurde es stockdunkel – man hatte die Fensterschächte mit Sand aus dem Baumarkt zugeschüttet. Als ich da unten ankam, gab es nur schummriges Rotlicht. Es hätte mich nicht gewundert, wenn ich hinter der nächsten Ecke in eine geheime Table-Dance-Bar gestolpert oder Frankenstein persönlich in die Arme gelaufen wäre.«

Heike wendet sich an Andreas. »Wieso habt ihr die Lichtschächte zugeschüttet?«

»Aus zwei Gründen. Erstens sollte das Tageslicht abgeschirmt werden, weil wir für die Versuchstiere den Tag- und Nachtrhythmus vertauscht haben. Ratten sind nachtaktiv, und keiner von uns hatte Lust, deshalb sein Leben auf den Kopf zu stellen – am wenigsten die Professoren. Das rote Licht stört die Tiere nicht, und wir konnten alle Tests durchführen. Zweitens hat der Sand Schall abgeschirmt, denn wir brauchten für die Experimente absolute Stille.«

Heike wirkt erstaunt. »Ihr habt dort unten im Keller Ratten gehalten?«

Andreas antwortet zögerlich: »Das war zu der Zeit, als wir uns gerade kennengelernt haben. Du hättest das bestimmt nicht so sexy gefunden, wenn ich dir erzählt hätte, dass ich jeden Tag Ratten anfasse. Deshalb habe ich damals nichts davon erzählt. Aber das waren auch keine normalen Ratten, sondern so kleine weiße. Die waren ganz süß.«

Ich werfe ein: »Es kommt noch besser: Andreas und seine Kollegen haben die Ratten gekitzelt.«

Sie macht eine wegwerfende Handbewegung. »Toller Witz.«

Ich wende mich an Andreas. »Sag du es ihr!«

»Das stimmt.«

»Ihr habt Ratten *gekitzelt*?«

»Genau.«

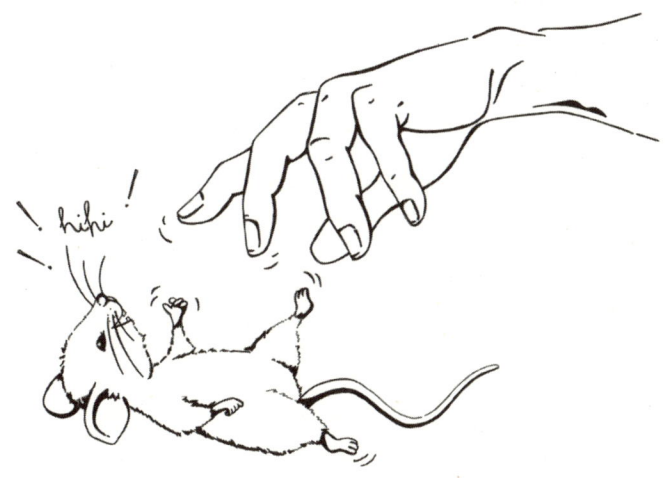

»Das geht? Aber wie macht man das denn? Und vor allem: warum?«

»Erst mal streicht man der Ratte mit den Fingern über den Rücken, wobei man sich auf den Nacken konzentriert. Dann wirft man sie spielerisch auf den Rücken und kitzelt sie am Bauch. Wir haben sie damit zum Lachen gebracht und das aufgezeichnet. Sie lachen bei rund fünfzig Kilohertz, weit oberhalb unseres Hörumfangs. Es gefällt ihnen so gut, dass sie nach einigen Durchgängen der Hand folgen. Nach dem Motto: Kitzel mich bitte weiter! Angstlaute der Ratten liegen deutlich tiefer, bei rund zweiundzwanzig Kilohertz. Das ist nicht mal halb so hoch wie das Lachen, aber immer noch außerhalb der menschlichen Wahrnehmung.«

»Wenn man das nicht hören kann«, wendet Heike ein, »woher wusstet ihr dann beim Kitzeln, ob die Ratte wirklich lacht?«

»Wir haben alles mit empfindlichen Mikrofonen aufgezeichnet. Was uns wieder zu dem Sand in den Fensterschächten bringt. Das Problem war, dass zum Beispiel ein vorbeifahrender Lkw draußen so viele Störgeräusche erzeugen konnte, dass es einem die Aufnahme versaut hat. Jedenfalls trugen wir beim Kitzeln Kopfhörer, und ein Computerprogramm hat den Sound der Ratten in den menschlichen Hörumfang heruntergerechnet. So konnten wir direkt checken, ob die Ratte wirklich lachte oder doch einen Angstlaut ausstieß. Manche waren ängstlicher als andere, das ist bei den Tieren sehr individuell. Wie wir Menschen haben sie eigene Persönlichkeiten.«

»Aber was genau habt ihr damit bezweckt, die Tiere zum Lachen zu bringen?«, will Heike wissen.

»Wir können mit dem Verfahren Rückschlüsse über das Sozialverhalten von Ratten ziehen. Setzt man eine Ratte zwischen mehreren Pfaden mit ungewissem Ziel aus, wählt sie denjenigen Weg, aus dessen Richtung das Lachen eines Artgenossen kommt. Wir haben das mit Lautsprechern getestet, über die wir Aufzeichnungen von gekitzelten Ratten abgespielt haben. Umgekehrt meiden sie Pfade, wo Angstlaute von Artgenossen zu hören sind. Ratten sind hoch soziale Tiere, die miteinander kommunizieren. Wenn eine Ratte etwas Schlimmes erlebt, warnt sie die Artgenossen mit ihren Rufen.«

»Vielleicht könnten das unsere Kinder sogar hören«, meint Heike. »Immerhin beschweren sie sich über den Katzenschreck.« Sie deutet in eine Ecke des Gartens. »Das Gerät erzeugt bei Annäherung Ultraschalltöne über achtzehn Kilohertz. Die wirken auf Katzen abschreckend. Wir hatten ein Problem mit dem Kater der Nachbarn, der immer wieder bei uns im Sandkasten sein Geschäft verrichtet hat. Seit wir das Ding dort stehen haben, hat sich das erledigt. Bloß stört das hohe Fiepen die Kinder. Dabei können Andreas und ich das überhaupt nicht hören.«

»Was völlig normal ist«, ergänzt Andreas. »In unserem Alter um die vierzig hören die meisten Leute nichts oberhalb von sechzehn Kilohertz. Uns können also weder Rattenrufe noch der Katzenschreck aus der Ruhe bringen. Die Kinder hören allerdings noch bis zwanzig Kilohertz.«

Nachdenklich blicke ich in den Garten. Die Ruhe hier auf dem Lande ist für meine an den Großstadtlärm gewöhnten Ohren wirklich wohltuend, so wie Andreas es versprochen hatte. Doch ich frage mich, was wohl gerade sonst noch alles an Tönen herumschwirrt, die wir gar nicht hören können. Den Katzenschreck höre ich jedenfalls auch nicht.

Ein künstlicher Moskito als Kinderschreck

Ein englischer Hersteller verspricht, Kinder und Jugendliche mit seinem Produkt »Mosquito« zu vertreiben. Der kleine Kasten erzeugt einen schrillen Ton zwischen 17 und 18 Kilohertz. Das soll vor allem das Zusammenrotten von »herumlungernden Teenagern« verhindern und so den Frieden älterer Anwohner sichern. Der Klang ist mit einer Lautstärke von bis zu 104 Dezibel dermaßen aufdringlich, dass er von jüngeren Menschen nicht ignoriert werden kann und abschreckend wirkt. Die meisten Erwachsenen ab fünfundzwanzig Jahren hören das Geräusch nicht. Der Einsatz ist umstritten. Die Bundesanstalt für Arbeitsschutz und Arbeitsmedizin vermerkte in einem Gutachten, »dass eine gesundheitliche Schädigung des Hörvermögens nicht gänzlich ausgeschlossen werden kann«. Es seien Störungen des Gleichgewichtssinns bekannt, außerdem Schwindel und Kopfschmerzen möglich. Tipp: Vielleicht sollten die Erwachsenen besser mit den Jugendlichen sprechen, statt ihnen mit dem Ultraschall-Moskito ins Ohr zu pieken! Allerdings finden auch einige Kids Ultraschalltöne nützlich: Sie benutzen sie als Klingeltöne für ihre Mobiltelefone, die nicht von Lehrern gehört werden können.

Unerhört! Supertief und ultrahoch –
was unseren Ohren entgeht

Während Ultraschall Töne oberhalb der Hörgrenze umfasst, befindet sich der sogenannte Infraschall am entgegengesetzten Ende des Klangspektrums. Er liegt unterhalb der Hörgrenze, zwischen einem und zwanzig Hertz. Im Jahr 2017 machten mysteriöse Infraschallattacken Schlagzeilen, die angeblich gegen Diplomaten der US-Botschaft in Kuba gerichtet gewesen waren. Zweiundzwanzig Mitarbeiter waren an Ohrenleiden erkrankt, die von Tinnitus bis Hörverlust reichten. Außerdem litten sie unter Kopfschmerzen, Schlafstörungen und Schwindel. Die US-Regierung erwog daraufhin, die Botschaft zu schließen. Hinter dem Angriff steckte Aussagen des Weißen Hauses zufolge mutmaßlich eine unbekannte Infraschallwaffe. Wissenschaftler halten den Einsatz einer solchen Geheimwaffe à la James Bond allerdings für äußerst unwahrscheinlich. Dafür bräuchte man riesige Gerätschaften, die wohl nur schwer in einem Hotel in Havanna zu verstecken wären. Viel wahrscheinlicher erscheint die Möglichkeit, dass die Botschaftsmitarbeiter einem Gift ausgesetzt waren, welches die Ohren schädigte.

Eine weitere Geräuschquelle, die häufig in Zusammenhang mit Infraschall genannt wird, sind Windkrafträder. Es wird von abenteuerlichen Auswirkungen auf Anwohner in der Nähe solcher Anlagen berichtet, wie Übelkeit, Schwindel und Atemnot. Allerdings haben ausführliche Untersuchungen der Landesanstalt für

Umwelt, Messungen und Naturschutz Baden-Württemberg aus dem Jahr 2016 gezeigt, dass beispielsweise Verkehrslärm mehr Infraschall erzeugt. Die Studie kommt zu dem Ergebnis, die von Windkraftanlagen *»erzeugten Infraschallpegel liegen deutlich unterhalb der Wahrnehmungsgrenzen des Menschen. Es gibt keine wissenschaftlich abgesicherten Belege für nachteilige Wirkungen in diesem Pegelbereich.«*

Wir wollen uns an dieser Stelle aber nicht weiter in Spekulationen über künstlich erzeugten Infraschall begeben, sondern uns natürliche Quellen anschauen. Denn sowohl Infraschall als auch Ultraschall kommen in der Natur vor. So gibt es einige Tiere, die Infraschall zur Kommunikation einsetzen. Dazu gehören große Landbewohner wie Elefanten, Giraffen und Nilpferde. Der Vorteil der tiefen Frequenzen ist, dass sie sich sehr gut in der Luft entfalten und so über weite Strecken ausbreiten – anders als das bekannte Trompeten, das Elefanten zur Begrüßung ausstoßen. Hohe Töne verlieren sich nämlich schneller bei ihrer Ausbreitung durch die Luft. Deshalb hören wir beispielsweise bei Gewittern in einiger Entfernung nur dumpfen Donner, während die Blitze am Ort des Geschehens mit einem hohen Krachen einschlagen. Wissenschaftler gehen davon aus, dass sich Elefanten im Infraschallbereich über mehrere Kilometer hinweg verständigen können, während die Trompetenklänge viel kürzer reichen.

Im Wasser verbreitet sich Infraschall sogar noch besser. Blauwale setzen ihn ein, um über hunderte Kilometer (!) Artgenossen zu erreichen. Ihre kleineren Verwandten, die Delfine, benutzen dagegen hohe Töne im Ultraschallbereich – allerdings nicht nur für Kommunikation. Sie stoßen sehr kurze und ultrahohe Klicklaute aus, die von Objekten und anderen Tieren in der Umgebung zurückgeworfen werden. Diese Reflexionen fangen die Delfine mit fettgefüllten Hohlräumen im Unterkiefer auf und errechnen daraus ein dreidimensionales Bild ihrer Umgebung. Diese hochkomplexe Verarbeitung könnte einer der Gründe dafür sein, warum Delfine ein größeres Gehirn haben als alle anderen mit ihnen verwandten Meeressäuger.

An Land verwenden Fledermäuse ein ähnliches Prinzip, um ihre Beute im Dunkeln zu jagen. Auch sie stoßen Ultraschalllaute aus und orientieren sich anhand der Reflexionen, allerdings nehmen sie diese direkt mit ihren Ohren auf. Wie die Tiere dabei in der Lage sind, Zeitunterschiede von bis zu einer Milliardstelsekunde zu verarbeiten – obwohl ihre Nervenzellen wesentlich langsamer feuern –, ist bis heute ungeklärt. Einige Fledermausarten erreichen mit ihren Lauten zudem unglaublich hohe Frequenzen von bis zu 212 Kilohertz. Das liegt mehr als einhundertmal oberhalb unserer Hörgrenze. Weltmeister sind sie im Tierreich damit allerdings nicht. Die *Große Wachsmotte* kann sogar Töne in einer Frequenz bis zu 300 Kilohertz wahrnehmen! Sie gehört zur Beute von Fledermäusen und wird durch diese Fähigkeit vor deren Ultraschalllauten gewarnt. Dass ihr Hörbereich noch weit darüber hinausgeht könnte den Sinn haben, dass die Insekten oberhalb der Hörgrenze von Fledermäusen miteinander kommunizieren und dabei für ihre Jäger geräuschlos bleiben.

Donnerwetter!

Das dumpfe und lang gezogene Grummeln bei Gewittern in der Ferne ist nichts anderes, als das Geräusch von einem oder mehreren Blitzeinschlägen. Da sich unterschiedliche Tonhöhen in der Luft unterschiedlich schnell ausbreiten, hören wir über einige Entfernung bei jedem Blitzeinschlag einen lang gezogenen Ton, statt eines kurzen Krachens. Der eine Ton des Knalls wird praktisch in seine Bestandteile zerlegt und dadurch über weite Strecken lang gezogen. Außerdem können Echos von Wolken, Bergen oder Gebäuden den Eindruck erwecken, das Geräusch komme aus mehreren Richtungen. Rechnen wir von dem Moment, in dem wir einen Blitzeinschlag sehen, rund 340 Meter pro Sekunde, bis wir das erste Geräusch des Donners hören, können wir die ungefähre Entfernung zum Gewitter bestimmen. Vergehen zwischen Blitz und Donner zehn Sekunden, ist das Gewitter etwa 3,4 Kilometer entfernt.

Lautlose Töne hinter Masken

Eine letzte Kategorie unhörbarer Töne wollen wir uns noch etwas genauer anschauen, denn sie betrifft uns alle. Im Prinzip kann nämlich *jedes* Geräusch für uns unhörbar werden, wenn es von einem anderen überdeckt wird. Das klingt zunächst banal: Natürlich können Sie im Badezimmer nicht einem leise eingestellten Radio folgen, während Sie sich mit voller Dröhnung die Haare föhnen! Doch warum ist das eigentlich so? Wir hatten doch vorhin im Kapitel über den Cocktailparty-Effekt festgestellt, dass wir sehr viel mehr gleichzeitig hören, als wir glauben.

Hier kommt der sogenannte *Maskierungseffekt* ins Spiel, der uns an die physikalischen Grenzen unseres Gehörs bringt. Erinnern wir uns an die Funktion der Basilarmembran: Sie schwingt in jeweils einem Bereich besonders stark, der durch jeweils eine bestimmte Tonhöhe angeregt wird. Fast alle Geräusche im Alltag vereinen jedoch mehrere Tonhöhen gleichzeitig. So hat beispielsweise eine zuschlagende Tür einen dumpfen *Wumms*, zugleich aber auch einen hohen Knall. Das Geräusch bringt unsere Basilarmembran also sowohl im Zentrum unserer Hörschnecke zum Schwingen, wo tiefe Töne liegen, als auch im Hochtonbereich an ihrem Eingang (siehe Grafik S. 78). Wenn nun gleichzeitig mehrere Geräusche zusammenkommen – zum Beispiel Straßengeräusche, Vogelgezwitscher, Hintergrundmusik und Sprache –, schwingt unsere Basilarmembran an vielen Stellen gleichzeitig. Allerdings können nicht alle dieser Schwingungen zeitgleich wahrgenommen werden. Doch welche von ihnen fallen nun unter den Tisch?

Beim Maskierungseffekt kommen zwei wesentliche Faktoren zusammen. Liegt die Frequenz leiserer Töne auf der eines lauteren Tons, oder nur ein wenig höher oder tiefer, werden die leiseren Nachbartöne ausgefiltert. Auf unserem Schaubild wären das zwei oder drei nebeneinanderliegende Klaviertasten, von denen nur die fester angeschlagene zu hören ist. Das ist der Effekt, den Nobelpreisträger Georg von Békésy mit der Vibration der Kunststoffröhre am Unterarm gezeigt hatte: Es wird nur der Bereich der stärksten Schwingung wahrgenommen, während die benachbarten Bereiche gedämpft werden. Für unser Beispiel im Bad ist das maßgeblich, denn ein Föhn ist in der Regel auf fast jeder Frequenz sehr laut – er drückt also fast alle Klaviertasten gleichzeitig. Es ist somit kein Wunder, wenn das leisere Radio unter diesem Lärm verschwindet: Der laute Föhn maskiert nahezu alle leiseren Klänge.

Der zweite wichtige Faktor ist, dass tiefere Töne höhere überdecken können. Umgekehrt ist das nicht möglich: Höhere Töne können tiefere nicht unhörbar machen. Das scheint auf den ersten Blick vielleicht seltsam, doch auch das ist in der Beschaffenheit der Basilarmembran begründet. Tiefe Töne wandern über ihre gesamte Länge, vom Eingang der Gehörschnecke bis zum Zentrum. Wenn einer dieser tiefen Töne nun sehr laut ist, kann er die Schwingung eines hohen Tons am Eingang der Gehörschnecke beeinflussen. Ein hoher Ton dagegen läuft nicht bis ins Zentrum der Gehörschnecke und kann somit dort nicht die Wahrnehmung von tiefen Tönen stören.

Der hier skizzierte Maskierungseffekt kann uns im Alltag hinderlich sein, wenn wir beispielsweise während des Staubsaugens das Telefonklingeln überhören. Er ist allerdings auch überaus nützlich für das derzeit erfolgreichste Musikformat, das MP3. Im Vergleich zu den Datenmengen auf einer klassischen Audio-CD verbraucht eine MP3-Datei wesentlich weniger Speicherplatz. Einer der Tricks, um das zu erreichen, ist das Ausnutzen des Maskierungseffekts. Während auf einer Audio-CD alle Frequenzen aufgezeichnet sind – auch diejenigen, die wir durch die Überdeckung eines gleichzeitigen lauteren Tons gar nicht wahrnehmen können –, werden die unhörbaren Frequenzen beim MP3 herausgerechnet. Die Verringerung der Datenmenge durch dieses Verfahren ist gewaltig: Bis zu 85 Prozent Speicherplatz kann mit einer vernünftigen Klangqualität gespart werden[3]. Die Technik hat sich hier also natürliche Eigenschaften unseres Gehörs zunutze gemacht. Die dahinterstehende wissenschaftliche Disziplin nennt sich *Psychoakustik*. Sie konzentriert sich darauf, wie wir Schall wahrnehmen. Ihr verdanken wir viele wichtige Erkenntnisse, und wir werden in diesem Buch noch weitere erstaunliche psychoakustische Phänomene kennenlernen.

Hits in Endlosschleife

Ich klappe den verstaubten Bildschirm hoch. Seit Monaten hatte ich den Laptop nicht mehr angefasst, auf dem mein musikalisches Repertoire in Form von tausenden MP3s gespeichert ist. Er ist alles, was noch übrig ist von meiner DJ-Ausrüstung – den Rest habe ich verkauft. Ich werde nie wieder auf einer Feier, bei

---

[3] Für die Technik-Freaks: bei einer Sample-Rate von 192 kbit/s. Ich persönlich bevorzuge für den professionellen Einsatz 320 kbit/s.

einer Hochzeit oder in einem Club hinter dem Mischpult stehen. Einerseits ist das bitter, doch tief im Innern empfinde ich Erleichterung. Endlich Ruhe nach zwölf Jahren Partystress. Kein Lärm mehr, kein Erwartungsdruck, keine übergriffigen Partygäste, kein Durchhalten-Müssen bis zum frühen Morgen – und vor allem nicht mehr die ewig gleichen Hits. Es ist nun an der Zeit für ein kleines musikalisches Resümee.

Ich öffne das DJ-Programm und lasse mir die Titel anzeigen, die ich seit meinen Anfängen in dem Beruf gespielt habe – sortiert nach Häufigkeit. Etliche Songs kamen hunderte Male zum Einsatz. Das liegt keineswegs daran, dass ich sie besonders mag oder dass mir nichts anderes eingefallen wäre. Nein, diese Titel haben sich ganz einfach immer wieder bewährt. Sie haben Menschen jeden Alters, aus verschiedenen Nationen und mit völlig unterschiedlichen Musikgeschmäckern auf der Tanzfläche zusammengebracht. Stilistisch ist in meiner Playlist alles Mögliche enthalten: Disco, Schlager, Rap, Eurodance, Rock, Pop, Soul, House, Salsa, Samba, Elektro, und vieles mehr. Die Auswahl hat auch überhaupt nichts damit zu tun, ob die Texte Deutsch, Englisch, Spanisch, Französisch oder Italienisch gehalten sind. Der Italiener Adriano Celentano hat mit seinem fröhlichen *Azzurro* aus dem Jahr 1968 hier ebenso seinen Platz wie die Spanier Heroes del Silencio mit *Entre dos Tierras* aus dem Jahr 1990 oder der Deutsche Andreas Bourani mit *Auf uns* aus dem Jahr 2014. Es spielt dabei keine Rolle, aus welchem Jahrzehnt ein Titel stammt oder ob irgendjemand den Interpreten kennt. Dieser bunte Gemischtwarenladen basiert allein auf der Zielsetzung, zufälliges Publikum möglichst lange auf der Tanzfläche zu halten. Jeder dieser Songs funktioniert!

Oft habe ich mich gefragt, warum es immer wieder die gleichen Titel sein müssen. Ich kenne einige mobile DJs aus anderen Regionen, die völlig unabhängig von mir zu einer ähnlichen Songauswahl gekommen sind – obwohl sie ganz andere Typen sind als ich. Woran liegt das?

Vielleicht kann mir ein Psychologe die Frage beantworten! Ich nehme mein Smartphone und schicke eine SMS:

> Thomas: »Hey Andreas, wieso wollen Leute auf Partys eigentlich immer wieder die gleichen Hits hören? Wieso kann man als DJ nicht mal etwas Brandneues spielen und muss warten, bis der Song wochenlang im Radio durchgenudelt wurde?«

Keine zehn Minuten später kommt die Antwort:

> Andreas: »Weil nur ein Musikstück, das man bereits kennt, den linken inferioren orbitofrontalen Cortex und den superioren Temporallappen aktiviert.«

Mist! Ich hatte vergessen zu erwähnen, dass er möglichst auf Fachbegriffe verzichten soll.

> Thomas: »Aha. Und was heißt das auf Deutsch? Bedeutet das, ein Song funktioniert nur dann auf Anhieb, wenn man ihn bereits im Hirn abgespeichert hat?«

Andreas: »So könnte man das sagen.«

Thomas: »Das klappt scheinbar erst, wenn man ihn mehrfach gehört hat, richtig?«

Andreas: »Richtig. Oder wenn er zumindest an andere Hörerfahrungen andockt, die wir bereits abgespeichert haben.«

Thomas: »Ach so! Das erklärt auch, warum so viele Hits aus den Charts sich gleich anhören. Danke.«

Ich klappe meinen Rechner wieder zu. Das beantwortet einige Fragen, die mir durch den Kopf gehen, aber nicht alle. Zum Beispiel nicht diejenige, warum feiernde Menschen auf völlig andere Musik reagieren, als wenn sie gemütlich zu Hause im Wohnzimmer sitzen. Oft hatten mir Gastgeber im Vorfeld ihrer Feier eine Liste mit ihren persönlichen Wunschtiteln geschickt, die aber am Ende an der Partyfront absolut unbrauchbar war. Der Musikgeschmack einer fröhlichen Gruppe ist nämlich etwas ganz anderes als der Alltagsgeschmack ihrer einzelnen Mitglieder. Mein Erfolgsrezept war, die musikalische Schnittmenge unter den Gästen *genau in der jeweiligen Situation* zu bedienen, ohne auf meine eigenen musikalischen Vorlieben Rücksicht zu nehmen. Meine Playlist sagt also mehr über das Publikum aus als über mich. Vielleicht lässt sich dem Gruppenphänomen namens Musik auf die Spur kommen, wenn wir verstehen, wie und warum sie in der Menschheitsgeschichte überhaupt entstanden ist.

Steinzeit-Blues auf der Knochenflöte

Die Schwäbische Alb macht nicht nur aufgrund des milliardenschweren Bahnbauprojekts Stuttgart 21 Furore, sondern auch, weil sie eine hochinteressante Region für Archäologen ist. Hier wurde 2008 eines der ältesten Musikinstrumente der Welt gefunden. Es handelt sich um eine Flöte aus Schwanenknochen, die bereits vor über 35 000 Jahren von Neandertalern hergestellt und wohl auch gespielt wurde. Es gibt insgesamt nur wenige künstlerische Überbleibsel aus dieser Zeit, weshalb sich aus der Schwanenknochenflöte schlussfolgern lässt, dass Musik von Anfang an zur Kunstkultur gehörte. Der deutsche Ingenieur Friedrich Seeberger hat es geschafft, aus Bruchstücken weiterer Funde Kopien vollständiger Flöten zu rekonstruieren, und er kann ihnen tatsächlich musikalische Klänge entlocken. Die fünf spielbaren Töne bilden eine einfache Tonleiter, die in der traditionellen Musik vieler Völker Afrikas, Amerikas, Asiens und Europas anzutreffen ist. Diese sogenannte *pentatonische Tonleiter* ist auch die Basis der Blues-Musik und besonders für das Improvisieren von Melodien geeignet.

Allerdings ist es fraglich, ob sich die Neandertaler wirklich abends am Lagerfeuer den Blues vorflöteten.

Wie bei der Entstehung der Sprache besitzen wir keine Aufnahmen aus dieser Zeit und sind auf Rückschlüsse angewiesen. Eine naheliegende Vermutung ist, dass bereits vor der anspruchsvollen Entwicklung von Instrumenten die Stimme eingesetzt wurde, um Melodien zu singen oder zu summen. Doch wozu diente der Gesang? Und wurde vielleicht schon gesungen, ehe sich überhaupt Sprache entwickelt hatte?

Diese Frage wird wohl niemals eindeutig beantwortet werden können. Darwin vermutete, dass Gesang der Sprache vorausging[4]. Nach heutigen Erkenntnissen ist es eher wahrscheinlich, dass sich beides parallel entwickelt hat. Darauf deuten Überschneidungen zwischen Sprache und Musik hin, die wir uns hier anschauen wollen.

Was Sprechen und Singen gemeinsam haben

Sprache und Musik sind beide rhythmisch. Am deutlichsten wird das vielleicht im Hip-Hop. Hier lebt Sprechgesang weniger von Veränderungen der Tonhöhe als vielmehr von seiner rhythmischen Betonung. Der weltweite Erfolg dieses Musikstils deutet darauf hin, dass die Rhythmisierung von Sprache besonders viele Hörer anspricht. In den USA hat Hip-Hop bereits Rock als erfolgreichstes Genre abgelöst und macht dort rund ein Viertel des gesamten Musikkonsums

---

[4] *»Wir können (...) davon ausgehen, dass musikalische Laute eine der Grundlagen für die Entwickelung der Sprachen abgaben«*. Darwin in: Die Abstammung des Menschen und die geschlechtliche Zuchtwahl, 1875.

aus. In nahezu einem Drittel aller online gestreamten Musik wird gerappt – also rhythmisch gesprochen. Auch im täglichen Umgang mit Mitmenschen spielt der Sprachrhythmus eine wichtige Rolle: Ist er kurz und abgehackt, kommen die Worte eher wie ein Befehl rüber, während eine weiche Rhythmisierung höflicher wirkt.

Doch wie Musik ist Sprache niemals nur rhythmisch, sondern immer auch melodisch: Praktisch kein Satz wird durchgängig in ein und derselben Tonhöhe ausgesprochen – außer vielleicht von einem Roboter in Form einer Blechdose in einem alten Science-Fiction-Film. Die Veränderung der Tonhöhe kann sogar die Bedeutung eines Satzes beeinflussen. Ängstlich, freudig, forsch – all das kann die Sprachmelodie in Kombination mit dem Sprachrhythmus vermitteln. Das wiederum hat einen unmittelbaren Einfluss auf das Befinden des Gegenübers und kann entsprechende Reaktionen bei ihm auslösen. Das gilt auch für Tiere. An dem Beispiel der Ratten haben wir gesehen, dass sie sich in Richtung eines »lachenden« Artgenossen bewegen, während sie bei Angstlauten das Weite suchen. Damit nähern wir uns derjenigen Parallele zwischen Musik und Sprache, die auf einen gemeinsamen Ursprung hindeuten könnte:

Lautäußerungen jeder Art sind zuallererst Ausdruck von Gefühlsregungen, die emotional ansteckend auf die Zuhörer wirken.

Die Spatzen pfeifen es von den Dächern

Es wurde vielfach untersucht, ob es bei Tierarten eine Form von Musik gibt, die mit unserer vergleichbar ist. Denkt man darüber nach, fällt einem vermutlich zuerst der Gesang der Vögel ein. Zwar benutzen Vögel scheinbar »musikalische Motive« und variieren diese. Allerdings beinhalten sie bei genauer Analyse keine Töne, die auf unserer Tonleiter liegen. Alles andere wäre auch verwunderlich, denn das Gehör der Vögel hat sich evolutionär völlig unabhängig von unserem entwickelt. Anders als wir Menschen besitzen sie nur ein Gehörknöchelchen – das sich noch dazu aus dem Oberkiefer eines Vorfahren entwickelt hat, nicht wie bei uns aus dem Unterkiefer. Damit können sie im Gegensatz zu uns und vielen anderen Säugetieren keine hohen Töne über 8 kHz hören. Allerdings haben ihre Ohren eine bessere zeitliche Auflösung als unsere, so dass sie viel schnellere Veränderungen erfassen können. Forscher müssen daher Aufnahmen von Vogelgesang verlangsamt abspielen, um alle Details hören zu können. Aufgrund all dieser Unterschiede ist die Hörwahrnehmung der Vögel wohl so verschieden von unserer, dass die Klänge ihres »Gesangs« in ihren Ohren nicht viel mit unserer Musik gemein haben dürften.

Doch wie schaut es bei unseren gefiederten Freunden mit dem Rhythmus aus? Vor einigen Jahren sorgte im Internet ein Kakadu namens Snowball für Furore, der im Takt zu dem Song *Everybody (Backstreet's Back)* der Backstreet Boys tanzte. Neurowissenschaftler wurden durch den Erfolg des Videos aufmerksam und haben das Tier im Labor untersucht. Sie spielten ihm den Song in verschiedenen Geschwindigkeiten vor. Tatsächlich passte Snowball seinen Tanz dem jeweiligen Tempo an. Man ging zunächst davon aus, dass die Rhythmusfähigkeit mit der angeborenen Fertigkeit von Kakadus zusammenhängt, Sprachausdrücke vom Menschen zu lernen und zu wiederholen. Das Kopieren von menschlicher Sprache verlangt logischerweise, dass rhythmische Zusammenhänge zwischen den Silben und Worten übernommen werden. Später brachten jedoch Forscher einem ganz anderen Tier das Wippen mit dem Kopf im Takt zu Musik bei, das kein menschliches Sprechen imitieren kann: einem kalifornischen Seelöwen.

Es steht also außer Frage, dass einige Tierarten in der Lage sind, sich zu einem musikalischen Rhythmus zu bewegen. Allerdings wurde ein solches Verhalten bisher nur bei einzelnen Tieren beobachtet, die mit Menschen zusammenleben und von ihnen dressiert wurden. Außerdem tanzen Tiere niemals in einer Gruppe synchron zu einem hörbaren Beat – *diese Fähigkeit besitzt allein der Mensch!* Zwar koordinieren Vogelschwärme ihre Bewegungen rasend schnell. Das hat allerdings nichts mit ihrer Hörfähigkeit zu tun, sondern mit ihrer Lichtwahrnehmung. Fische in Schwärmen benutzen außerdem ihr empfindliches Seitenlinienorgan zum Spüren der Bewegungen ihrer Nachbarn. Würde man einem Fisch- oder Vogelschwarm ein Tanzlied vorspielen, würde das wohl kaum etwas an den Bewegungen der Tiere ändern. Ganz anders sieht das aus, wenn Hunderte Menschen zum musikalischen Mix eines DJs tanzen: Ein neuer Song mit anderem Tempo verändert sofort die Bewegung der gesamten Gruppe.

Bleiben wir noch einen Moment bei den Vögeln, die tatsächlich etwas mit uns gemeinsam haben: Zwar können wir ihren Gesang nicht mit unserer Musik vergleichen, doch es gibt erstaunliche Parallelen zu unserer Sprache. Dafür sind nach neuesten Erkenntnissen zum Teil bei Menschen und Vögeln dieselben Gene verantwortlich, die womöglich von einem entfernten gemeinsamen Vorfahren stammen. Wie wir lernen Vögel die Laute von ihren Eltern und Artgenossen und ahmen deren Klänge mit der eigenen Stimme nach. Der Vogelgesang ist also nicht angeboren, sondern eine erlernte Sprache, die von Generation zu Generation weitergegeben wird. Forscher fanden heraus, dass es sowohl beim Menschen als auch bei Vögeln einen engen Zusammenhang zwischen dem Hören und dem Erzeugen von Lauten gibt. Wenn wir vertraute Sprachmuster wahrnehmen, sind bestimmte Nervenzellen im Gehirn ebenso aktiv, wie wenn wir selbst sprechen. Gleiches gilt für die Vögel: Bei ihnen sind dieselben Hirnareale aktiv, egal ob sie selbst singen oder den Gesang eines Artgenossen hören.

Sprache eines Gegenübers wirkt also »ansteckend« auf das eigene Gehirn – sowohl beim Erlernen in der frühen Entwicklungsphase als auch später beim bloßen Hören. Ebenso wirken Rhythmen direkt auf Hirnbereiche, die für Bewegung zuständig sind. Fast jeder Mensch kann im Takt zu einem Song mitwippen oder klatschen. Womöglich ist das Zusammenspiel beider Faktoren der Schlüssel zum Verständnis, wie Musik entstanden ist und warum sie uns so tief bewegt.

Rudelgeheul im Fußballstadion

Was haben grölende Fußballfans im Stadion, heulende Wölfe und zeternde Schimpansen gemeinsam? Sie alle beteiligen sich an den typischen Rufen ihrer Gruppe und grenzen sich dadurch zugleich von anderen Gruppen ab. Dass so viele Mitglieder gemeinsam einstimmen liegt daran, dass die Laute der anderen das zugrundeliegende Gefühl gemeinsamer Stärke vermitteln und sozusagen ansteckend wirken.

Der wesentliche Unterschied der Fußballfans zu den Tieren liegt darin, dass sie häufig Melodien anstimmen oder kollektive Rhythmen erzeugen. Bis zu zweihundert musikalische Aktivitäten zeigen Fans im Stadion pro Spiel! Es handelt sich bei den Gesängen zumeist um simple folkloristische Lieder oder Oldies und Evergreens aus der Popkultur. Entscheidend für die Auswahl der Lieder ist ihr Ohrwurmcharakter und dass er möglichst vielen Fans bekannt ist. Dass beispielsweise die Melodie des Songs *Yellow Submarine* eines Tages durch Fangesänge nördlich des Weißwurst-Äquators den »Bayern die Lederhosen ausziehen« würde, hatten die Beatles bei der Komposition sicherlich nicht geahnt…

Dieses Beispiel zeigt auch eine grundlegende Motivation der Fangesänge als »psychologische Kriegsführung«. Einerseits sollen Spieler und Anhänger der gegnerischen Mannschaft eingeschüchtert werden, andererseits sollen das eigene Team motiviert und seine Fans im Zusammenhalt gestärkt werden. Sportpsychologen gehen davon aus, dass es Ähnliches bereits in der Antike gegeben hat. Aus historischem Kontext stammt auch der gängige Begriff »Schlachtruf«. Stämme und Armeen verschiedenster Herkunft machten sich seit jeher Rufe und Gesänge im Kampf zunutze.

Doch nicht nur bei kriegerischen Auseinandersetzungen oder im Sport bündeln Lautäußerungen Kräfte, sondern auch bei der Arbeit. Das berühmte *Haurück* diente ursprünglich keinem anderen Zweck, als in einem gemeinsamen Rhythmus eine Arbeit auszuführen, die viel Kraft erforderte. Es kann beispielsweise die Muskelkraft aller bündeln, die an einem Seil mit einer schweren Last ziehen. So können Gewichte bewegt werden, die unabhängigen Bemühungen der einzelnen Arbeiter standhalten würden. Das englische Pendant *heave ho* wurde beispielsweise von Seemännern beim Lichten des Ankers eingesetzt.

Rhythmus, Sprache und Musik synchronisieren also Handlungen von Menschen und – was wohl noch entscheidender ist – in gewissem Umfang auch Gefühle. Euphorie kann durch sie auf alle Gruppenmitglieder übertragen werden, ebenso Kampfeslust oder Zuversicht. Da Sprache, Musik und gemeinsame Bewegung zu hörbaren Rhythmen nur beim Menschen vorkommen, scheint in ihrem Zusammenwirken eine Wurzel der menschlichen Kultur zu liegen. Durch die Stärkung des sozialen Gruppenzusammenhaltes haben Musik und Sprache in wechselnder Beziehung sicherlich zum Überleben der Gruppenmitglieder beigetragen. Es haben sich diejenigen Gruppen durchgesetzt, die den besten Zusammenhalt und die beste Koordination besaßen. Auf individueller Ebene zeigt sich ein Zusammenwirken von Musik und Sprache vor allem beim Umgang von Eltern mit ihren Kindern.

La, Le, Lu, mein Kind bist du

Wenn ich mit unserem kleinen Hündchen Monty rede, klinge ich vermutlich genauso gaga wie Mütter und Väter im Gespräch mit ihren Kleinkindern. Wir alle kennen wohl das Phänomen, dass wir automatisch »niedlich« und ziemlich sinnbefreit sprechen, wenn wir es mit süßen kleinen Menschen oder Tieren zu tun haben. Dieses Phänomen lässt sich in vielen unterschiedlichen Kulturen und Sprachen beobachten. So ulkig dieser sogenannte *Baby Talk* auch klingen mag, tatsächlich macht er eben doch Sinn! Denn im Umgang mit den Jüngsten kommt es tatsächlich mehr auf den Klang der Stimme an als auf Inhalte.

Erwachsene sprechen intuitiv in einer höheren Stimmlage mit Kleinkindern als mit Altersgenossen. In der Tat ist das Gehör von Säuglingen in diesen Frequenzen empfänglicher als in tieferen. Außerdem verwenden die erwachsenen Bezugspersonen eine überdeutliche Aussprache, machen längere Pausen zwischen einzelnen Aussagen, betonen wichtige Wörter, vermeiden komplizierte Sätze und benutzen eine übertriebene Satzmelodie. Da Babys noch keine Worte verstehen, ist Letzteres der Schlüssel für sie, um die Bedeutung zu verstehen: Zustimmung, Verbote und Aufmerksamkeit werden durch die Sprechmelodie signalisiert. So erzeugen beispielsweise mehrere kurze Töne mit in die Höhe gezogener Stimme beim Baby Aufmerksamkeit. Lang gezogene Laute mit fallender Tonhöhe wirken dagegen beruhigend. Dass eine bestimmte Verhaltensweise sofort unterlassen werden soll, vermittelt ein kurzer, intensiver Ruf wie »Stopp!«. Außerdem vermittelt die Sprachmelodie die Gefühlslage des Redenden. All dies funktioniert erstaunlicherweise nicht nur im Umgang mit Kleinkindern, sondern auch bei Haustieren.

Dass Erwachsene Babylaute wiederholen wie »ei tuti tuti tu« oder Ähnliches ist ebenfalls sinnvoll. So lernt das Kleine, dass seine eigene Stimme gehört wird und beim Gegenüber eine Reaktion auslöst. Regelmäßige Antworten von den Bezugspersonen fördern die Sprachentwicklung des Kindes und sind das Grundgerüst seiner sozialen Entwicklung.

Entstanden ist Baby Talk vermutlich in der Frühzeit der Menschheit dadurch, dass die Gehirne unserer Vorfahren aufgrund der zunehmenden Intelligenz immer größer wurden. Damit wuchs allerdings auch der Kopfumfang. Damit der enge Geburtskanal der Frauen die Kinder dennoch auf die Welt lassen konnte, wurden vermehrt Frühchen geboren, deren Kopf noch nicht den vollen Umfang erreicht hatte. In ihrem frühen Entwicklungsstadium benötigten sie besondere Aufmerksamkeit und Hingabe, und die Mütter trugen sie so viel wie möglich bei sich. Da die Frauen allerdings zugleich mit den Anforderungen des täglichen Überlebens beschäftigt waren, wie der Nahrungssuche, mussten sie die Kinder zeitweise beiseitelegen. Um dennoch Kontakt mit ihnen zu haben und positiv auf sie einzuwirken, benutzten sie ihre Stimme.

Aus der Sprachmelodie des Baby Talk könnte sich ein weiteres, über viele Kulturen verbreitetes Phänomen entwickelt haben: das Wiegenlied. Überall auf der Welt werden Kinder in den Schlaf gesungen und weinende Kinder mit Gesang beruhigt. Der evolutionäre Überlebensvorteil dieser Musik in der Frühzeit der Menschheit liegt auf der Hand: Ein Kind, das lauthals weinte, konnte Fressfeinde heranlocken. Die leise gesungene Muttermusik dürfte dagegen unauffällig gewesen sein und damit einen Überlebensvorteil dargestellt haben.

Fassen wir nach unserem Abstecher in die Frühgeschichte der Menschheit abschließend zusammen: Sprache und Musik gingen vermutlich von Anfang an Hand in Hand. Gefühle werden mehr über die Sprachmelodie transportiert als über die Worte. Sprache dient der Kommunikation von Mitgliedern einer Gruppe untereinander, während Musik Gefühle und Handlungen der gesamten Gruppe bündeln kann – was Menschen unter anderem zur einzigen Spezies auf der Welt macht, die gemeinsam tanzt. Sowohl Sprache als auch Musik sind kulturelle Errungenschaften, die ihren Anfang womöglich in den Lauten genommen haben, die Mütter für ihre Kinder entwickelt haben. Im Laufe der weiteren Entwicklung formten sich beide weiter aus. In der kulturellen Weiterentwicklung wurde Musik durch die Herstellung von Instrumenten erweitert um Laute, die nicht mit der Stimme erzeugt wurden.

Wenn Hören durch den Magen geht

Als die Nummer von Andreas auf dem Display meines Smartphones aufleuchtet, bin ich freudig überrascht. Dass er mich anruft beweist, dass ich ihn wohl doch nicht zu sehr genervt habe mit meinen häufigen Fragen. »Guten Morgen, Andreas, was verschafft mir die Ehre?«

»Ich wollte mal hören, wie dein Praktikum beim Akustiker gelaufen ist und was es Neues gibt.«

Ich berichte von den drei Tagen in der letzten Woche, die mir spannende Einblicke in die Branche gebracht haben. Besonders beeindruckt hat mich ein blinder Mann mit Hörproblemen, für den die Ohren einen ganz besonderen Stellenwert besitzen: Sie sind sein wichtigstes Orientierungsmittel. »Er berichtete von Schwierigkeiten zu unterscheiden, ob die vordere oder hintere Tür eines Busses aufging«, erzähle ich. »Der Akustiker justierte einige Frequenzen seiner Hörgeräte nach, und wir gingen mit dem Mann nach draußen an eine viel befahrene Straße. Er setzte seinen Blindenstock ein, um sich zu orientieren. Außerdem sprachen der Akustiker und ich ihn aus unterschiedlichen Richtungen und Entfernungen an. Trotz der Straßengeräusche konnte er uns problemlos finden. Offenbar war die neue Einstellung des Hörgeräts besser, und der Mann zeigte sich zufrieden.«

Andreas sagt: »Darüber habe ich noch nie nachgedacht, aber für einen Blinden mit Hörproblemen muss die Einstellung eines Hörgeräts wirklich besonders wichtig sein.«

»Genau. Es war eine tolle Erfahrung zu erleben, wie sehr die Technik seine Lebensqualität verbessert. Ein absurdes Highlight habe ich dann am nächsten Tag erlebt. Es kam eine ältere Dame mit einer französischen Bulldogge in das Geschäft. Eines ihrer Hörgeräte hatte sie im Ohr, das zweite hielt sie uns in einer durchsichtigen Plastiktüte entgegen. Es sah irgendwie nicht mehr ganz frisch aus. Der Akustiker hatte es bereits aus der Tüte gefischt, als die Dame sagte, dass ihr Hund es gefressen hatte.«

»Was heißt gefressen?«, will Andreas wissen. »Hat der Hund darauf herumgekaut?«

»Das nicht. Er hat es mit einem Happs runtergeschluckt.«

»Und wie ist die Frau dann da rangekommen?«

»Dreimal darfst du raten. Über den einzigen natürlichen Weg!«

»Heißt das ...?«

»Genau: Das Gerät ging vorne rein in die Bulldogge und irgendwann später wieder hinten raus. Einmal durch den ganzen Hund durch.«

»Oh, Shit!«

»Im wahrsten Sinne des Wortes! Das Gesicht des Akustikers hättest du sehen sollen, als er das hörte. Aber der Mann ist Profi. Er hat schnell wieder auf freundlichen Small Talk umgeschaltet. Ganz beiläufig hat er ein Taschentuch entfaltet, das Hörgerät hineingepackt und hinter dem Tresen seine Hand mit einem Desinfektionsspray eingesprüht. Das hat die Lady gar nicht gemerkt. Die Dogge stand die ganze Zeit vor uns und hat uns fröhlich hechelnd angeschielt. Ich musste mir fest auf die Lippe beißen, um nicht loszuprusten.«

»Das glaube ich! Und was war dann mit dem Hörgerät? Musstet ihr das entsorgen?«

»Nicht doch! Das Teil kostet über zweitausend Euro. Das wäre dann wohl das teuerste Hundeleckerli aller Zeiten gewesen! Nein, der Akustiker hat es erst in ein Reinigungsbad gelegt und dann zurück an den Hersteller geschickt. Die haben es zerlegt, bis in die letzte

Ritze gereinigt, desinfiziert und einige Tage später zurückgesandt. Und zwar voll funktionsfähig – es war so gut wie neu.«

»Wahnsinn. Was das alles ausgehalten hat! Ein Tiergebiss, Speichel und Magensäure, um dann in einem warmen Hundehaufen zu enden. Dass das nach alledem tatsächlich noch funktioniert, ist krass.«

»Ja, diese Geräte sind heutzutage wirklich fantastisch. Da wird ganz viel geforscht und weiterentwickelt. Also nach allem, was ich bei meinem Praktikum erlebt habe, bin ich umso mehr überzeugt von dem Beruf Hörakustiker. Ich werde das durchziehen.«

»Das ist ja spannend. Und wie geht das jetzt weiter? Hast du dich schon beworben?«

»Na klar. Ich habe den Job!«

»Echt jetzt?«

»Das Praktikum lief rund, und die zwischenmenschliche Chemie hat gestimmt. Bei den Kunden kam ich wohl auch gut an. Zwei Tage später habe ich den Einstellungstest bestanden, und Ende August geht es los. Die Umschulung habe ich auch schon bei der Rentenversicherung beantragt.«

»Ich gratuliere. Das läuft ja super! Sag mal, hast du den Ausbildungsvertrag schon vorliegen?«

»Ja. Wieso?«

»Dann passt es ja umso besser! Weshalb ich eigentlich anrufe: Ende Juni findet in Paris die weltweit größte Konferenz der Hals-Nasen-Ohren-Heilkunde statt, die IFOS[5] 2017. Ich muss da für meine Firma hin.

---

[5] IFOS: International Federation of Oto-Rhino-Laryngologie Societies. (Internationale Föderation der Gesellschaften für Hals-Nasen-Ohrenheilkunde)

Da du dich in letzter Zeit so viel mit dem Thema Gehör und Gleichgewicht befasst hast, wollte ich dich fragen, ob du nicht mitkommen willst. Dort gib es an vier Tagen spannende Vorträge von Experten aus der ganzen Welt. Unter anderem auch über Morbus Menière, Tinnitus, Schwerhörigkeit, Gleichgewichtsstörungen – alles, was dich direkt betrifft. Da stellen aber zum Beispiel auch Hörgerätehersteller neue Produkte vor, und es werden Zukunftsperspektiven der Branche gezeigt. Dann bist du in Bezug auf deine Krankheit und für deine Ausbildung auf dem aktuellsten Stand der Forschung.«

»Wow, klingt cool. Aber ich bin doch kein Arzt. Kann ich da überhaupt teilnehmen?«

»Klar, als Akustiker kannst du an allen Vorträgen teilnehmen. Du musst nur den Ausbildungsvertrag vorlegen und eine Teilnahmegebühr bezahlen. Wenn du etwas Medizinisches bei den Vorträgen nicht verstehst, kann ich es dir erklären.«

Ich bin sofort Feuer und Flamme! Zumal Paris immer eine Reise wert ist, erst recht gemeinsam mit einem guten Freund. Ich eile zu meinem Schreibtisch und blättere in meinem Kalender.

»Wann genau findet das statt?«

Andreas sagt das Datum durch.

»Ich bin dabei!«

Zug um Zug gegen den Wind

Eigentlich sollte ich in einem gemütlichen Bahnabteil mit Klimaanlage sitzen, wo ich in Ruhe mit meinem Laptop arbeiten kann. Stattdessen stehe ich auf einem heißen, stickigen Gang und werde immer wieder von anderen Passagieren gegen die Scheibe gequetscht, die sich mit ihren Koffern vorbeizwängen. Ausgerechnet gestern, einen Tag vor meiner Abreise nach Paris, war ein verheerendes Unwetter über Norddeutschland gezogen. Der Bahnverkehr war streckenweise zum Erliegen gekommen, und mein reservierter ICE ist heute komplett ausgefallen. So stehe ich hier in einem überfüllten Regionalexpress und hoffe, dass ich es heute noch nach Paris schaffe. Zum Glück fängt die Konferenz erst morgen an!

Ein beklemmendes Gefühl überkommt mich bei der Vorstellung, ausgerechnet in dieser beengten Situation eine Schwindelattacke zu erleiden. Wie immer habe ich ein kleines Notfallpaket in meiner Tasche. Es enthält eine Plastiktüte, falls ich mich erbrechen muss, sowie zwei Medikamente. Das eine namens *Diazepam* ist ein starkes Beruhigungsmittel, auch bekannt als *Valium*. Zwar ist es nicht möglich, direkt auf den Schwindel einzuwirken, doch durch die Beruhigung des zentralen Nervensystems hilft es, nicht in Panik zu verfallen und halbwegs entspannt zu bleiben. Es sind winzige Tabletten, die sofort im Mund zergehen. Schwieriger wird es mit dem zweiten Medikament namens *Vomex*, das gegen Erbrechen hilft. Weil eine geschluckte Tablette bei einem Brechanfall natürlich sofort wieder mit ausgespuckt werden würde, handelt es sich bei diesem Präparat um *Zäpfchen*. Wie ich eingepfercht zwischen all den Menschen um mich herum ein solches Zäpfchen in die dafür vorgesehene Körperöffnung bugsieren soll, will ich mir besser gar nicht vorstellen! Ich versuche mich abzulenken und denke über den Sturm nach. Über Hamburg war sogar ein Tornado entstanden! Ich hatte gar nicht gewusst, dass so etwas in diesen Breiten überhaupt möglich ist. Der Klimawandel ist real, auch wenn es einige mächtige Herren dieser Welt noch immer nicht wahrhaben wollen…

Während der Zug über die Elbbrücken fährt, lasse ich meinen Blick über die Skyline der Stadt schweifen auf der Suche nach Spuren der Verwüstung. Meine Augen bleiben an dem derzeit wohl berühmtesten Gebäude Deutschlands hängen, der Elbphilharmonie. Was wäre es nach ihrer langen und teuren Baugeschichte für eine Ironie des Schicksals, wenn sie direkt nach ihrer um sieben Jahre verspäteten Eröffnung von einem Tornado zerstört würde! Doch zum Glück sieht ihre wellenförmige Silhouette noch genauso beeindruckend aus wie vor dem Unwetter.

Berühmt ist die Elbphilharmonie nicht nur für ihre beeindruckende Gestalt mit repräsentativer Lage im Hafen, sondern auch für die Akustik ihrer beiden Konzertsäle. Nach allem, was ich durch die Einrichtung meines Heimstudios gelernt habe, hat die Form und Ausstattung eines Raumes gewaltigen Einfluss auf den Klang darin. Das gilt nicht nur für Konzertsäle und Studios, vielmehr beeinflusst Raumakustik den Alltag jedes Einzelnen von uns in weit größerem Umfang, als uns bewusst ist.

Raum für Klänge

Täglich erhalten TV-Sendeanstalten Beschwerden von Zuschauern, die mit der Klangqualität der Filme und Serien nicht einverstanden sind. Man verstehe die Schauspieler schlecht, dafür seien die Hintergrundmusik und die Geräusche viel zu laut. Kommt Ihnen dieses Phänomen bekannt vor?

Meine Frau hat lange beim Film im Schneideraum gearbeitet und hatte täglich mit Tonaufnahmen zu tun. Sie wird Ihnen bestätigen können, dass beim Ton im deutschen Fernsehen auf nichts so viel Wert gelegt wird wie auf die Sprachverständlichkeit. Deshalb reden die meisten deutschen Schauspieler ziemlich gestelzt. Unter keinen Umständen darf die Verständlichkeit der Natürlichkeit von Alltagssprache geopfert werden! Bei der Nachbearbeitung steuern professionelle Tontechniker jedes klangliche Detail genauestens aus. Wie kommt es also, dass dennoch viele Zuschauer unzufrieden sind?

Ein Grund für schlechtes Sprachverständnis könnte eine beginnende Schwerhörigkeit sein, die sich langsam eingeschlichen hat und von der man nichts weiß – oder die man sich nicht eingestehen will. Doch selbst wenn jemand völlig gesunde Ohren hat, nützt ihm die beste Tontechnik der Welt wenig, wenn sein Wohnzimmer furchtbar klingt! Über Raumakustik machen sich die wenigsten Menschen Gedanken. Dennoch trägt sie sehr viel dazu bei, wie gemütlich oder ungemütlich ein Zimmer ist und wie gut man sich darin unterhalten kann – oder eben, wie gut der Fernseher klingt.

Der Sound der Elbphilharmonie

Der große Konzertsaal der Elbphilharmonie wiegt 12 500 Tonnen und ruht auf 342 Stahlfederpaketen. Dadurch ist der 25 Meter hohe Raum akustisch komplett entkoppelt vom restlichen Gebäude und von Außengeräuschen. 10 000 Gipsfaserplatten mit unregelmäßiger Oberfläche bedecken 6000 Quadratmeter Wand- und Deckenflächen, um den Schall zu streuen. Die Form der Oberflächen wurde mit einem Computer für optimale Ergebnisse berechnet. Selbst die Sitzbezüge wurden speziell verklebt, um bei frei gebliebenen Plätzen dieselbe Akustik zu erzielen wie in einem voll besetzten Saal. Die Anwesenheit von 2100 Gästen wurde bei der Planung der Klangstreuung von Anfang an mitberücksichtigt, denn die Körper absorbieren und streuen Schallwellen.

Vergegenwärtigen wir uns noch einmal die kugelförmige Ausbreitung von Schallwellen. Sie dehnen sich nur so weit aus, bis sie auf ein festes Hindernis wie eine Zimmerwand stoßen. Von dort werden sie in demselben Winkel zurückgeworfen, in dem sie auftreffen. Rechteckige oder quadratische Räume sind akustisch problematisch, denn steil auftreffende Schallwellen werden ebenso steil an die gegenüberliegende Wand reflektiert, von dort wieder zurück, und so weiter. Wie beim Pingpong geht es immer wieder hin und her. Vielleicht haben Sie schon mal zwischen zwei Spiegeln gestanden und den Eindruck gewonnen, Ihr Abbild würde sich etliche Male wiederholen, ehe es sich in der Unendlichkeit verliert. Das passiert auch mit Schallwellen zwischen gegenüberliegenden Wänden oder Zimmerdecke und Boden. Dazu kommen Reflexionen über die Ecken, die nach mehreren Richtungsänderungen bei den Ohren landen. Den Effekt des sogenannten *Flatterechos* können Sie besonders gut in leer stehenden Räumen testen. Wenn Sie etwa bei einer Wohnungsbesichtigung in die Hände klatschen, entsteht ein metallisch klingender Nachhall.

Die in Räumen immer wieder um unsere Ohren sausenden »Querschläger« von Schallwellen konkurrieren mit der direkten Geräuschquelle, egal ob es sich dabei um eine sprechende Person oder um einen Lautsprecher handelt. Noch komplizierter wird es dadurch, dass unterschiedliche Frequenzen unterschiedlich stark reflektiert werden und sich an unterschiedlichen Positionen im Raum verdichten. Ein physikalisches Phänomen sorgt beispielsweise dafür, dass sich tiefe Töne in den Ecken eines Raums sammeln. Befindet sich genau dort Ihr Lieblingssessel, wird ein tiefes Geräusch aus dem Fernseher schnell in Ihren Ohren dröhnen. Ebenso wichtig wie die Positionen der Sitzgelegenheiten sind die Positionen der Lautsprecher im Raum und ihre Ausrichtung. Unser Gehirn ist zwar in der Lage, den Klang eines Raumes sehr schnell zu analysieren und unbewusst den Nachhall herauszufiltern, um das Ausgangssignal zu verstehen. Das funktioniert allerdings in gewissen Grenzen. Klingt ein Raum unvorteilhaft, wird er gerade ein Tongemisch wie Musik oder TV-Sendungen in einen akustischen Brei verwandeln, dessen einzelne Bestandteile sich nur sehr schwer erfassen lassen. Sprache geht in diesem Gemisch leicht unter.

Akustische Gemütlichkeit
für Wohnzimmer und Restaurants

Raumakustik ist eine Wissenschaft für sich, und wir können die Grundlagen hier nicht im Detail vertiefen. Dennoch dürften einige grundsätzliche Tipps hilfreich sein, damit Ihr Wohnzimmer nicht nur gemütlich aussieht, sondern sich auch behaglich anhört. Sollten Sie Probleme mit dem Klang des Fernsehgerätes oder Ihrer Stereoanlage haben, prüfen Sie bitte zunächst, wo sich die Lautsprecher befinden. Gerne werden Fernseher tief in Schrankwänden versenkt. Das mag schick aussehen, doch werden dadurch die Schallwellen gleich von Anfang an auf dem Weg zu Ihren Ohren abgelenkt. Außerdem kann der umgebende Schrank mitschwingen und bestimmte Frequenzen überbetonen, die dann unangenehm klingen. Im Idealfall sollten der Fernseher oder die Lautsprecher frei stehen und auch etwas Abstand zur Zimmerwand haben.

Generell klingen Räume angenehmer, wenn in ihnen Streuung stattfindet. Dabei lenken Möbelstücke und unregelmäßige Wandoberflächen Schallwellen ab und verhindern, dass sie immer wieder zwischen den Wänden hin und her geworfen werden. Ein Bücherregal gegenüber dem Fernseher kann Wunder wirken, vor allem wenn die Bücher etwas unregelmäßig angeordnet sind.

Nachhall in hohen Frequenzen lässt Räume kalt und metallisch klingen. Hier hilft das zweite wichtige Konzept der Raumakustik neben der Streuung, nämlich Dämpfung. Stoffe fangen hohe Hallfahnen auf. Gerade in karg eingerichteten Räumen helfen Vorhänge und Teppiche. Auch das Material Holz kann unangenehme Klänge einfangen. Falls all das in Ihren vier Wänden nicht ausreicht, um einen angenehmen Klang vom TV zu erzielen, können Funkkopfhörer eine Alternative darstellen. Über die freuen sich dann auch die Nachbarn, wenn nicht mehr von nebenan der bis zum Anschlag aufgedrehte Fernseher herüberschallt...

Dass rechtwinklige Räume grundsätzlich erst mal ungünstig klingen, wissen auch Betreiber von Kinos und Konzerthäusern. Meistens sind Vorführungsräume trapezförmig. Achten Sie beim nächsten Kinobesuch mal darauf: Vermutlich wird der Filmsaal eher aussehen wie ein Tortenstück als wie ein Rechteck. Zudem gibt es viel Stoff durch die Polster der Sitze, die Vorhänge und oft auch Wandverkleidungen aus Textilien. Die meisten Kinosäle haben keinen unangenehmen Nachhall. Wo meiner Meinung nach allerdings erheblicher Verbesserungsbedarf in puncto Akustik besteht, ist die Gastronomie. Viel zu selten machen sich Betreiber von Restaurants, Bars oder Cafés Gedanken darüber, wie ihre Räumlichkeiten klingen. Manche Restaurants besuche ich trotz köstlicher Gerichte allein deshalb nicht, weil ich mein eigenes Wort dort nicht verstehen kann, geschweige das meines Gegenübers.

Viele gastronomische Betriebe bestehen aus großen Räumen, vollgestellt mit Tischen, wo sich das allgemeine Stimmgewirr mit einem Klangeintopf aus Reflexionen überlagert. Dieser wird dann womöglich auch noch mit übertrieben lauter Hintergrundmusik befeuert. Das ist wahrlich keine Umgebung, in der gepflegte Konversation Spaß macht. Erst recht nicht, wenn man wie ich und viele Millionen Menschen ein beeinträchtigtes Gehör hat. Dabei wäre es mit einer wohlüberlegten Einrichtung leicht möglich, das Klangchaos abzumildern. Es ist beispielsweise schon viel damit gewonnen, Schallabsorber an den Decken aufzuhängen, die durchaus ein schickes Design haben können. Falls Sie selbst Gastronom sind und sich wundern, warum die Gäste sofort nach dem Essen die Rechnung erbitten und fluchtartig das Gebäude verlassen, anstatt gemütlich noch einen Drink zu bestellen und Ihren Umsatz weiter anzukurbeln, prüfen Sie doch bitte mal, wie die Geräuschkulisse bei voll besetztem Haus ist. Gegebenenfalls kann Ihnen ein Raumakustiker dabei helfen, eine intime Atmosphäre in Ihr Etablissement zu zaubern.

Das Flüstern des Eiffelturms

Wir stehen vor dem Eiffelturm und blicken staunend in die Höhe. Obwohl Andreas und ich nach unserem ersten Tag auf der Konferenz im *Palais de Congrès* mit 8500 Teilnehmern aus aller Welt total erledigt sind, haben wir uns an diesem schwülwarmen Sommerabend noch einmal aufgerafft und die berühmteste Sehenswürdigkeit von Paris aufgesucht. Erledigt bin ich nicht nur aufgrund der geballten Informationsflut bei den Fachvorträgen. Mir steckt auch noch die zwölfstündige Anreise von gestern in den Knochen, bei der ich die meiste Zeit zusammengekauert in überfüllten Zuggängen verbracht hatte. Ich war erst kurz vor Mitternacht in Paris eingetroffen. Andreas erklärt: »Der Eiffelturm ist 324 Meter hoch. Stell dir vor, das wäre eine riesige Haarzelle. Würde man die Spitze um gerade mal die Breite eines kleinen Fingers bewegen, würde das schon ausreichen, um eine Wahrnehmung auszulösen. So empfindlich sind die Härchen auf den Haarzellen in unseren Ohren.«

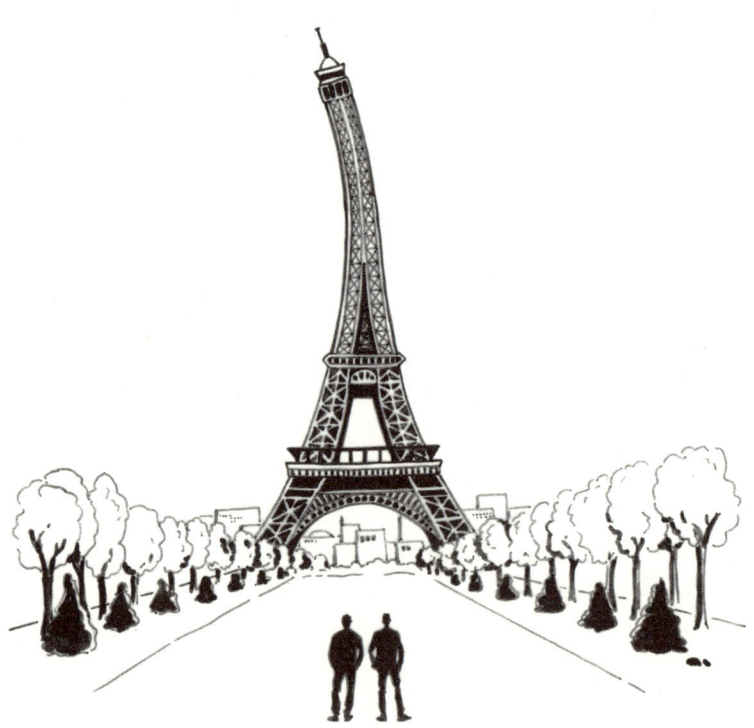

Ich recke meinen kleinen Finger in die Höhe. Im Vergleich zu dem gigantischen Turm dahinter ist das nichts!

»Wow«, antworte ich. »Wenn das so ist, müsste man doch eigentlich jedes noch so kleine Geräusch hören?«

»Das ist bei einem Menschen mit gesundem Gehör auch so. Wären unsere Ohren noch empfindlicher, würden wir sogar die Wärmebewegung von Luftmolekülen hören.«

»Das heißt, man würde zum Beispiel die Heizung anschalten und dann hören, wie die warme Luft aufsteigt?«

»Genau. Umgekehrt sind wir in der Lage, extrem laute Geräusche wie Explosionen wahrzunehmen. Unser natürlicher Hörumfang ist gewaltig.«

Eine Weile stehen wir schweigend vor dem beeindruckenden Gebäude, das ich schon so oft als Miniaturmodell oder auf Bildern gesehen hatte. Den Eiffelturm in Miniversion zu sehen ist allerdings etwas völlig anderes, als den riesigen Dimensionen leibhaftig ausgesetzt zu sein. Selten hatte ich mich so klein gefühlt. Trotz des zu erwartenden fantastischen Ausblicks entscheiden wir uns dagegen, hinaufzufahren. Wir haben angesichts der Touristenmassen vor den Fahrstühlen keine Lust, uns in das Gedränge zu quetschen. Stattdessen treten wir gemütlich den Rückweg zum Hotel an. Einige Schritte weiter halte ich noch mal kurz inne und hebe meinen kleinen Finger vor das kolossale Metallgeflecht. Ich weiß nicht, was beeindruckender ist: die als stählerne Architektur manifestierte Erfindungsgabe des Menschen oder die Empfindlichkeit unserer Ohren, die uns so selbstverständlich erscheint.

Unwissen auf dem neuesten Stand

Unser sommerlicher Spaziergang durch Paris führt uns vorbei an Straßencafés und Restaurants, in denen reges Treiben herrscht. Samstagabend in der Stadt der Liebe: Das Leben brummt und summt auf den Straßen. Während wir die Eindrücke in uns aufsaugen, unterhalten wir uns über die Ergebnisse des ersten Tages.

»Wie bist du denn mit den Fachvorträgen zurechtgekommen?«, will Andreas wissen. »Hast du alles verstanden?«

»Nicht alles, aber das Wichtigste schon. Ich will ja gar nicht genau im Detail wissen, was die Forscher in ihren Laboren machen. Spannend ist, was das alles für mich und jeden anderen Menschen mit Ohren bedeutet. *Wie* die Experten das herausfinden, ist ihre Sache. Mich interessiert vielmehr, *was* sie herausfinden.«

»Und war da konkret etwas dabei, was dir mit deiner Krankheit weiterhilft?«

Ich denke einen Moment nach und rekapituliere den Tag. Ich hatte zunächst zwei interessante Vorträge zum Thema Tinnitus besucht. Das hatte mir durchaus ein besseres Verständnis des Phänomens vermittelt, das mich permanent hohe Pfeiftöne auf beiden Ohren hören lässt. Als Enttäuschung hatte sich dagegen gerade diejenige Veranstaltung erwiesen, von der ich mir vor der Reise am meisten erhofft hatte. Sie trug den vielversprechenden Titel *Modernste Behandlungsmethoden für Morbus Menière*[6]. Ich hatte erwartet, von re-

---

[6] Originaltitel: *State of the art treatment in Meniere's disease.*

nommierten Experten endlich eine mögliche Erklärung für die Ursache der Krankheit zu erfahren. Vor allem hatte ich gehofft, dass man eine neuartige Behandlungsmethode gefunden hätte. Nichts davon war der Fall. Ich fasse für Andreas die Ergebnisse zusammen: »Kein Mensch weiß, was einen endolymphatischen Hydrops auslöst. Man vermutet einen Zusammenhang mit Stresshormonen, kann aber nicht erklären, warum es einige gestresste Menschen betrifft, andere nicht. Es ist noch nicht mal klar, ob der Hydrops, also der Überdruck an Endolymphflüssigkeit im häutigen Labyrinth, allein für den Schwindel verantwortlich ist. Zwar ist sicher, dass jeder mit Morbus Menière einen Hydrops hat. Es gibt allerdings auch viele Menschen, bei denen zwar ein Hydrops vorhanden ist, die aber keine Symptome zeigen.«

Andreas antwortet ohne zu zögern: »Dann wäre es doch sinnvoll, die Personengruppe ohne Beschwerden mit der von Menière-Patienten zu vergleichen und zu prüfen, was bei den gesunden anders ist.«

Ich nicke. »Stimmt. Das Problem ist, dass bei Menschen ohne Menière-Symptome der Hydrops fast immer erst nach dem Tod festgestellt wird. Vorher kommt man an das Felsenbein ja nicht ran.«

»Klar. Wer lässt sich schon freiwillig eine Spritze ins Ohr geben, um einen möglichen Hydrops zu sehen, ohne dass er irgendwelche Beschwerden hat? Vielleicht habe ich ja auch einen und weiß es nicht! Wurden denn wenigstens neue Behandlungsmethoden vorgestellt?«

»Fast nichts, was ich nicht schon wusste. *Betahistin*, das so gut wie allen Menière-Patienten verschrieben wird, ist Studien zufolge nicht wirkungsvoller als ein

Placebo. Nach dem Motto: Hauptsache, die Ärzte können überhaupt etwas verschreiben und müssen ihre Patienten nicht mit leeren Händen wegschicken. Ich habe das schon lange abgesetzt. Ansonsten forscht man an einem Gel, das direkt ins Ohr gespritzt wird und dort über einen längeren Zeitraum einen Entzündungshemmer namens *Dexamethason* freisetzt. Es kann nach Monaten wohl zu einer gewissen Linderung führen, doch der Erfolg ist ungewiss und die Ergebnisse mehr als bescheiden. Außerdem versucht man, aus Stammzellen neue Haarzellen zu züchten, mit denen man die beschädigten Haarzellen im Gleichgewichtsorgan ersetzen könnte. Auch künstliche Gleichgewichtsorgane werden entwickelt. Das ist aber alles Zukunftsmusik.« Ich amte tief durch, ehe ich weiterrede: »Was mir der Vortrag heute auf jeden Fall gebracht hat ist, dass ich jetzt erst recht nicht verstehen kann, warum der Arzt in der Klinik mir ernsthaft eine Operation empfohlen hat. Heute hat nämlich ein renommierter französischer Chirurg genau definiert, für welche Patienten es überhaupt in Frage kommt, das Gleichgewichtsorgan auf der betroffenen Seite operativ auszuschalten.«

»Na, da bin ich ja mal gespannt!«

»Erst mal stellt er den Patienten drei Fragen, die der deutsche Arzt mir nicht gestellt hat. Wie oft fehlst du auf der Arbeit? Wie wirkt sich die Krankheit auf dein Familienleben aus? Und wie wirkt sie sich auf dein Sozialleben aus? Ist die Antwort, dass der Patient eine Woche pro Monat bei der Arbeit fehlt, dass seine Familienaktivitäten und Urlaube stark beeinträchtigt sind und dass er aus Angst vor Anfällen praktisch ständig zu Hause bleibt, dann kommt eine Operation in Frage.

Davon bin ich so weit entfernt wie ein Apfelkern von dem knorrigen alten Baum, der theoretisch mal aus ihm wachsen könnte. Weißt du, wie lange die Patienten des französischen Chirurgen im Durchschnitt bereits die Krankheit haben, ehe sie der Operation zustimmen?«

Andreas schüttelt den Kopf. »Ich habe keine Ahnung.«

»Fast acht Jahre! Im Schnitt sind sie 52 Jahre alt, und fast ein Drittel von ihnen leidet unter der besonders schwerwiegenden Variante, dem *Turmakin-Syndrom*. Dabei sind die Schwindelattacken so stark, dass sie bewusstlos umfallen und sich dabei verletzen. Ich werde bei dem Gedanken richtig wütend, dass man mir nach meinem gerade mal dritten Anfall diesen Eingriff empfohlen hat. Dein Rat, erst mal den weiteren Verlauf der Krankheit abzuwarten und die Lebensumstände anzupassen, was ich zum Glück ja auch getan habe, war der einzig sinnvolle. Seitdem hatte ich keine einzige Schwindelattacke mehr. Danke noch mal, dass du mir da gut zugeredet hast.«

»Gern geschehen.« Während wir uns durch eine überfüllte Gasse schlängeln, in der Straßenverkäufer aus aller Herren Länder an kleinen Ständen exotische Gerichte anbieten, fährt Andreas fort: »In Deutschland wird in manchen Bereichen zu voreilig operiert. Viele Eingriffe sind gar nicht nötig, und das Risiko einer Operation wird häufig unterschätzt. Das gilt für viele Fachrichtungen, zum Beispiel auch für Kaiserschnitte und Rückenoperationen. Ich kann jedem, dem eine Operation empfohlen wird, nur dringend raten, sich eine zweite Meinung einzuholen und auch andere Behandlungsmethoden zu prüfen.«

Ein hölzernes Krachen lässt uns zusammenzucken. Hinter einem der Stände hackt ein korpulenter Chinese mit einer riesigen Klinge auf ein undefinierbares Stück Fleisch ein. Ich kann mir den Kommentar nicht verkneifen: »Der hat bestimmt in Deutschland Medizin studiert.« Andreas reagiert auf diese Verunglimpfung seiner Profession zunächst mit einem säuerlichen Blick, doch dann müssen wir beide lachen. Er deutet nach links, wo ein Inder gelbes Pulver auf vegetarische Gerichte streut: »Zum Glück gibt es bei uns aber auch immer mehr Schulmediziner, die neben Medikamenten und Operationen zum Beispiel die Wirkung ayurvedischer Gewürze schätzen.« Ich bin erstaunt, dies aus dem Mund des Mitarbeiters eines Pharmaunternehmens zu hören. Als müsse er sich dafür entschuldigen, fügt er rasch an: »Darüber gibt es mittlerweile ganz interessante Studien.« Na klar, immer schön wissenschaftlich bleiben. Das schätze ich so an meinem Kumpel.

Astronauten im Supermarkt

Drei Tage Konferenz mit hochinteressanten Beiträgen liegen hinter uns. Ich habe hunderte Seiten von Präsentationen mit meinem Smartphone abfotografiert und seitenweise Notizen gemacht. Es hatte sich fast angefühlt wie in meiner Zeit als Student. Bloß dass ich damals, mit Anfang zwanzig, häufig ohne konkretes Ziel in den trüben Wassern der Geisteswissenschaften nach Themen gesucht hatte, die für mich wirklich von Bedeutung waren. Jetzt, mit Anfang vierzig, weiß ich dagegen ganz genau, was ich wissen und verstehen will. Es wird eine ganze Weile dauern, bis ich meine Notizen ausgewertet haben werde.

Heute allerdings, an unserem letzten Abend in Paris, atmen wir erst mal durch und genießen den Ausblick vom Vorplatz der Kirche Sacré-Coeur, die über dem Künstlerviertel Montmartre thront. Hier auf der höchsten natürlichen Erhebung von Paris liegt uns die Stadt zu Füßen. Wir sind fasziniert von dem steinernen Meer aus Häusern, das sich bis zum Horizont zieht. Doch ein einzelner Mann stiehlt dem Panorama die Show und zieht uns in den Bann. Auf einem quadratischen Mauerpfosten, der kaum einen Meter breit ist, steht ein Athlet auf einem Bein. Auf seiner nach oben gereckten Stirn balanciert er ein Plastikröhrchen, auf dem sich ein Fußball in atemberaubender Geschwindigkeit dreht.

»Unglaublich«, kommentiert Andreas. »Bei ihm sieht das ganz einfach aus. Als wäre er schwerelos.«

»Ganz im Gegenteil«, erwidere ich. »Wie ich heute in einem Vortrag gelernt habe, war dieser Mann vermutlich niemals Schwerelosigkeit ausgesetzt. Er ist jedenfalls ganz bestimmt kein Astronaut.«

»Ach, echt?«, ruft Andreas. »Da wäre ich von alleine nie darauf gekommen. Das Erste, was ich dachte war: Das ist bestimmt ein Astronaut! Der ist nur zum Bodentraining mal kurz in Paris gelandet, und nachher düst er wieder hoch zur internationalen Raumstation.«

Kichernd erkläre ich Andreas, wie ich darauf komme. Ich hatte heute Morgen einen Vortrag besucht, dessen Titel mich als Science-Fiction-Fan neugierig gemacht hatte. Er lautete: *Wie können uns Astronauten helfen, in das Gehirn von Schwindelpatienten zu schauen?* Als Junge war es mein großer Traum gewesen, eines Tages in den Weltraum zu reisen. In etlichen Filmen und Reportagen hatte ich fasziniert beobachtet, wie Besatzungen von Raumschiffen und Raumstationen munter durch die Gegend schwebten, an der Decke liefen oder ihr schwereloses Frühstück wie in Zeitlupe aus der Luft schnappten. Niemals hatte ich mir darüber Gedanken gemacht, ob die Schwerelosigkeit in irgendeiner Form das Gehirn verändert, geschweige denn was das eines Tages mit einer Erkrankung meines Gleichgewichtssinns zu tun haben könnte. Und doch scheine ich etwas mit einem Astronauten gemeinsam zu haben, wie ich heute erfahren habe.

»Man hat Hirnscans von Astronauten vor und nach einem Aufenthalt im All gemacht. Wenn ich das richtig verstanden habe, hatten sie nach dem Flug weniger Verbindungen in der rechten Insula. Oder so ähnlich.«

»Du meinst sicher, in der rechten Inselrinde. Die gehört zum vestibulären Kortex. Sie ist mit dem Gleichgewichtsorgan verbunden und verarbeitet alle möglichen Informationen.«

»Äh, wenn du das sagst… Jedenfalls ist das ein Hirnareal, das körpereigene Bewegungen verarbeitet und die räumliche Orientierung unterstützt. Außerdem dient es der Wahrnehmung aufrechter Ausrichtung, und es bewertet visuelle Informationen im Verhältnis zur Schwerkraft. Richtig?«

»Das könnte man so ausdrücken, ja.«

»Der Referent hat jedenfalls anfangs ein Foto gezeigt

von bunten, voll bestückten Supermarktregalen. An solchen Orten, die das Auge mit vielen bunten Informationen überfordern, haben wohl Astronauten nach der Landung Gleichgewichtsprobleme, und das kenne ich. Wenn ich zwischen solchen Regalen hindurchlaufe, scheint oft der Boden schräg zu sein. Ich komme etwas aus der Balance.«

»Aber es ist doch etwas völlig anderes, ob man längere Zeit in Schwerelosigkeit war oder wie du Schwindelattacken hatte«, wirft Andreas ein.

»Das schon«, erwidere ich. »Allerdings hat man auch Hirnscans mit Leuten gemacht, die bei einem sogenannten *Parabelflug* in einem Flugzeug nur rund zwanzig Sekunden lang Schwerelosigkeit ausgesetzt waren. Schon bei ihnen waren Veränderungen im Gehirn messbar. Meine Schwindelanfälle haben dagegen Stunden gedauert und vermutlich das Gehirn gehörig durcheinandergebracht. Auch bei anderen Personengruppen, die bei optischer Überforderung mit zu vielen Reizen Gleichgewichtsprobleme haben, zeigten Gehirnscans Abweichungen gegenüber Menschen mit normaler Gleichgewichtswahrnehmung. Das Gefühl für Gleichgewicht setzt sich ja aus drei wesentlichen Teilen zusammen: den Signalen unserer Gleichgewichtsorgane in den Ohren, unserer Körperwahrnehmung und dem, was wir sehen. Ist eines dieser Signale oder die Zusammenführung der Eindrücke im Gehirn gestört, kann das zu Schwindel führen. Oder zu einem unsicheren Stand und Gang.«

»Hast du dieses unsichere Gefühl eigentlich nur in Supermärkten?«

»Nein, auch wenn sich im Hintergrund etwas bewegt. Manchmal spüre ich das in der Nähe von Wasser mit Wellen. Oder aber wenn der Boden tatsächlich ein leichtes Gefälle hat, das man kaum sieht, zum Beispiel bei geneigten Bürgersteigen oder Bahnsteigen. Dann sagen mir meine Augen, dass alles gerade ist. Meine Körperwahrnehmung sagt mir aber, dass Schräglage herrscht. Offensichtlich bekomme ich diese Informationen nicht sauber im Kopf zusammengesetzt. Meine Schwindelattacken müssen einen ähnlichen bleibenden Effekt auf mein Gehirn gehabt haben, wie ihn Astronauten in Schwerelosigkeit erleben.«

Andreas überlegt einen Moment. »Das ist spannend. Unser Gehirn ist ja unglaublich anpassungsfähig. Offenbar passt es sich an Schwerelosigkeit ebenso an wie an die Wahrnehmung eines gestörten Gleichgewichtsorgans. Aber sind diese Veränderungen wirklich dauerhaft? Gewöhnen sich die Astronauten denn nicht wieder vollständig an die Schwerkraft, wenn sie längere Zeit auf der Erde sind?«

Ich schüttele den Kopf. »Interessanterweise bleibt wohl eine Veränderung zurück. Das merkt man spätestens, wenn ein Astronaut zum zweiten Mal ins All fliegt. Beim ersten Mal leiden viele an der Raumkrankheit, also an Übelkeit und Erbrechen, doch die meisten haben beim zweiten Mal keine Probleme mehr. Das Gehirn hat sich den Zustand der Schwerelosigkeit sozusagen gemerkt. Ich nehme an, so ist es bei mir mit dem Schwindel. Vielleicht ist das Taumeln im Supermarkt also gar kein Problem meines kranken Gleichgewichtsorgans, sondern der Verarbeitung meiner Sinneseindrücke im Kopf. Mein Gehirn hat sich den Schwindel gemerkt und seitdem Probleme, die Normalsituation zu verarbeiten. Dagegen hätte dann übrigens auch eine Operation nichts genützt.«

»Das klingt zumindest plausibel. Vielleicht hast du aber auch einfach eine Art Übersensibilität, ausgelöst durch das traumatische Erlebnis der Schwindelattacken. Seitdem vertraut dein Gehirn der Wahrnehmung womöglich nicht mehr und stellt Eindrücke in Frage, die anderen Menschen ganz normal erscheinen. Die merken noch nicht mal, dass die Bürgersteige leicht schräg sind, um Regenwasser in den Rinnstein zu lenken. Apropos, lass uns langsam mal über die Bürgersteige von Paris zurück ins Hotel spazieren. Wir müssen ja morgen früh raus. Wir können auf dem Weg weiterquatschen.«

Das digitale Gehirn

Mehr als zwei Stunden nach unserem Besuch von Sacré-Coeur sitzen wir auf der Treppe vor unserem Hotelzimmer. Statt unsere müden Körper gemütlich im Bett auszustrecken, trinken wir lauwarmes Bier aus dem nächsten Kiosk. Nach unserer Rückkehr hatte die elektronische Schlüsselkarte für unser Zimmer gestreikt: Die Tür ließ sich nicht öffnen. Auch der Generalschlüssel von der Rezeption hatte keine Wirkung gezeigt. Seitdem telefoniert eine Mitarbeiterin des Hotels das Branchenregister durch und versucht vergeblich, einen Schlüsseldienst zu finden, der zu dieser späten Stunde noch anrücken würde.

Während wir warten, geraten wir ins Philosophieren.

Ich frage Andreas: »Wenn ich das richtig verstanden habe, gibt es bei den Haarzellen im Ohr nur zwei Möglichkeiten: Entweder sie geben ein Signal ab oder nicht. Wie ein An- und Ausschalter. Die Signalstärke ist immer gleich, nur die Geschwindigkeit der Schaltvorgänge ist je nach Hörwahrnehmung unterschiedlich. Das setzt sich dann auf diese Weise an den Synapsen im Hirn fort. Sie schalten sich an und aus, und die Häufigkeit pro Sekunde ist entscheidend. Ist das richtig?«

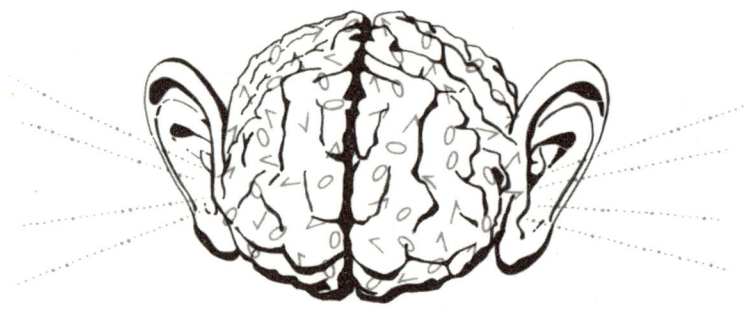

Andreas nickt. »Genau.«

»Dann bedeutet das ja, dass unser Gehirn sozusagen digital ist. Ein digitaler Code besteht doch nur aus Einsen und Nullen. Also an oder aus. Ja oder nein. Signal oder kein Signal.«

Andreas trinkt einen Schluck Bier. »So habe ich das noch nie gesehen, aber ja. Im Prinzip ließe sich alles, was im Hirn passiert, in Form von Einsen und Nullen darstellen. Bloß dass wir hier von Milliarden solcher Verknüpfungen sprechen.«

»Genau. Aber jetzt mal rein theoretisch: Hätte man einen Supercomputer mit unbegrenzter Rechenkapazität, könnte man dann nicht künstliche Sinneswahrnehmungen erschaffen und womöglich eine Welt nachmodellieren, die dann nur im Kopf entsteht?«

Andreas winkt ab. »Ich glaube, du hast zu viele Filme wie *Matrix* gesehen. Theoretisch mag das alles möglich sein, doch davon sind wir noch Lichtjahre entfernt.«

»Hm, aber könnte man nicht wenigstens einen Höreindruck künstlich erzeugen, wenn die Haarzellen geschädigt sind?«

»Das gibt es tatsächlich schon, das macht man mit sogenannten *Cochlea-Implantaten*. Sie sind bei Weitem nicht so hochauflösend wie eine gesunde Hörschnecke, aber auch daran gewöhnt sich das Gehirn. Womit wir schon wieder beim Thema Neuroplastizität wären.«

Darüber möchte ich gerne mehr erfahren, doch in diesem Moment kommt die Lady von der Rezeption die Treppe herauf. Ihr aufgesetztes Lächeln verheißt allerdings nichts Gutes. Tatsächlich teilt sie uns mit, vor morgen früh würde kein Schlüsseldienst kommen. Wir sind beunruhigt, schließlich müssen wir morgen Vormittag rechtzeitig in unserem Zug sein. Unser gesamtes Reisgepäck ist in unserem Zimmer eingesperrt. Sie versucht uns damit zu beschwichtigen, wir würden für diese Nacht ohne Aufpreis ein tolles Zimmer bekommen, das eigentlich noch teurer wäre, und morgen würden wir dann pünktlich an unsere Sachen kommen.

Als wir das Ausweichzimmer unter dem Dach betreten, schlägt uns eine Hitzewelle entgegen. Hier hat offensichtlich den ganzen Tag lang die Sonne draufgeknallt. Andreas klappt das Fenster auf. Von draußen schallen Straßenlärm und fetzige Partymusik herein. Irgendwo in der Nachbarschaft feiert jemand.

»Na toll, und meine Ohrenstöpsel sind in unserem Zimmer«, knurrt Andreas. »Es ist einfach zu heiß hier, um mit geschlossenem Fenster zu schlafen. Aber zum Glück habe ich ja meine Olivenkerne. Die helfen mir bei dem Lärm.«

»Du willst mich doch verarschen! Du steckst dir doch nicht wirklich Olivenkerne in die Ohren?«

Er lacht. »Nein, die habe ich in meinem Kopf oder besser gesagt im Hirnstamm!«

Ich verdrehe die Augen. Manchmal geht er mir mit seiner Art schon ein bisschen auf die Nerven. »Genau, du hast Olivenkerne im Hirn. Ich wusste ja schon immer, dass mit dir etwas nicht stimmt!«

»Das ist eine neuronale Schaltstelle, etwa hier.« Andreas deutet auf eine Stelle an seinem Nacken knapp unterhalb des Schädelansatzes. »Hier befindet sich eine Verschaltung, die etwa so groß und so geformt ist wie zwei Olivenkerne. Daher werden sie auch so genannt. Hier kommt die Information aus meinem Hörnerv an und wird umgeschaltet ins Gehirn. Dabei gehen Nervenfasern auch zu meinem anderen Ohr. Wenn ich mich nun in einer lauten Umgebung befinde, so wie hier, dann regulieren meine Ohren ihre neuronale Empfindlichkeit runter. Im Grunde so wie bei einer Gangschaltung im Auto. Die Übersetzung wird gröber, wenn man einen Gang runterschaltet. Es werden nicht mehr so viele Informationen an das Gehirn weitergeleitet.«

Ich bin begeistert. »Das ist ja cool. Das heißt, wir können nicht nur über unser Mittelohr und die Gehörknöchelchen den Schall abdämpfen, sondern auch auf neuronaler Ebene?«

»Genau. Ich war heute in einem Vortrag über Experimente, bei denen man über einen Kopfhörer dem einen Ohr einen lauten Ton vorgespielt hat und dann auf dem anderen Ohr die Sensibilität der Haarzellen bestimmt hat. Und siehe da, die Empfindlichkeit auf der gegenüberliegenden Seite war ebenfalls reduziert, und zwar abhängig von der Lautstärke des Tons auf dem anderen Ohr.«

»Das ist ja echt klasse!«, werfe ich ein. »Dann kommunizieren unsere Ohren also miteinander, und wenn es dem einen zu laut ist, schaltet auch das andere einen Gang runter. Wie ist denn das bei mir, wo ich doch einseitig schwerhörig bin? Funktioniert das dann auch noch?«

»Ich glaube, das vertiefen wir lieber morgen. Ich bin jetzt echt durch und muss mal ein paar Stunden schlafen.«

Erschöpft putzen wir uns mit Wegwerfzahnbürsten von der Rezeption die Zähne und legen uns in Unterwäsche ins Bett. Ich nehme mein Hörgerät heraus und drehe mich seitlich auf das gesunde Ohr. Das Kopfkissen dämpft nun den Lärm von draußen. Auf der anderen Seite dringen nur besonders laute Geräusche durch meine Schwerhörigkeit, wie Sirenen oder Hupen. Sie klingen dumpf wie durch Watte, und so brauche ich keine Ohrenstöpsel. Dem armen Andreas dürfte das alles deutlich mehr zu schaffen machen, selbst wenn seine Olivenkerne ein paar Gänge runterschalten!

Eine Weile liege ich noch wach und stelle mir vor, wie wir morgen am Bahnhof ankommen und nur noch die Rücklichter des Zuges sehen. Und wie dann eine weitere Odyssee mit Ausweichverbindungen den Rest des Tages auffrisst, so wie bei der Herfahrt. Hoffentlich bleibt uns das erspart! Doch irgendwann ist die Müdigkeit größer als meine Sorgen, und berieselt von den gedämpften Großstadtgeräuschen schlafe ich ein.

TEIL III:

DAS WUNDER BEWAHREN

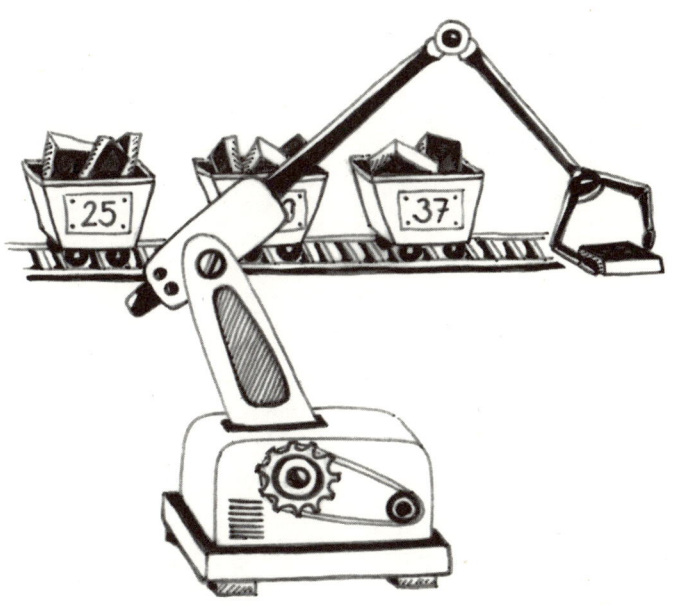

Eine kurze Geschichte des Lärms

Wie wir in Teil I erlebt haben, ist das Hören eine mehrere hundert Millionen Jahre alte Erfindung der Natur. Wesentlich neuer ist eine zweifelhafte Errungenschaft der menschlichen Zivilisation namens *Lärm*. Zugegeben, auch in der Natur kommen laute Geräusche vor. Abgesehen von tosenden Wasserfällen und brausender Meeresbrandung handelt es sich dabei allerdings zumeist um einmalige Kurzereignisse. Naturgewalten wie heftige Gewitter, Vulkanausbrüche, Erdbeben oder Lawinen können hohe Lautstärken erreichen. Das dauert allerdings meistens nur Minuten oder Stunden. Für gewöhnlich herrscht in der Natur angenehme Ruhe. Der Wind rauscht durch Baumwipfel, Vögel zwitschern, Insekten surren. All das ist wesentlich leiser als die von uns Menschen verursachte Lärmglocke rund um den Globus. Heutzutage brausen überall Autos, dröhnen Flugzeuge und kreischen Maschinen. Wir sind dermaßen gewöhnt an künstliche Geräusche, dass sie uns ganz normal vorkommen. Sind sie aber nicht, schon gar nicht für unser Gehör. Unsere Ohren und unser Gehirn hatten evolutionär viel zu wenig Zeit, um sich darauf einzustellen. Um uns das ganze Ausmaß unserer künstlich heraufbeschworenen Dauerbeschallung zu vergegenwärtigen, ist eine kurze Zeitreise zu den Anfängen des Lärms hilfreich.

Wie bei den vorangegangenen Kapiteln zur Evolution von Gehör und Sprache gilt, dass es keine Tonaufzeichnungen aus der Frühgeschichte gibt. Daher müssen wir wie Detektive nach Zusammenhängen suchen, um der Geschichte des Lärms auf die Schliche zu kommen. Eine einleuchtende Faustformel lautet: Je mehr Menschen auf engem Raum zusammenleben, desto mehr Lärm produzieren sie. Denn Stimmen sowie Arbeitsgeräusche von Händlern und Handwerkern überlagern sich mit den Klängen des alltäglichen Lebens auf den Straßen. Somit ist die Geschichte des Lärms in engem Zusammenhang zu sehen mit der Geschichte der städtischen Ballungsräume. Wir können hier aufgrund der gebotenen Kürze nicht auf sämtliche frühe Hochkulturen auf verschiedenen Kontinenten eingehen, die bereits vor Jahrtausenden in Städten lebten. Die Geschichte Europas mag als ein Beispiel für eine Entwicklung dienen, die schließlich in den heutigen hochtechnisierten Lärm-Metropolen gipfelte.

Starten wir der Einfachheit halber am Anfang der christlichen Zeitrechnung mit dem Jahr null. Das alte Rom war vermutlich bereits zu diesem Zeitpunkt eine Millionenstadt und muss entsprechend laut gewesen sein. Auch außerhalb der Stadtmauern sorgten die Römer mit ihren Eroberungszügen für reichlich Lärm. Bei Schlachten erzeugten das Kampfgeschrei und das Klirren der Waffen bis zu 130 dB. Der Kampfeslärm lag also an der absoluten Schmerzgrenze. Wobei die schmerzenden Ohren vermutlich nicht das größte

Problem der sich gegenseitig niedermetzelnden Kämpfer gewesen sein dürften ...

Nach dem Untergang des Römischen Reiches spielte sich das Leben in Europa überwiegend in kleineren Siedlungen ab, und es wurde ruhiger. Im Schnitt waren 69 Prozent der Umgebungsgeräusche natürlichen Ursprungs, stammten also von Wind, Regen, Tierlauten und Ähnlichem. Gerade mal 5 Prozent kamen von Werkzeugen und Verkehrsmitteln. Der Rest von 26 Prozent bestand in menschlichen Lauten wie Rufen, Unterhaltungen und Gesang.

Eine Erfindung, die diese angenehme Geräuschkulisse nach Jahrhunderten der Ruhe deutlich übertönte, waren Kirchenglocken. Erste gegossene Glocken, die ursprünglich aus Vorderasien stammten, kamen zwischen dem sechsten und dem achten Jahrhundert nach Europa. Als Symbol der Macht waren Glocken bald fast nur noch in Kirchen zu finden, und sie können über 100 dB erreichen. Das lauteste von Menschen gemachte Geräusch wurde also im Namen Gottes fabriziert, und in Deutschland gab es vermutlich kein Fleckchen, an das nicht von irgendwoher gelegentlich Kirchengeläut herüberwehte.

Ab dem Jahr 1354 übertönte eine neue Erfindung selbst Glocken: das Schießpulver. Eine damit bestückte Kanone kann markerschütternde Lautstärken bis zu 180 dB erreichen. Wieder einmal hatte das Militär die Nase vorn in puncto Lärmbelästigung. Glücklicherweise waren Kanonenschüsse selten. Dennoch war der Alltag im Mittelalter bereits generell lauter geworden, da neue Metropolen entstanden waren. Städte wie Florenz, Paris und Köln kamen bereits auf etwa

100 000 Einwohner. Im Vergleich zum Frühmittelalter, wo Holz als Baustoff dominierte, wurden in den Städten umfangreich Steine eingesetzt. Steinerne Hausfassaden reflektierten die Schallwellen viel intensiver und ließen Geräusche lauter erscheinen. Besonders die Pflasterung der Straßen, die ab dem 13. Jahrhundert Verbreitung fand, hob den Lärmpegel. Pferde und Holzwägen erzeugten nun viel mehr Krach als auf erdigem Untergrund. In einigen Städten wurde sogar das Rollen von Holzfässern auf gepflasterten Straßen verboten, weil sich die Anwohner belästigt fühlten.

Und: Wo viel gebaut wird, ist auch lärmendes Handwerk vertreten. Vor allem die Schmiede verursachten reichlich Krach, weswegen in vielen Städten ihre Arbeitszeiten eingeschränkt wurden. Wenn die sogenannte »Schmiedeglocke« erklang, wurde damit im wahrsten Sinne des Wortes der Feierabend für die Schmiede eingeläutet. Danach hatten sie die Arbeit ruhen zu lassen, zum Wohle der Anwohner. Bereits damals sorgte Lärm also durchaus für Unfrieden und musste mit gesetzlichen Regelungen eingedämmt werden.

Den größten Quantensprung in Richtung Dauerbeschallung verursachte im Jahre 1712 die Erfindung der Dampfmaschine, mit der die Industrialisierung Einzug hielt. Die Maschinen erzeugten 110 dB. Neu war nicht die Lautstärke, sondern dass sie teilweise rund um die Uhr liefen. Als erstes öffentliches Verkehrsmittel trug diesen Dauerlärm ab 1825 die vom Engländer George Stephenson entwickelte Eisenbahn in die Welt. 1886 präsentierte Karl Benz den ersten Kraftwagen mit Verbrennungsmotor – das dreirädrige Gefährt bildete die

Grundlage für den lautstarken Individualverkehr. Ab jetzt ging es Knall auf Fall mit der Lärmverbreitung, die vor allem die Geräuschkulisse der Großstädte nachhaltig verändern sollte. Industriemaschinen, Züge, Straßenbahnen und Automobile bildeten die Basis für das kontinuierliche Brausen, das durch die steinernen Straßenschluchten der Metropolen hallte. Wie sehr sich die Grundlautstärke der Städte im 19. Jahrhundert erhöhte, lässt sich an der Lautheit von Warnsignalen beobachten. Reichte es in früheren Jahrhunderten aus, wenn jemand in einem Wachturm durch ein Sprachrohr »Feuer« brüllte, so musste im Wien ab 1855 die Warnung über eine telegrafische Verbindung an die Feuerwache geschickt werden. Im 20. Jahrhundert trug neben der Verbreitung des Automobils auch der hinzukommende Fluglärm zur Erhöhung des Lärmpegels auf beiden Seiten des Atlantiks bei. Signalhörner von Rettungsfahrzeugen in der kanadischen Westküstenstadt Vancouver kamen im Jahr 1912 noch mit 88 dB Lautstärke aus. Im Jahr 1970 hatten sie 120 dB erreicht, was offensichtlich nötig war, um die lauter gewordenen Umgebungsgeräusche zu übertönen. Selbst Vögel singen mittlerweile in Großstädten lauter, um im Stadtlärm von Artgenossen gehört zu werden!

Heute leben wir in einer technisierten Welt, in der Lärm die Regel und Stille die Ausnahme ist. Auch die Unterhaltungselektronik trägt in großem Maße dazu bei, dank der allgegenwärtigen Berieselung mit Medieninhalten durch transportable Geräte oder Lautsprecher in Geschäften und öffentlichen Gebäuden. Die anfangs skizzierte mittelalterliche Lautsphäre hat sich heute ins Gegenteil verkehrt: In Europa bestehen nur noch 6 Prozent der Geräuschkulisse aus Naturlauten, während sich 68 Prozent aus künstlichen Klängen von Maschinen und Verkehrsmitteln zusammensetzen. Lediglich der Anteil der menschlichen Laute blieb mit 26 Prozent gleich. Das hat verheerende Konsequenzen für unser Gehör und darüber hinaus für unsere körperliche und seelische Gesundheit.

Höralter vor Schönheit

Heutzutage sind Städte und Metropolen maßgebliche Lärmzentren. Dass Dauerbeschallung in hohen Lautstärken die Ohren schädigt, ist kein Geheimnis. Hören Stadtbewohner also schlechter als Menschen, die in ruhigen Regionen wohnen? Und kann man das belegen?

Man kann! Das Berliner Unternehmen *Mimi* hat eine App für Mobiltelefone entwickelt, mit der bereits hunderttausende Menschen in aller Welt Hörtests durchgeführt haben. Das als Medizinprodukt zertifizierte Programm liefert nicht nur zuverlässige Messergebnisse, sondern es zeigt über den Internetzugang auch an, in welcher Region die Tests durchgeführt werden. Diese Daten (die selbstverständlich zum Schutz der Persönlichkeitsrechte anonym behandelt werden) liefern einen eindrucksvollen Beweis für den Zusammenhang zwischen der Lautstärke einzelner Städte und der Hörbeeinträchtigung ihrer Bewohner. Dazu wurden bei einer Studie von *Mimi* drei

Der größte Knall der Menschheitsgeschichte

Das lauteste Geräusch, das Menschen jemals vernommen haben, war der Ausbruch des Vulkans Krakatau am 27. August des Jahres 1883. Der Vulkanberg auf einer Insel zwischen Sumatra und Java im indonesischen Meer explodierte mit einer Wucht, die zehntausendmal stärker war als die Atombombe von Hiroshima. 36 000 Menschen kamen ums Leben. Wissenschaftler haben errechnet, dass die Detonation unglaubliche 235 Dezibel erreicht haben muss. Sie wurde noch fast 5000 Kilometer entfernt gehört, und die Druckwelle war so stark, dass sie sechsmal die Erde umrundete.

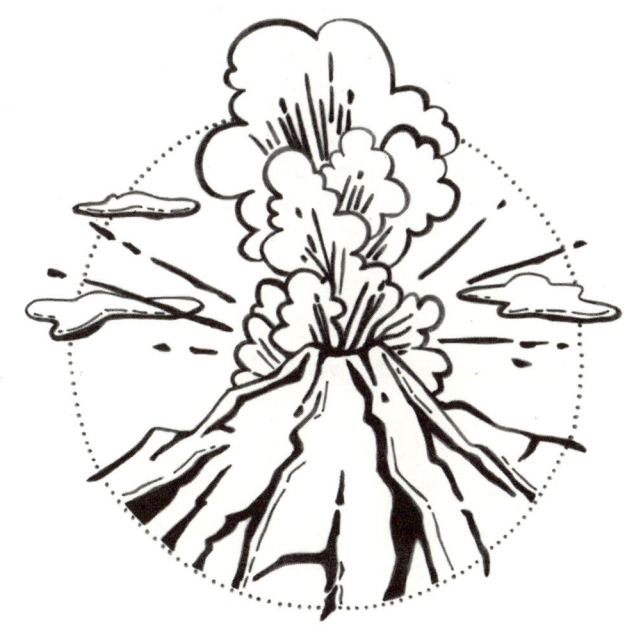

Informationen in einen sinnvollen Zusammenhang gebracht. Zum einen die Ergebnisse von 200 000 international durchgeführten Hörtests. Diese wurden verglichen mit der durchschnittlichen Hörfähigkeit der jeweiligen Altersgruppen. Außerdem wurde der durchschnittliche Geräuschpegel der jeweiligen Stadt berücksichtigt, den unter anderem die Weltgesundheitsorganisation WHO (World Health Organisation) ermittelt hatte.

Das Ergebnis ist alarmierend: Im Durchschnitt ist das sogenannte *Höralter* von Menschen in den weltweit 50 Großstädten, die untersucht wurden, um mehr als 14 Jahre höher, als es sein sollte. Gemeint ist damit, dass beispielsweise ein Vierzigjähriger in einer lärmenden Stadt so schlecht hört wie ein gesund gealterter Mittfünfziger an einem ruhigeren Ort. Dass die Hörfähigkeit mit zunehmendem Alter nachlässt, ist durchaus normal – auch wenn die Ohren nicht übermäßig stark belastet werden. Allerdings scheint der Grad der Hörminderung maßgeblich durch Lärm verstärkt zu werden. Das gilt sowohl für Männer als auch für Frauen.

Die fünf lautesten Städte der Welt

- *Guangzouh – China*
- *Kairo – Ägypten*
- *Paris – Frankreich*
- *Peking – China*
- *Delhi – Indien*

Nun könnte man zu Recht einwenden, dass unser Gehör nicht nur von Stadtgeräuschen strapaziert wird, sondern auch durch laute Musik aus MP3-Playern, bei Konzerten und in Clubs oder durch den Lärm von Maschinen und Autobahnen. Und all das findet auch außerhalb von Städten statt. Das ist absolut richtig, und wir werden noch genauer auf einzelne Lärmquellen, ihre Wirkung und Schutzmaßnahmen eingehen. Doch was die hier aufgeführte Studie eindeutig belegt ist, dass der Hörverlust umso höher ist, je lauter die betreffende Stadt ist. Einen Höhepunkt bildet die Stadt Delhi in Indien, die zu den lautesten Städten der Welt zählt, wo das Höralter im Schnitt mehr als 19 Jahre zu hoch ist.

Allein schon der Lärm von Autohupen trägt einen großen Teil zum hohen Lärmlevel dieser Städte bei. Ein Team um den kanadischen Klangforscher R. Murray Schafer hat sich die Arbeit gemacht, die Häufigkeit von Hupgeräuschen in einigen internationalen Großstädten zu zählen. Kam Wien auf beschauliche 64 Hupgeräusche pro Stunde, so brachte es Kairo (ebenfalls auf der Liste) auf 1150 Mal pro Stunde. Dort wird also alle drei Sekunden gehupt!

Doch wer nun glaubt, das Problem der vorzeitigen Höralterung betreffe nur Bewohner von Weltmetropolen in fernen Ländern, täuscht sich. Bei den acht deutschen Großstädten, die in der Studie von *Mimi* enthalten sind, lag das gemessene Höralter im Schnitt mehr als zwölf Jahre zu hoch!

Die acht deutschen Großstädte mit dem höchsten Höralter:

1. Berlin: +12,87 Jahre
2. Frankfurt am Main: +12,78 Jahre
3. Düsseldorf: +12,56 Jahre
4. Stuttgart: +12,46 Jahre
5. München: +12,02 Jahre
6. Köln: +12,01 Jahre
7. Hannover: +11,98 Jahre
8. Hamburg: +11,46 Jahre

Hey Alter, was heißt hier eigentlich Alter?

Die im letzten Kapitel genannten Zahlen mögen den ein oder anderen schockieren – wer möchte schon »älter hören« als er oder sie ist? Doch höchstwahrscheinlich weichen auch Sie, werte Leser, von der Norm des Höralters ab. Ein Hörtest beim Hals-Nasen-Ohren Arzt oder bei einem Akustiker kann Ihnen Klarheit verschaffen. Einen ersten Überblick kann auch eine App oder ein Online-Test wie der von *Mimi* geben. Egal wie Sie Ihr Gehör auf den Prüfstand stellen, auf jeden Fall sollten Sie sich immer auch eine professionelle Einschätzung von einem Arzt oder Akustiker einholen.

Doch ehe Sie nun das Buch weglegen und lossprinten, um so schnell wie möglich einen Hörtest durchzuführen, sollten Sie sich ein wenig vorbereiten. Zwar sagt man: *Wissen ist Macht, aber nichts wissen macht auch nix!* Doch in Bezug auf das Hören ist Unwissen das größte Übel überhaupt. Denn es hält uns davon ab, die richtigen Entscheidungen im Umgang mit unserem Gehör zu treffen – und damit auch im Umgang mit unserem Gehirn! Doch eins nach dem anderen. Beantworten wir zunächst eine wichtige Frage.

Wie und warum altern unsere Ohren?

Ein Blick ins Tierreich zeigt, dass der Verlust von Hörfähigkeit mit zunehmendem Alter keineswegs selbstverständlich ist. Fledermäuse hören bekanntlich Ultraschall in extrem hohen Frequenzen, von denen wir Menschen nur träumen können. Die Tiere werden teilweise über dreißig Jahre alt, was sehr viel ist für ein derart kleines Säugetier. Bis zum Schluss bleibt ihnen die Fähigkeit erhalten, Ultraschall zu hören – wogegen wir Menschen im hohen Alter oft nur noch derart wenige Höhen wahrnehmen, dass selbst das Pfeifen vom Dampfkessel zur Herausforderung werden kann[7]!

Altersschwerhörigkeit fängt bei uns früher an, als uns lieb ist. Bereits mit dreißig Jahren nehmen ansonsten gesund hörende Menschen Frequenzen oberhalb von 16 000 Hertz nicht mehr wahr. Ab vierzig hören wir nur noch bis 15 000, ab fünfzig bis 12 000 Hertz. Mit zunehmendem Alter nimmt die Wahrnehmung der hohen Frequenzen immer weiter ab, und der Hörver-

---

[7] Für die Anregung zu diesem Vergleich aus dem Tierreich bedanken sich die Autoren bei Prof. Dr. Frank R. Lin von *Johns Hopkins Medicine* in Baltimore, USA.

lust wandert bis hin zu den mittleren und tiefen Frequenzen zwischen 250 bis 8000 Hertz, in denen Sprache überwiegend stattfindet. Dann wird es für uns schwer, Gesprächen zu folgen.

Typisch für Altersschwerhörigkeit ist also, dass zunächst die hohen Töne schlechter gehört werden und über die Zeit schließlich auch tiefere Töne. Das passiert zumeist auf beiden Ohren gleichzeitig. Letztlich handelt es sich dabei um nichts anderes als natürlichen Verschleiß. Dass dieser zuerst die hohen Töne betrifft, ergibt sich aus der Struktur unserer Hörschnecke und der Basilarmembran. Wir erinnern uns: Die Haarzellen, die für hohe Töne zuständig sind, sitzen am Eingang der Hörschnecke (siehe Grafik auf S. 78). Ihre Belastung ist besonders hoch, da logischerweise zunächst *alle* Töne hier ankommen – egal ob hoch oder tief. Auch die tiefen Frequenzen belasten also diese Haarzellen am Eingang, ehe sie durch die Hörschnecke weiterwandern. Umgekehrt kommen im Inneren aber nur die tiefen Schwingungen an, so dass die dort angesiedelten Haarzellen nicht durch hohe Töne mit beansprucht und somit weniger abgenutzt werden. Die Abnutzung summiert sich über die Zeit auf, so dass im Laufe eines Lebens die Hörfähigkeit von hoch nach tief abnimmt.

Dabei kann sich dieser Verschleiß auf zwei verschiedene Arten zeigen. Zum einen können die Haarzellen ihre Funktion einfach dadurch verlieren, dass sie durch die permanente Belastung kaputtgehen. Oder aber es kommt zu einem Problem bei der Übertragung: Die Verknüpfung der Haarzellen mit dem Hörnerv geht verloren und damit die Verbindung mit dem Gehirn. Beides, Verschleiß der Haarzellen und Verlust von Verbindungen, sind natürliche Alterungsprozesse, von denen jeder von uns mehr oder weniger betroffen ist. Wie intensiv und ab wann unsere Ohren altern, hat allerdings sehr viel mit unserer Lebensführung zu tun. Bevor wir zu diesem Punkt kommen, wollen wir zunächst den Alterungsprozess und seine Auswirkung auf unsere geistigen Fähigkeiten besser verstehen.

Eigentlich wäre der natürliche Verschleiß unserer Ohren kein Problem, wenn sich Haar- und Nervenzellen, wie alle anderen Zellen, im Körper erneuern würden. Egal ob wir uns schneiden, einen Knochen brechen oder einen Sehnenriss erleiden: Immer erzeugt unser Körper fleißig neue Zellen, die die kaputten ersetzen. Leider ist das bei den Haarzellen und den mit ihnen verbundenen Nervenzellen nicht der Fall. Sie werden uns nur einmal im Leben geschenkt, und vom Tag unserer Geburt an gilt: Sind sie erst einmal zerstört, kann nichts und niemand sie reparieren!

Halten Sie an dieser Stelle kurz inne und vergegenwärtigen Sie sich, was das bedeutet. Ihre Ohren sind sozusagen ein Punktekonto. Sie kommen mit voller Punktzahl auf die Welt. Ihre Hörschnecke ist bereits bei der Geburt voll ausgebildet und wächst nicht mehr. Jeder Schaden, den Ihre Ohren nehmen, kostet Sie unwiederbringlich Punkte, und je mehr davon Sie streichen müssen, desto schlechter hören Sie. Wir gehen in der Regel viel zu fahrlässig mit diesem einmaligen Geschenk um und riskieren für Banalitäten wie Diskothekenbesuche, Feuerwerkskörper oder die Arbeit mit einem Schlagbohrhammer das Wunder unseres Gehörs.

Sicher fragen Sie sich jetzt, warum sich ausgerechnet derart wichtige Zellen wie die Haar- und Nervenzellen nicht erneuern. Eine mögliche Antwort darauf ist, dass es in unserer Evolutionsgeschichte nicht nötig war, Haarzellen zu heilen. Sie sind nämlich sehr widerstandsfähig und funktionierten bei unseren Vorfahren mindestens so lange ausreichend, bis diese sich fortgepflanzt und den Nachwuchs großgezogen hatten. Sie hörten die Annäherung von Gefahren, konnten sich davor schützen und verbal mit Artgenossen kommunizieren. Dabei waren die Ohren in früheren Zeiten weitaus geringerer Belastung ausgesetzt als heute, da Lärm – wie oben beschrieben – eine relativ neue Erfindung der Menschheitsgeschichte ist. Dass immer mehr Menschen altersschwerhörig werden, liegt auch schlicht und ergreifend daran, dass wir immer älter werden. Wir vergessen heutzutage leicht, dass unsere Vorfahren viel weniger Zeit auf der Welt verbrachten als wir. Noch um das Jahr 1800, gerade mal zweihundert Jahre in der Vergangenheit, lag die Lebenserwartung weltweit zwischen 30 und 40 Jahren. Es mag zynisch klingen, ist aus rein wissenschaftlicher Sicht aber berechtigt: Wieso sollten unsere Ohren länger als unbedingt nötig funktionieren? Evolutionär hatten wir bei Weitem nicht genügend Zeit, um unser Gehör an die heutigen Lebenserwartungen zwischen 78 Jahren bei Männern und 83 Jahren bei Frauen anzupassen.

Abschließend sei hier noch erwähnt, dass einige wenige Menschen auch in fortgeschrittenem Alter noch genauso gut hören, wie in jüngeren Jahren. Sie werden in Fachkreisen als Golden Ears bezeichnet, also als »goldene Ohren«. Die Ursachen für den Erhalt der Hörfähigkeit bei diesen höchst seltenen Ausnahmen konnten bislang nicht geklärt werden. Möglich sind genetische Faktoren. Forscher in den USA hoffen, von ihnen Erkenntnisse zu gewinnen, mit denen auch andere Menschen ihr Gehör langfristig erhalten können.

Krach macht wach – und krank

Dass Lärm das natürliche Altern der Ohren beschleunigt, ist naheliegend. Umgekehrt schützt Ruhe das Gehör, wie schon eine bekannte Studie aus den 60er Jahren belegte. Untersucht wurde ein Naturvolk im Sudan, fernab der Zivilisation. Das Hörvermögen dieser Menschen nahm zwar auch über die Lebensspanne ab, war aber im direkten Vergleich bis ins hohe Alter deutlich besser als bei Bewohnern industrialisierter Gebiete in den USA. In diesem Zusammenhang mögen durchaus auch genetische Unterschiede und weitere Umwelteinflüsse eine Rolle gespielt haben, die zum damaligen Stand der Forschung nicht berücksichtigt wurden. Es ist häufig schwierig, altersbedingte Schwerhörigkeit von der sogenannten *Lärmschwerhörigkeit* zu trennen, da Lärm die Alterung der Ohren beschleunigen kann. Eine unmittelbar messbare Ausprägung von Lärmschwerhörigkeit kann allerdings auftreten, wenn die Ohren besonders lauten Geräuschquellen ausgesetzt werden. Dann unterscheidet sich die sogenannte *Hörkurve* von derjenigen, die durch altersbedingte Schwerhörigkeit entsteht.

Eine Hörkurve wird bei einem Hörtest ermittelt. Die gängigste Variante ist, dass Töne unterschiedlicher Höhe über einen Kopfhörer schrittweise lauter gemacht werden, bis sie von der Testperson gehört werden. Der Arzt oder Akustiker notiert dabei die Lautstärke, ab der ein Ton einer bestimmten Frequenz gehört wird. Auf diese Weise wird ermittelt, wie gut hohe und tiefe Töne wahrgenommen werden. Dieses Verfahren wird in zwei Varianten durchgeführt: einmal durch Kopfhörer, die direkt den Gehörgang beschallen. Zusätzlich kommen vibrierende Kopfhörer zum Einsatz, die hinter dem Ohr platziert werden und durch Schwingung des Schädelknochens aufs Mittelohr wirken. So kann festgestellt werden, ob eine Schädigung von Haarzellen in der Hörschnecke vorliegt oder ob bereits die Schallübertragung durch Trommelfell und Gehörknöchelchen nicht mehr richtig funktioniert.

Das Ergebnis lässt sich in einer Grafik darstellen, bei der die getesteten Frequenzen abgebildet werden. Auch bei einem gesund hörenden Menschen fallen die Höhen in einem Bogen ab. Je älter die Person, desto mehr fallen die Höhen ab. Dabei kann der Verlauf der Kurve darauf hindeuten, ob es sich um einen natürlichen Verlust aufgrund von Verschleiß (flach abfallende Kurve) oder einen durch Lärm verursachten Schaden (steil abfallende Kurve) handelt. Bei einer Lärmschwerhörigkeit findet sich oftmals eine Absenkung in einem bestimmten Frequenzbereich, häufig bei vier Kilohertz (siehe Grafik S. 78). Das geschieht, wenn das betroffene Ohr über längere Zeit hohen Lautstärken ausgesetzt ist, zum Beispiel durch Musik oder den Lärm von Maschinen bei der Arbeit. Die höheren Töne oberhalb der Absenkung in der Hörkurve müssen nicht betroffen sein, doch je länger die Lärmbelastung dauert, desto mehr werden auch sie in Mitleidenschaft ge-

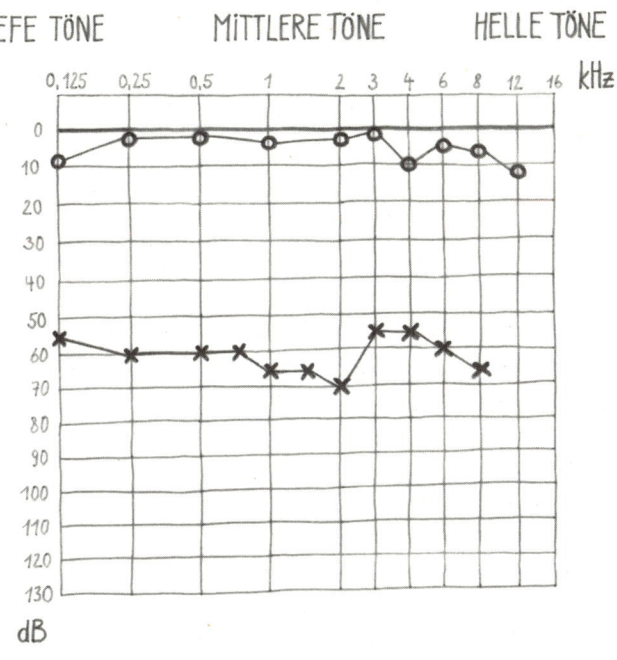

TONAUDIOGRAMM
MIT HÖRKURVE

TIEFE TÖNE   MITTLERE TÖNE   HELLE TÖNE

○ = NORMAL HÖRENDES RECHTES OHR
✕ = LINKES OHR THOMAS SÜNDER

zogen. Wird das Ohr dagegen kurzzeitig einem extrem lauten Geräusch ausgesetzt, zum Beispiel dem Knall eines Feuerwerkskörpers, entsteht oftmals abrupt eine Senke bei sechs Kilohertz. Dann spricht man von einem *Knalltrauma*.

In jedem Falle gilt: Sollte sich eines oder beide Ihrer Ohren seltsam anfühlen, nachdem Sie Lärm ausgesetzt waren, schützen Sie bitte unbedingt das Gehör vorerst vor weiteren Belastungen, zum Beispiel durch die Meidung von Lärmquellen oder den Einsatz von Ohrenstöpseln. Suchen Sie am besten zeitnah einen Arzt auf, lassen Sie einen Hörtest durchführen und besprechen Sie mit ihm gegebenenfalls weitere Behandlungsmöglichkeiten.

Wenn Hören schmerzt oder unangenehm ist

Empfindet jemand Klänge als störend oder zu laut, die für die meisten Menschen kein Problem darstellen, spricht man von *Hyperakusis*. Dieses Symptom kann viele verschiedene Ursachen haben, wie eine Lähmung der Muskulatur im Mittelohr, Migräne, Hals- oder Nackenverspannungen, ebenso psychische Erkrankungen, wie Depression oder Posttraumatische Belastungsstörung. Häufig tritt Hyperakusis zusammen mit *Schwerhörigkeit* oder *Tinnitus* auf. Aufgrund uneinheitlicher Forschungsergebnisse ist das Phänomen für Ärzte schwer zu deuten, und häufig werden Betroffene durch die Diagnose psychischer Ursachen verunsichert, obwohl sie selbst eine rein körperliche Ursache vermuten. In jedem Fall kann die Meidung von Lärm helfen, und eine umfangreiche Ursachensuche in mehreren medizinischen Fachrichtungen (Hals-Nasen-Ohren-Heilkunde, Neurologie, Zahnheilkunde, Orthopädie, Psychosomatik) ist sinnvoll.

Gut geschützt: Filter für die Ohren

Gehörschutz für unsere Ohren ist in verschiedenen Varianten erhältlich und sollte in jeder Situation getragen werden, in der wir Lärm nicht ausweichen können. Dazu zählen Arbeiten mit Maschinen ebenso wie laute Freizeitaktivitäten, zum Beispiel Besuche von Konzerten, Festen oder Feuerwerken. Für Kinder bewährt sich oft ein sogenannter Kapselgehörschutz, wie er von Erwachsenen auch auf Baustellen getragen wird. Er sieht aus wie ein Kopfhörer, der über den Ohren getragen wird, und ist in bunten Farben erhältlich. Je nach Produkttyp können damit sehr hohe Geräuschdämmungen von mehr als 30 dB erzielt werden: Man hört damit also mehr als achtmal leiser.

Weitaus häufiger wird der Gehörgang zum Lärmschutz mit Ohrstöpseln verschlossen – was Kinder meistens weniger angenehm finden. Bei Ohrstöpseln gibt es sehr große Unterschiede, sowohl in der Lautstärkedämmung als auch beim Klang. Einfache Varianten, wie die aus Wachs oder Schaumstoff, können leicht überall mit hingenommen und spontan eingesetzt werden. Sie sind für wenige Euro erhältlich. Für unerwartet laute Situationen sollten sie stets als Notfallmaßnahme aus dem Portemonnaie oder der Handtasche griffbereit sein. Allerdings verändern sie den Klangeindruck erheblich: Meistens halten sie hohe Töne stärker ab als tiefe, und damit wird der Klang dumpf. Auf Konzerten kann das den Musikgenuss beeinträchtigen. Außerdem lassen sie die eigene Stimme besonders laut klingen, weshalb Gespräche in lauten Umgebungen damit unangenehm werden können.

Krankmacher

Nicht nur Lärm belastet die Ohren, auch andere Faktoren können die Hörfähigkeit gefährden. Dazu zählen:

- *Bestimmte Medikamente, z. B. für Chemotherapie, zum Entwässern, gegen Malaria, aber auch »harmlose« Mittelchen wie Aspirin. Unbedingt Packungsbeilagen beachten!*
- *Rauchen (übrigens auch bei Verdampfern und E-Zigarretten!)*
- *Bluthochdruck*
- *Diabetes*
- *Gefäßerkrankungen*
- *Hormone*
- *Zu wenig körperliche Bewegung*
- *Ungesunde Ernährung*

Für Musikliebhaber und Menschen mit hohen Anforderungen an Klangtreue empfiehlt sich ein professionell angepasster Gehörschutz vom Akustiker. Dafür wird ein individueller Abdruck von den Gehörgängen genommen, mit dem die Ohrstöpsel passgenau angefertigt werden. Der Clou besteht in Klangfiltern, die hier eingesetzt werden. Sie sorgen einerseits dafür, dass Höhen und Tiefen gleichmäßig abgesenkt werden, ohne den Klangeindruck für den Träger zu verfälschen. Zum anderen kann die eigene Stimme dadurch nach außen entweichen, weshalb sie sich nicht so laut anhört wie bei einem fest geschlossenen Gehörschutz. Je nach Einsatzbereich können für diese Ohrstöpsel Filter mit unterschiedlicher Lautstärkedämpfung bezogen werden, meistens in den Abstufungen −9 dB, −15 dB und −25 dB. (Als DJ setzte ich die höchste Stufe mit einer Dämpfung um −25 dB ein.) Allerdings ist maßgefertigter Gehörschutz die teuerste Variante: Sie kostet etwa 140 Euro. Allein die hochkomplizierten Filter kosten pro Seite um die 40 Euro. Außerdem kann es sein, dass nach mehreren Jahren neue Abdrücke von den Gehörgängen genommen werden müssen, weil diese sich verändern können. Die Filter können dann in der neuen Form weiterverwendet werden und müssen nicht neu gekauft werden. Der hohe Anschaffungspreis sollte einen gesundheitsbewussten Soundliebhaber nicht abschrecken − gerade angesichts der heutigen Ticketpreise für Konzerte. Viele Menschen sind bereit, über 100 Euro für eine Konzertkarte ihrer Lieblingsband auszugeben, sparen dann aber am Gehörschutz oder, noch schlimmer, verzichten sogar ganz auf einen solchen. Wer selbst als Musiker auf der Bühne steht, sollte ein professionelles *In-Ear Monitoring System* verwenden. Auch dieses wird individuell dem Gehörgang angepasst, allerdings ist das ein Kopfhörer, der die klassischen Bühnen-Monitor-Lautsprecher ersetzt und dabei zugleich das Gehör schont.

Einen guten Kompromiss zwischen akzeptablem Klang und niedrigem Preis stellen Standardohrstöpsel mit eingesetzten Filtern dar. Sie werden nicht individuell an den Gehörgang angepasst, sind aber in unterschiedlichen Größen erhältlich. Durch weiches Material und eine Form mit Lamellen passen sie sich weitestgehend an. Sie sind für etwa 15 Euro erhältlich. Die meisten Akustiker führen verschiedene Varianten an Gehörschutz und können Ihnen die Wahl erleichtern.

Vier, drei, zwei, eins

»Was ist denn los? Es ist mitten in der Nacht!« Zum ersten Mal, seit ich ihn regelmäßig mit Fragen bombardiere, klingt Andreas am Telefon genervt. Ich weiß, dass er morgen ganz früh rausmuss, um seinen Kindern Schulbrote zu belegen und dann mit dem Fahrrad zur Arbeit zu strampeln. Aber so plötzlich, wie der Gedanke in meinem Kopf aufgetaucht ist, so schnell muss ich die Frage für mich beantworten – auch wenn es schon nach 23 Uhr ist.

»Sorry, Andreas, es ist wirklich wichtig. Ich habe gerade etwas darüber gelesen, wie Lärm die altersbedingte Schwerhörigkeit verstärkt. Da bekam ich plötzlich einen Schrecken. Ich trage ja schon seit anderthalb Jahren ein Hörgerät, das ziemlich laut eingestellt ist, weil ich auf dem kranken Ohr erst Töne über 60 dB höre. Die leisesten Töne müssen also auf über 60 dB verstärkt werden. Das bedeutet, dass die lauteren über 90 dB aufgeblasen werden.«

»Ja, und?«

»Wenn Lärm die Haarzellen schädigt – mache ich mit dieser künstlichen Dauerbeschallung nicht mein restliches Gehör auf dem betroffenen Ohr kaputt?«

Andreas denkt einen Moment nach. »Das ist eine berechtigte Frage. Aber da kann ich dich beruhigen. Wir haben ja bis zu 3500 Reihen von jeweils vier Haarzellen in der Hörschnecke. Pro Reihe ist eine dieser Zellen die sogenannte innere Haarzelle, die anderen sind äußere Haarzellen.«

»Ich erinnere mich, das hast du mir per Mail bereits sehr anschaulich erklärt. Und auf einer Handzeichnung nicht ganz so anschaulich illustriert...«

»Genau. Wichtig zu wissen ist, dass die inneren Haarzellen ganz anders aussehen als die äußeren und sehr viel robuster sind. Die halten also viel mehr aus. Was bei Schwerhörigkeit passiert ist meistens, dass die äußeren Haarzellen nicht mehr funktionieren. Es fängt mit der äußersten Haarzelle in der Reihe an. Wenn die kaputtgeht, hört man in dieser Frequenz um 20 dB schlechter. Sind die beiden äußeren Haarzellen geschädigt, fehlen etwa 40 dB. Bei dir mit 60 dB Hörverlust ist davon auszugehen, dass alle drei Reihen von äußeren Haarzellen defekt sind. Deshalb musst du so ein lautes Hörgerät tragen. Aber deine inneren Haarzellen können das verkraften. Deshalb brauchst du keine Angst zu haben, dass dein Hörgerät dir schadet. Im Gegenteil: Du tust deinem Gehirn einen großen Gefallen damit!«

»Schon wieder das Gehirn! Dass wir damit hören, hast du bereits erklärt. Aber inwiefern tue ich meinem Oberstübchen damit einen Gefallen?«

Andreas seufzt. »Frag mich das morgen Nachmittag noch mal. Dann sitze ich im Zug und bin gut erreichbar. Aber jetzt muss ich echt schlafen!«

»Klar, sorry. Aber vielen Dank, ich bin jetzt wirklich erleichtert! Schlaf gut.«

»Gute Nacht.«

Rundgang durch die
Wahrnehmungsfabrik in unserem Kopf

Höreindrücke werden über eine hochkomplizierte Verschaltung von Nervenzellen weitergeleitet, angefangen von den Haarzellen in der Hörschnecke, über den Hörnerv und verschiedene Verteilerpunkte, die im sogenannten *Hirnstamm* und im Inneren des Gehirns liegen, bis hin zum Hörzentrum auf der Großhirnrinde, den sogenannten *auditorischen Cortex*. Dort entsteht letztlich das, was wir Wahrnehmung nennen. Doch für die Verarbeitung dieser Wahrnehmung sind weitere Hirnbereiche zuständig, die sich je nach Art des Inputs unterscheiden. So wird beispielsweise Sprache mehr auf der linken Seite des Gehirns verarbeitet, Musik mehr auf der rechten. Wobei stets beide Seiten zusammenarbeiten und das, was auf dem rechten Ohr ankommt, in der linken Hirnhälfte landet und das vom linken Ohr auf der rechten. Das allein wäre schon verwirrend genug. Es geht dabei allerdings nicht nur kreuz und quer, sondern es werden unterwegs auch immer mehr Nervenzellen beansprucht – und dadurch entstehen immer mehr Informationen.

Ein Bild mag das verdeutlichen. Stellen wir uns das Gehirn als eine Wahrnehmungsfabrik vor und das Ohr als den Wareneingang, wo der Rohstoff angeliefert wird: Schallwellen. Die Arbeiter in der Fabrikanlage sind unsere Nervenzellen. Nehmen wir für unser Beispiel an, jemand sagt das Wort »Klang«. Die Schallwellen tragen dieses Wort über das Trommelfell und die

Gehörknöchelchen in die Gehörschnecke. Hier stehen pro Ohr etwa 3500 fleißige Arbeiter (innere Haarzellen) entlang der Basilarmembran bereit, um das Wort in einzelne Bausteine (zum Beispiel Töne unterschiedlicher Höhe) zu zerlegen und auf Fließbänder zu verteilen. Unterstützt werden sie dabei von jeweils etwa 12 000 Arbeitern (äußere Haarzellen), die ihnen bei der Verteilung helfen. Falls nötig, geben die äußeren Haarzellen dem einen oder anderen Baustein einen zusätzlichen Schubs, damit er sich wirklich in Bewegung setzt.

Die Fließbänder sind unsere Nervenfasern. Sie tragen die Bausteine zu den Kollegen in einem Nervenknoten dicht an der Hörschnecke. Dort erstellen sie zehn Kopien jedes einzelnen Bausteins, von denen jeder über ein eigenes Fließband entlang des *Hörnervs* in Richtung Gehirn geleitet wird. Hier beginnt durch das Kopieren die Vermehrung von Informationen, die nötig ist, damit alle Abteilungen im Gehirn bedient werden können, die zum Verstehen von Sprache nötig sind. Gesteuert wird ihr Weg von dem Ort, wo sie später hingelangen sollen: Das Gehirn selbst wacht wie eine Schaltzentrale über die Verteilung der Bausteine auf die Transportbahnen. Die Bänder des Hörnervs enden im Hirnstamm, einer Art Verteilzentrum. Hier erfolgt eine Qualitätskontrolle der einzelnen Bausteine und eine anschließende Umverteilung. Einige Bausteine werden in Gruppen auf Sammelfließbändern zusammengefasst, einige einzeln umgeleitet. Manche werden in die gegenüberliegende Hirnhälfte überführt, andere in die direkt vor ihnen liegende. Auf dem Weg passieren sie weitere Verteilzentren mit einer Besetzung von

34 000 bis zu 500 000 Arbeitern. Überall werden die durchlaufenden Bausteine neu sortiert, nach Bedarf kopiert oder umverteilt. Dabei entstehen immer wieder neue Bausteine. Das Gehirn benötigt nämlich am Ende sehr viel *mehr* Bausteine, als ursprünglich vorhanden waren. Denn das, was unser Gehirn zusammenbaut, ist nicht allein das ursprüngliche *Wort* »Klang«. Vielmehr ist es die *Bedeutung* des Wortes, mit allem, was für uns damit zusammenhängt. Viele Fragen werden nahezu gleichzeitig vom Gehirn beantwortet. Zum Beispiel: Welcher der vielen Höreindrücke um mich herum ist gerade wichtig – das gesprochene Wort oder das Geräusch des Autos, das sich gerade von rechts nähert? Aus welcher Richtung kommt das Wort: von vorne, hinten, links oder rechts? Handelt es sich um eine männliche oder weibliche Stimme? Kenne ich die Stimme? Werde ich direkt angesprochen, oder ist jemand anderes gemeint? Klingt die Stimme entspannt oder gestresst? Ist ihre Information für mich wichtig? Was bedeutet das Wort? Soll ich darauf reagieren?

All das geschieht in Sekundenbruchteilen. Diese Geschwindigkeit ist nur mit dem Einsatz einer gigantischen Anzahl an Fabrikmitarbeitern möglich. In der letzten Station unserer Fließbandkette, der Großhirnrinde, sitzt das Hörzentrum. Hier stehen 100 Millionen Arbeiter bereit, um aus den Bausteinen letztlich die Bedeutung zu erschaffen, die wir aus den wenigen Rohstoffen am Wareneingang machen. Dazu arbeiten mehrere Hirnbereiche in unaufhörlicher Bewegung zusammen. In dieser Hinsicht ist unser Gedächtnis besonders wichtig, durch das wir überhaupt in der Lage sind, Sprache und ihre konkrete Bedeutung zu erkennen. Unser emotionales Zentrum hilft uns bei der Bewertung des Gesagten. Unser motorisches Zentrum steht auf Abruf bereit, beispielsweise um uns in Richtung des Sprechers zu wenden oder die Flucht zu ergreifen. Während all das geschieht, schickt das Gehirn unaufhörlich Signale an unsere Ohren zurück. Sie enthalten Anweisungen für die äußeren Haarzellen in der Hörschnecke, um die inneren Haarzellen bei der korrekten Sortierung der eingehenden Informationsbausteine zu unterstützen.

Doch was passiert, wenn es gleich zu Anfang der verzweigten Transport- und Kopierstrecke in unserer Wahrnehmungsfabrik ein technisches Problem gibt? Nehmen wir an, einer der Arbeiter in der Hörschnecke fällt aus – eine innere Haarzelle arbeitet nicht mehr, weil sie nach einem lauten Knall das Zeitliche gesegnet hat. Oder eines der Fließbänder funktioniert nicht mehr. Zwar geht hier vorerst »nur« ein Baustein für eine bestimmte Tonhöhe verloren, doch das zieht allein auf der Hörbahn ins Gehirn etliche weitere Fließbänder und Arbeiter nach sich, die keine Ware angeliefert bekommen. Da sie keinen Job mehr haben, werden die Arbeiter immer träger, bis sie schließlich vor Langeweile umkommen. Diesen Verlust der Belegschaft können die Kollegen im Nervenknoten bei der Hörschnecke noch ausgleichen, indem sie andere Bausteine umverteilen. Doch je mehr Ausfälle es in der Hörschnecke gibt, oder in der Verbindung von dort zum Hörnerv, desto größer werden die Lücken in der Lieferkette. Fließbänder stehen still, Kopiervorgänge bleiben aus, und immer mehr Verteilzentren auf dem Weg werden nicht mehr versorgt. Schließlich fallen auch sie aus. Bausteine kommen nicht mehr an ihrem Ziel an und müssen schließlich in der gigantischen Schaltzentrale im Gehirn von dortigen Arbeitern nachgebaut werden, damit das Wort »Klang« am Ende der Lieferkette noch vollständig erkannt wird und sich nicht etwa wie »lang« anhört.

Unser Hirn ist meisterlich darin, Verluste der Hör-Belegschaft auszugleichen und sich daran anzupassen. Dazu zieht es andere, zusätzliche Hirnbereiche zur Unterstützung hinzu, die eigentlich gar nicht dafür vorgesehen sind. So hat man bei Hirnscans festgestellt, dass Menschen mit gesundem Gehör Sprache hauptsächlich in der linken Gehirnhälfte verarbeiten. Doch bereits bei Menschen mit mildem Hörverlust sind zusätzliche Regionen in der rechten Hirnhälfte aktiv. Je größer der Hörverlust, desto größer ist die zusätzliche Hirnaktivität auf der rechten Seite. Das gilt für junge Menschen ebenso wie für ältere. Fatalerweise gaukelt uns das Gehirn bis zu einem gewissen Grad an Schwerhörigkeit vor, alles wäre noch normal. Doch das darf uns nicht darüber hinwegtäuschen, dass mit jedem Ausfall von Arbeitern entlang der Lieferkette nicht nur Informationen verloren gehen. Es werden auch zusätzliche Arbeitskräfte in anderen Hirnarealen eingesetzt, die uns für sonstige Denk- und Wahrnehmungsaufgaben fehlen. Auch wird die Hörbahn, also die Reihe der Transportbänder, im Laufe der Zeit schwächer und dadurch auch ihr Ziel, das Hörzentrum. Fließbänder fallen aus und damit die Verbindung zwischen bestimmten Hirnbereichen. Unsere Fabrik wird zunehmend marode und funktioniert nicht mehr richtig. Die Schaltzentrale im Gehirn ist schließlich nicht mehr in der Lage, die Verteilung der Bausteine auf dem Weg vom Ohr ins Gehörzentrum richtig zu steuern und fehlende Töne zu ersetzen. Wenn unsere Wahrnehmungsfabrik derart baufällig ist, können wir nicht mehr alles verstehen, was uns gesagt wird. Doch das ist leider nicht die einzige Konsequenz für unser Gehirn.

Bei den Ohren gilt rechts vor links

Im Gehirn werden die Informationen der Ohren auf der jeweils entgegengesetzten Seite verarbeitet. Sprache verarbeiten wir links. Tatsächlich nehmen wir daher Informationen über das rechte Ohr besser auf. Das ist bereits bei Neugeborenen messbar. In zunehmendem Alter verstärkt sich der Unterschied zwischen rechts und links. Das könnte daran liegen, dass im Lauf des Lebens immer wieder das rechte Ohr für sprachliche Aufgaben bevorzugt wird.

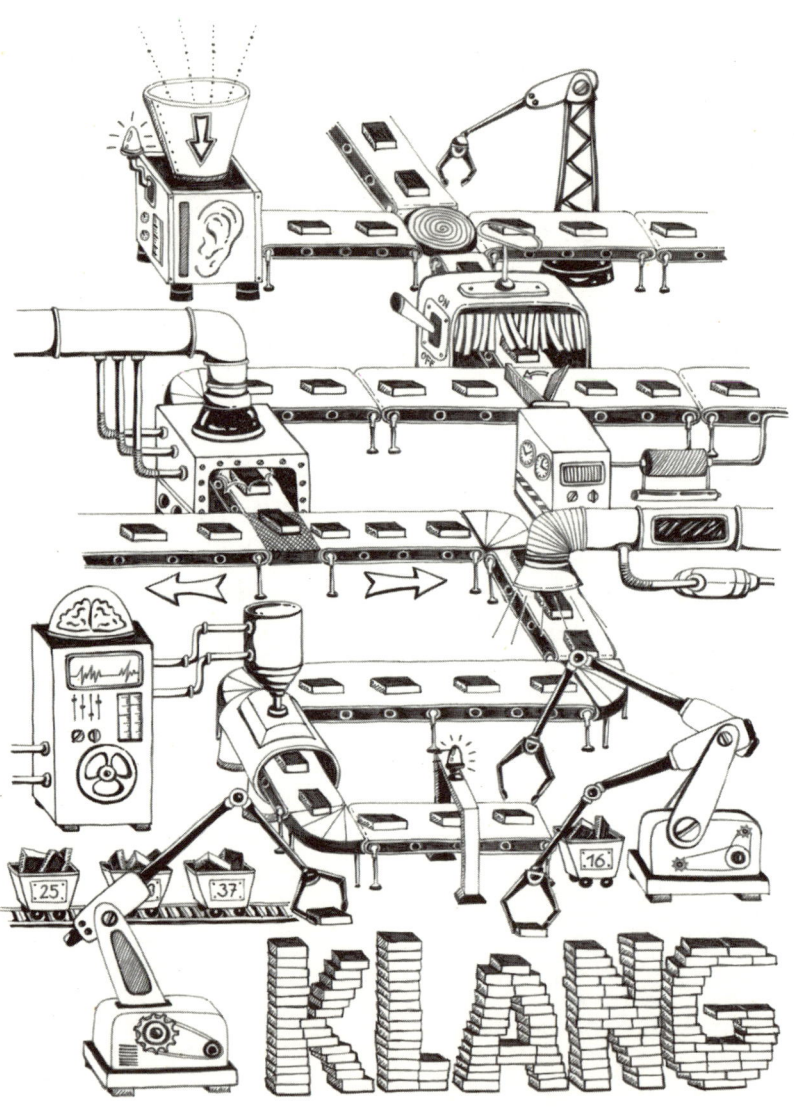

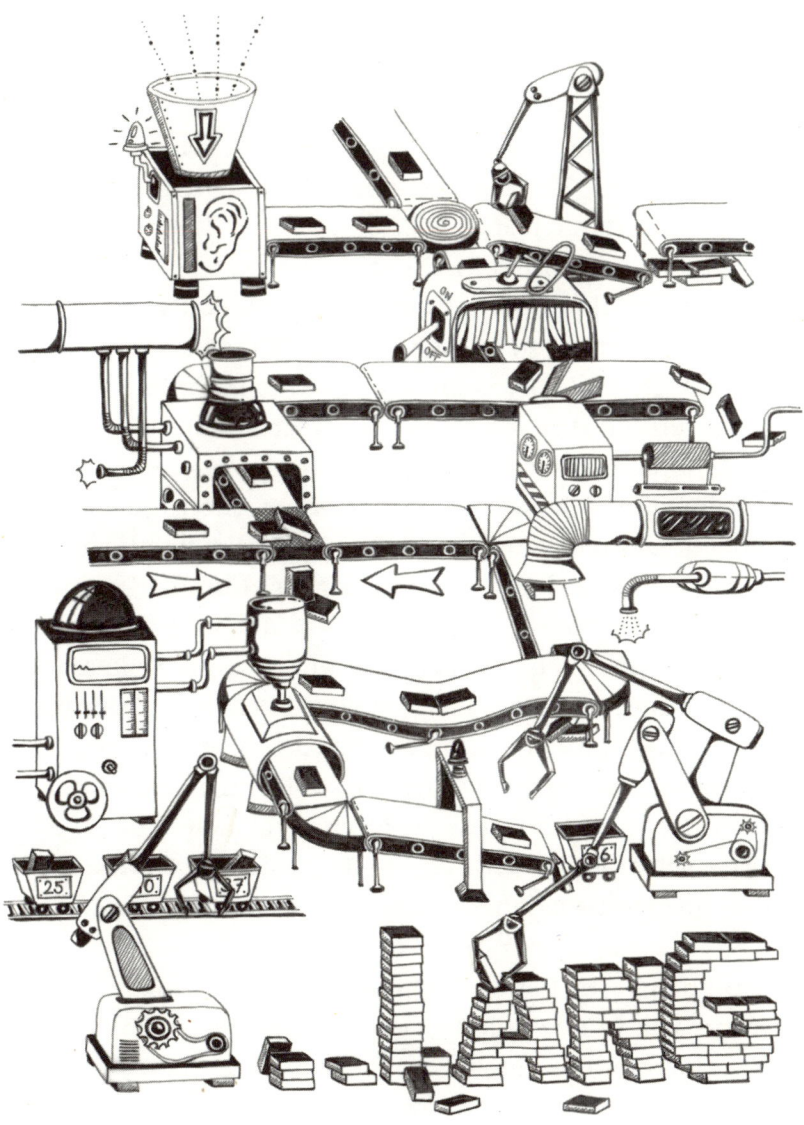

Den Denkmuskel trainieren

Haben Sie schon mal wegen einer Verletzung über einen längeren Zeitraum einen Gips getragen? Dann waren Sie sicherlich erschrocken darüber, wie dünn Arme oder Beine werden können, wenn sie nicht bewegt werden. Muskelmasse baut sich sehr schnell ab und muss danach durch konsequentes Training wiederaufgebaut werden. So ähnlich verhält es sich auch mit dem Denkmuskel in unserem Schädel, dem Gehirn. Werden Hirnbereiche über einen längeren Zeitraum stillgelegt, weil dort keine Information mehr ankommt, verlieren sie ihre Funktion oder schlimmer noch, sie verkümmern. Doch es gibt einen entscheidenden Unterschied zu Muskeln, die der körperlichen Bewegung dienen: Denn der Abbau von Nervenzellen ist ab einem gewissen Grad leider unumkehrbar. Für das Gehirn gilt: *Use it or loose it* – benutze es oder verliere es. Je mehr Hirnbereiche brachliegen und je größer sie sind, desto schwieriger wird es, sie durch gezieltes Training zurückzugewinnen. Auf das Hören übertragen bedeutet das: Je weniger Frequenzen im Gehirn ankommen, desto mehr verliert unser Denkmuskel seine Form und desto schwieriger wird es, seine Leistung zu erhalten. Das hat weitreichende Folgen für unsere geistige Fitness.

Bleiben wir beim Vergleich mit der Muskulatur. Wenn wir Muskelmasse verloren haben, strengt uns das Heben eines Gewichts viel mehr an, als wenn wir gut trainiert sind. Es kann zwar sein, dass wir nach einem Muskelverlust noch dieselbe Last in die Höhe stemmen wie vorher – doch es kommt uns viel schwerer vor. Tatsächlich gilt dasselbe bei einem Hörverlust für unsere Fähigkeit, Informationen aus der Geräuschkulisse um uns herum herauszufiltern. Nicht das *Hören* strengt uns dann besonders an, sondern das *Verstehen*. So muss das Gehirn eines Schwerhörigen für diese Aufgabe mehr geistige Ressourcen nutzen als das eines normal Hörenden. Das ist nicht nur im wahrsten Sinne des Wortes ermüdend, sondern diese Ressourcen fehlen auch für die Bearbeitung von anderen Aufgaben. Außerdem kommen wir damit vor allem in einer Situation an die Grenzen: Wenn es darum geht, Sprache im Störgeräusch zu verstehen, beispielsweise bei einer Unterhaltung im vollen Restaurant. Das kann zwei Ursachen haben. Entweder mehrere Arbeiter im Wareneingang unserer Wahrnehmungsfabrik haben schlappgemacht: Die betreffenden Haarzellen funktionieren nicht mehr richtig und schicken weniger oder überhaupt keine Informationspakete mehr ans Gehirn. Oder aber die Haarzellen funktionieren zwar noch, doch Förderbänder sind ausgefallen – Nervenstränge, die sie mit anderen Arbeitern auf der Hörbahn verbinden. Beides führt zu Informations- und damit Hörverlust. Doch beide äußern sich unterschiedlich.

In geheimer Mission: der versteckte Hörverlust

Wenn eine Nervenbahn beschädigt ist – und damit ein Transportband in unserer Wahrnehmungsfabrik –, sind die Bausteine von den Haarzellen in der Hörschnecke eigentlich noch vorhanden. Damit sie trotz des Ausfalls eines Förderbands ans Ziel geliefert werden können, müssen andere Förderbänder der benachbarten Haarzellen eingesetzt werden. Mit diesem Trick gelingt es, die fehlende Wahrnehmung von einzelnen Tönen auszugleichen. Auch wenn mehrere Förderbänder ausgefallen sind, funktioniert das noch. Ein klassischer Hörtest, bei dem nur einzelne Töne auf unterschiedlichen Frequenzen geprüft werden, kann den Schaden daher nicht feststellen. Die Hörkurve sieht trotz der Beeinträchtigung gesund aus. Deshalb heißt diese Art von Beeinträchtigung *versteckter Hörverlust*.

Nun könnte man natürlich einwenden: Wenn man diesen Hörverlust gar nicht direkt bemerkt, ist das doch gar nicht schlimm! Das Problem ist allerdings, dass das Gehirn zum Verstehen sehr viel mehr Arbeiter einsetzen muss, als es normalerweise der Fall wäre. Daher kommen Betroffene an ihre Grenzen, wenn es darum geht, Sprache im Störgeräusch zu verstehen und beispielsweise einer Durchsage am Bahnhof folgen zu können. Es sind einfach nicht mehr genug Arbeiter frei, um die wichtigen Signale aus den unwichtigen in der Umgebung auszufiltern. Außerdem bekommen die äußeren Haarzellen von der Schaltzentrale im Gehirn nicht genügend Rückmeldung, um die inneren Haarzellen bei der Verteilung der Informationsbausteine beim Wareneingang zu unterstützen. Unsere Wahrnehmungsfabrik muss unter Höchstlast arbeiten, um so viel wie möglich zu verstehen. Das ermüdet unseren Denkmuskel.

Der versteckte Hörverlust betrifft häufig Menschen, die lange in hohen Lautstärken arbeiten und keinen

Gehörschutz tragen. Das kann zwar nicht durch einen klassischen Hörtest festgestellt werden, aber durch eine andere Variante, die das Sprachverstehen im Störgeräusch prüft. Bei den meisten Akustikern gehört das zu den Standardprozeduren: Während ein Störgeräusch läuft, meist ein Rauschen, werden Wörter genannt, die der Getestete nachsprechen soll. Je weniger Fehler er dabei macht, desto besser ist sein Sprachverstehen im Störgeräusch. Bei vielen Hals-Nasen-Ohren-Ärzten und Forschern gilt allerdings leider immer noch der klassische Hörtest als das Maß der Dinge. *Wenn Sie wissen wollen, wie es um den Zustand Ihrer Wahrnehmungsfabrik bestellt ist, sollten Sie auf jeden Fall auch Ihr Sprachverständnis im Störgeräusch prüfen lassen!*

Doch nicht nur der versteckte Hörverlust schleicht sich heimlich ein, ohne dass die Betroffenen es bemerken. Er kann die Vorstufe altersbedingter Schwerhörigkeit sein, die aufgrund unseres fleißig ausgleichenden Gehirns oft viel zu spät erkannt wird. Häufig gibt es Hinweise, die auf ein Hörproblem hindeuten. Beispielsweise wenn jemand dazu neigt, den Fernseher lauter aufzudrehen, als es für andere Anwesende angenehm ist. Oder wenn die betreffende Person sich in geselliger Runde wenig an Gesprächen beteiligt oder sogar abwesend wirkt und schnell müde wird. Ob und welche Art von Schwerhörigkeit vorliegt, kann ein Arzt oder Akustiker mit verschiedenen Hörtests feststellen. Forscher setzen auch andere Verfahren ein, um die geistige Anstrengung beim Verstehen von Sprache zu ermitteln, wie wir gleich *sehen* werden – und das im wahrsten Sinne des Wortes!

Was ein Augenblick verraten kann

Unsere Augen gelten als das Fenster zur Seele. Und tatsächlich können Wissenschaftler sie als direktes Fenster zu unserer Hirnaktivität nutzen. Bei erhöhter geistiger Aktivität weiten sich nämlich die Pupillen. Die Erweiterung kann mit einer Kamera aufgenommen und ausgemessen werden. Je weiter die Pupillen sind, desto größer ist die geistige Anstrengung. Das gilt auch für die Anstrengung beim Verstehen von Sprache. Wird in ruhiger Umgebung langsam und deutlich gesprochen, bleiben die Pupillen der meisten Menschen klein. Doch sie weiten sich bei einigen Personen, wenn eine Geräuschkulisse dazugemischt wird, etwa das Stimmgewirr einer Großkantine, oder auch wenn das Sprechen beschleunigt wird.

Neben dieser so genannten *Pupillometrie* kommen weitere Verfahren zum Einsatz, um die Aktivität des Gehirns beim Hören zu ermitteln. Beispielsweise geben Hirnscans mittels MRT Aufschluss darüber, ob bestimmte Hirnareale beim Sprachverstehen überaktiv sind. Auch ein spezieller Sprachtest kann hilfreich sein. Dabei werden Worte wie »Mutter«, »Vater« und »Person« von unterschiedlichen männlichen und weiblichen Stimmen ausgesprochen. Die Versuchspersonen sollen so schnell wie möglich durch das Drücken von einem von zwei Knöpfen identifizieren, ob ein Mann oder eine Frau spricht. Sie müssen also den Inhalt des Gesprochenen ignorieren und nur den Klang der Stimme identifizieren. Das ist schwieriger, als es sich anhört! Menschen, die bei diesem Versuch viele Fehler machen, verstehen meistens auch Sprache in Hintergrundgeräuschen schlecht.

Fünf Übersetzungen von Deutsch auf Fachchinesisch

Deutsch	Fachchinesisch
Wahrnehmungs- und Denkprozesse	*Kognition*
Nervenzelle	*Neuron*
Verbindungsstelle zwischen zwei Nervenzellen	*Synapse*
Verlust von Nervenverbindungen, im Besonderen zwischen Ohr und Gehirn	*Synaptopathie, Neuropathie*
Umbau des Gehirns, bedingt durch das Ausbleiben von Sinneseindrücken oder durch Lernerfahrungen	*Neuroplastizität, neuronale Plastizität*
Hirnbereich, der für Sprachverarbeitung und das Gedächtnis wichtig ist	*Temporallappen, auch Schläfenlappen genannt*

Wie Hörverlust das Gehirn schrumpfen lässt

Demenz gehört zu den am weitesten verbreiteten Krankheiten im Alter, und immer mehr Menschen sind davon betroffen. 47 Millionen Menschen weltweit leiden unter Demenz, davon 1,6 Millionen in Deutschland. Jahr für Jahr kommen hierzulande 300 000 Erkrankungen hinzu. Bis zum Jahr 2050 wird sich die Anzahl der Demenzerkrankungen international verdreifachen. Die meisten Betroffenen sind älter als 65, und ab dieser Generation ist jede zweite Frau sowie jeder dritte Mann betroffen. Sie werden vergesslich, verlieren die Orientierung, haben Probleme sich zu artikulieren – kurz, der gesamte Denkapparat nimmt Schaden. In schweren Fällen erkennen Demenzkranke nicht einmal mehr ihre Angehörigen. Niemand möchte in einen solchen Zustand geraten. Die gute Nachricht an dieser Stelle lautet: Es gibt eine ganze Menge, was wir dagegen tun können. Das beginnt bereits in jungen Jahren!

Wir haben vorhin das Gehirn mit einem Muskel verglichen, der trainiert werden sollte. Die Grundlage für ein solches Training besteht in der Schulbildung. Weltweite Statistiken belegen: Besuchen Kinder nach der Grundschule keine weiterführenden Schulen wie Gesamtschulen, Gymnasien oder Realschulen, steigt das Risiko, später an Demenz zu erkranken, um fast 23 Prozent! Vor diesem Hintergrund ist der weltweite Zugang für Kinder zu Bildung umso wichtiger. Diesen und weitere Risikofaktoren für Demenz, die wir grundsätzlich beeinflussen können, sehen Sie hier im Vergleich:

Risikofaktor	Erhöhung des Demenzrisikos
Hörstörungen	25,6 Prozent
Mangelnde Schulbildung:	22,9 Prozent
Rauchen:	14,3 Prozent
Depression:	11,5 Prozent
Bewegungsmangel:	8,5 Prozent
Soziale Isolation:	5,7 Prozent
Bluthochdruck:	5,7 Prozent
Fettleibigkeit:	2,9 Prozent
Diabetes:	2,9 Prozent

Hörstörungen decken somit sage und schreibe mehr als *ein Viertel* aller Vorbeugungsmaßnahmen gegen Demenz ab. Es gibt also nichts, was effektiver gegen Demenz wirkt, als Hörprobleme rechtzeitig anzugehen!

Doch was passiert, wenn jemand schwerhörig ist und nichts dagegen tut? In diesem Fall steigt das Risiko, dement zu werden, um bis zu vierhundert Prozent! Dabei erhöht sich das Risiko, je größer die Schwerhörigkeit ist und je länger diese besteht. Tatsächlich verliert das Gehirn sogar Masse! Zwar ist das in gewissem Umfang ein Teil des natürlichen Alterungsprozesses, doch Menschen mit Hörverlust verlieren insgesamt mehr Hirnmasse. Vor allem der sogenannte *Schläfenlappen* ist betroffen, der wichtig für die Sprachverarbeitung und das Gedächtnis ist. Eine niederländische Studie mit fast 3000 Menschen im Alter von 52 bis 99 Jahren belegt, dass die Hirnmasse insgesamt umso kleiner wird, je größer der Hörverlust ist. Dieser Effekt ist unabhängig vom konkreten Alter und Geschlecht durch alle Bevölkerungsgruppen zu beobachten. Das leuchtet ein, wenn wir uns an unsere Wahrnehmungsfabrik erinnern: Arbeiter in Bereichen, die nicht mehr beliefert werden, »verhungern« und fallen nach einiger Zeit aus. Die fehlenden Ressourcen im Denkapparat führen unter anderem auch dazu, dass Menschen mit Hörverlust schlechter die Balance halten können und deutlich häufiger stürzen. In den USA ist bei Menschen im Alter ab 65 Jahren das Stürzen sogar die häufigste Ursache für Unfalltod! Außerdem steigt bei Hörverlust die Wahrscheinlichkeit, im Alter gebrechlich zu werden. Beides wird durch amerikanische Studien belegt, die ältere Menschen mit gesundem Gehör und solche mit Hörverlust miteinander verglich. Um die Gebrechlichkeit zu ermitteln, wurde zum einen die Geschwindigkeit beim Gehen der Personen gemessen: Benötigten sie für eine Strecke von 20 Metern mehr als 33 Sekunden, wurde sie als gebrechlich eingestuft. Gleiches galt bei dem Unvermögen, sich ohne das Abstützen mit den Armen aus dem Sitzen aufzurichten. Wie genau Hörverlust all diese Faktoren beeinträchtigt, ist noch nicht bis ins Detail geklärt. Allerdings zeigen Studien, dass die Balance von Menschen mit Hörverlust beim Tragen von Hörgeräten grundsätzlich besser ist als ohne.

Die gute Nachricht ist, dass wir den durch Hörverlust beschleunigten Alterungsprozess durch den rechtzeitigen Einsatz von Hörgeräten aufhalten können und dass wir unsere Denkfabrik umstrukturieren können, um ausgefallene Arbeiter zu ersetzen. Wie das funktioniert, werden wir in Teil IV erfahren. Doch am besten sollten wir es erst gar nicht so weit kommen lassen, dass eine Schwerhörigkeit entsteht. Und das tun wir, indem wir unsere Gesundheit und unser Gehör pflegen.

Schwanken in der Stille

Das Zusammenspiel von unserer Körperwahrnehmung sowie dem, was wir sehen und hören, beeinträchtigt unseren Gleichgewichtssinn. In einem Experiment hat man Personen in eine Kabine mit Lautsprechern an den Wänden gestellt und ihre Körperbewegung gemessen. Wurde das Licht ausgeschaltet und die Lautsprecher blieben stumm, fingen die Teilnehmer an zu schwanken. Wurde dagegen in der Dunkelheit über die Lautsprecher ein Rauschen abgespielt, stabilisierte sich der aufrechte Stand. Daran kann man sehen, wie wichtig das Gehör für das Gleichgewicht ist.

Gesund leben, gesund essen, gesund altern

Für unseren Körper ist eine gesunde Lebensführung das A und O, um fit zu bleiben. Das gilt auch für unsere Ohren und unser Gehirn. Das Gehör vor Lärm zu schützen ist sicherlich eine der wichtigsten Maßnahmen, doch es gibt noch weit mehr, was wir tun können. Ganz zentral ist die Ernährung. Eine Langzeitstudie in den USA begleitete rund 80 000 Frauen über einen Zeitraum von 22 Jahren und stellte fest, dass eine gesunde Ernährung das Risiko für Hörverlust um 30 Prozent senkte. Besonders die sogenannte *mediterrane Diät* (auch *Kreta-Diät* oder *Mittelmeer-Diät* genannt) hat sich als effektiv erwiesen. Das Wort »Diät« ist etwas irreführend, da es sich nicht um eine kurzfristige Maßnahme zur Gewichtsreduktion handelt. Vielmehr geht es um die langfristigen Ernährungsgewohnheiten. Die mediterrane Diät zeichnet sich aus durch reichhaltigen Genuss von Gemüse, Obst, Hülsenfrüchten, Fisch und Nüssen. Zur Zubereitung wird Olivenöl als wichtigste Fettquelle verwendet. Ein Gläschen Rotwein pro Tag ist erlaubt. Zu meiden sind Weißmehlprodukte, Zucker und Süßigkeiten. Rotes Fleisch sollte nur sehr wenig gegessen werden, ebenso Milchprodukte.

Wer sich vegan ernährt, sollte beachten, dass Vitamin B_{12} fast nur in tierischen Lebensmitteln vorkommt. Dieses Vitamin ist für unser Gehör sehr wichtig und sollte daher beim Verzicht auf Tierprodukte in Form von Nahrungsergänzungsmitteln zugeführt werden. Gerade in nordeuropäischen Ländern macht außerdem die Zufuhr von Vitamin D Sinn, da dieses auf der Haut nur unter optimaler Sonneneinwirkung gebildet wird. Speziell wer im Büro arbeitet und wenig reines Tageslicht abbekommt, ist damit gut beraten.

Als gesunder Ernährungsrhythmus ist das sogenannte *intermittierende Fasten* beliebt. Statt drei Hauptmahlzeiten pro Tag werden nur zwei eingenommen. So kann beispielsweise das Frühstück oder das

Abendessen ausgelassen werden. Ziel ist, dem Körper etwa 16 Stunden Zeit zu geben, um alle Nährstoffe zu verarbeiten und Schadstoffe abzuführen. In den verbleibenden acht Stunden kann nach Herzenslust geschlemmt werden. Wer diesen Lebensstil nicht in seinen Alltag integrieren kann oder will, für den sind vielleicht einzelne Fastentage unter der Woche eine Alternative, an denen wirklich gar nicht gegessen wird.

Ein weiterer wichtiger Baustein für anhaltende Fitness ist regelmäßiger Sport, oder zumindest ausreichend Bewegung. Sowohl Muskeltraining als auch Ausdauertraining sind wertvoll. Wen es nicht in Fitnessstudios oder Sportvereine zieht, dem seien zumindest regelmäßige Spaziergänge an der frischen Luft angeraten. Das lärmende Auto öfter mal stehen zu lassen und das Fahrrad vorzuziehen ist ebenfalls eine gute Idee. Jede Form von koordinierter Bewegung trainiert unseren Gleichgewichtssinn und stärkt unsere Gesundheit. Generell lässt sich sagen, dass Maßnahmen zur Verbesserung der Durchblutung unseren Ohren helfen, die über winzige Kanäle mit Blut und Sauerstoff versorgt werden und stetigen Zufluss benötigen. Daher kann das durchblutungsfördernde Naturprodukt Ginkgo ein sinnvolles Nahrungsergänzungsmittel sein. Eine Studie belegt überdies zumindest bei Tieren eine vorbeugende Wirkung gegen Lärmschwerhörigkeit, die allerdings bislang bei Menschen noch nicht nachgewiesen werden konnte. Die Durchblutung fördern auch Duschen mit abwechselnd warmem und kaltem Wasser oder Saunabesuche.

Raucher gefährden nicht nur ihr eigenes Gehör, sondern auch das ihrer Mitmenschen. Vor allem Kinder und Schwangere sollten vor dem Passivrauchen geschützt werden. Kinder, die im Alter von vier Monaten dem Passivrauchen ausgesetzt sind, haben ein um 30 Prozent erhöhtes Risiko für Hörverlust. Diejenigen, deren Mütter bereits während der Schwangerschaft selbst rauchen, haben ein um 68 Prozent erhöhtes Risiko. Falls Sie Nichtraucher sind, sollten Sie Raucher bitten, nicht die Räume zu vernebeln, in denen Sie oder Ihre Kinder sich aufhalten.

Auch ein regelmäßiger Schlafrhythmus kommt Ihren Ohren zugute. Zum einen sind diese nachts anfälliger gegen Lärmschäden – Nachtarbeiter sollten daher besonders gut auf einen Schutz ihres Gehörs achten. Zum anderen ist es für die Gesundheit insgesamt enorm wichtig, die körpereigenen Rhythmen nicht zu übergehen. Bestimmte Prozesse in uns laufen zu bestimmten Zeiten ab, gesteuert durch Hormone. Werden diese Abläufe über einen längeren Zeitraum gestört, indem beispielsweise immer wieder die Nacht zum Tag gemacht wird, kann das schwerwiegende Konsequenzen für Körper und Psyche haben. Auch die Schlafdauer spielt eine große Rolle. Sie sollte nicht zu kurz sein, nämlich nicht weniger als sechs Stunden, aber auch nicht zu lang! Japanische Forscher haben herausgefunden, dass mehr als acht Stunden Schlaf pro Nacht das Risiko erhöhen, schwerhörig zu werden. Bei mehr als neun Stunden sinkt zudem die kognitive Leistung. Der genaue Zusammenhang zwischen Schlafdauer und Gehör ist allerdings bislang unklar.

Sie sollten sich und Ihren Ohren auch tagsüber regelmäßig Ruhepausen gönnen. Entspannungsmethoden wie Meditation, Yoga, autogenes Training oder progressive Muskelentspannung werden vielerorts in Kursen angeboten und teilweise auch von Krankenkassen gefördert. Falls keine dieser Entspannungstechniken erlernt wurde, kann auch ein regelmäßiges Mittagsschläfchen Kräfte mobilisieren. Auch Musik – in vernünftiger Lautstärke genossen! – kann entspannend wirken. Selbst aktiv Musik zu machen und ein Instrument zu spielen hat viele positive Aspekte für das Gehör und die Wahrnehmung. Studien zufolge können Musiker nicht nur Nuancen von Musik genauer wahrnehmen als Nicht-Musiker, sondern sie können auch Sprache in lauten oder verhallten Umgebungen besser verstehen. Dirigenten besitzen außerdem eine verbesserte räumliche Wahrnehmung. Das heißt, die intensive Auseinandersetzung mit Musik schult das Gehör auch für Alltagssituationen.

Ob Musiker oder nicht: Um die Leistungsfähigkeit Ihrer Ohren im Blick zu behalten, sollten Sie etwa einmal pro Jahr einen Hörtest machen. Am besten bei einem Arzt oder Akustiker, doch auch zuverlässige Apps und Online-Tests können helfen, die Entwicklung des Gehörs zu verfolgen. Übrigens: Obwohl Hörtests für unser Gehör und die geistige Fitness so wichtig sind wie der regelmäßige Besuch beim Zahnarzt für unsere Zähne, werden sie leider *nicht* von den deutschen Krankenkassen bezahlt. Hier besteht dringender Nachbesserungsbedarf im deutschen Gesundheitssystem: Regelmäßige Hörtests sollten unterstützt und mit Prämienpunkten belohnt werden!

Wie im Fluge

»Ich bin ruhig und entspannt. Gedanken und Geräusche sind vollkommen gleichgültig. Gedanken ziehen vorbei wie Wolken am blauen Himmel.«

Mit diesen Sätzen, die ich wie ein Mantra wiederhole, starte ich mein tägliches autogenes Training. Ich hatte einen Kurs besucht, den meine Krankenkasse kostenlos angeboten hatte, und die effektive Entspannungsmethode erlernt. Um meiner Krankheit Herr zu werden ist für mich Stressabbau das Nonplusultra. Es geht nicht nur darum, nach all den Jahren der Überlastung meine Ohren zu schonen, sondern auch meine Psyche. Ich hatte permanent unter Strom gelebt und mich immer wieder bis zur totalen Erschöpfung verausgabt. Gar nicht so einfach, diesen Lebensstil von heute auf morgen abzuschalten. Autogenes Training ist enorm hilfreich. Nur fünfzehn Minuten reichen, um die Wirkung von einer Stunde Schlaf zu erreichen. Heute habe ich es besonders nötig: Andreas hatte mir von seiner Zugreise aus zahlreiche wissenschaftliche Arbeiten über den Zusammenhang von Schwerhörigkeit und Demenz geschickt. Davon hatte ich vorher noch nie gehört, und die vielen Informationen haben mich buchstäblich umgehauen. Ich muss das alles erst mal sacken lassen, und dafür ist meine bewährte Entspannungsübung genau das Richtige.

Doch irgendetwas stimmt heute nicht. Einer der drei Leitsätze funktioniert nicht, nämlich: *Gedanken und Geräusche sind vollkommen gleichgültig.* Was ist heute anders als sonst? Wie immer liege ich im Schlafzimmer, die Vorhänge sind zugezogen, das Fenster auf Kipp. Ich lausche. Dort draußen scheint das Problem zu liegen. Nein, nicht zu liegen, sondern zu *fliegen*! Alle paar Minuten donnert ein Flugzeug im Landeanflug vorbei. Kaum dass mir das bewusst geworden ist, kann ich mich auf nichts anderes mehr konzentrieren. Normalerweise liegen wir nicht in einer Einflugschneise des Hamburger Flughafens. Was ist da los?

Seufzend nehme ich die Schlafmaske von den Augen und greife nach dem Smartphone neben dem Bett. Im Internet finde ich schnell die Antwort: Aufgrund einer Baumaßnahme ist eine Landebahn am Flughafen gesperrt. Der Flugverkehr ist daher vorübergehend umgeleitet. Wobei »vorübergehend« einen Zeitraum von vierzehn Tagen meint! Ich muss schlucken. Zwei Wochen lang jeden Tag so ein Lärm-Terror? Sofort überlege ich, ob wir einen Freund mit einem kleinen Anwesen nahe der Ostsee besuchen können. Dort ist es herrlich ruhig! Ich frage mich, wie Menschen solchen Fluglärm dauerhaft aushalten können. Es muss einen doch wahnsinnig machen, wenn man nahe am Flughafen wohnt!

Lärm ist nicht gleich Lärm

Im Alltag der meisten Menschen spielen drei Lärmquellen die größte Rolle, und bei allen handelt es sich um Verkehrswege: Straßen, Schienen und der Himmel rund um Flughäfen. Alle drei wurden vor einigen Jahren bei einer großen Studie in Hinblick auf ihre gesundheitliche Wirkung bei großen Bevölkerungsgruppen untersucht, die in der Nähe von Flughäfen deutscher Großstädte wohnen. Der Name der Studie lautet NORAH. Das steht für *Noise-Related Annoyance, Cognition, and Health*, zu deutsch etwa *Zusammenhänge zwischen lärmbedingtem Ärger, Denkprozessen und Gesundheit*. Im Fokus der 7,3 Millionen Euro teuren Studie stand der Fluglärm, doch man hielt es für wichtig, einen Vergleich mit dem restlichen Verkehrslärm zu erhalten.

Dass Lärm unsere Ohren schädigen und die altersbedingte Schwerhörigkeit beschleunigen kann, haben wir bereits festgestellt. Darüber hinaus zeigt die Studie, dass dauernde Lärmbelastung zu weiteren Erkrankungen führen kann, sowohl körperlich wie seelisch. Dabei geht es nicht allein um die tatsächliche Laustärke des Lärms, sondern darum, wie sehr sich Betroffene darüber aufregen und wie das die Gesundheit beeinträchtigt. Besonders drastisch ist der Anstieg von Depressionen, die vor allem von Fluglärm ausgelöst werden. Pro Verdopplung der empfundenen Lautstärke, also pro Erhöhung um 10 dB, nimmt das Depressionsrisiko um 8,9 Prozent zu. Im Vergleich dazu fallen der Schienenverkehr mit 3,9 Prozent und der Straßenlärm mit 4,1 Prozent etwas ab, doch ist der negative Effekt noch immer deutlich. Darüber hinaus kommt es bei allen drei Lärmquellen zu einer Erhöhung der Risiken von Herz-Kreislauf-Erkrankungen und Schlafstörungen. Fluglärm sticht nicht nur durch sein besonderes Depressionsrisiko hervor, sondern auch weil er sogar das Brustkrebsrisiko bei Frauen erhöht. Nicht nur die Ergebnisse der NORAH-Studie sind alarmierend. Bei der in Mainz durchgeführten *Gutenberg Gesundheitsstudie*, die rund 15 000 Menschen alle fünf Jahre gründlich untersucht, wurden Flugzeuge deutlich als diejenige Lärmquelle identifiziert, die Menschen dort am stärksten belastet. Sechzig Prozent der Bevölkerung in der Region Mainz-Bingen sind davon betroffen. Erstmals wurde hier belegt, dass das Risiko von Herzrhythmusstörungen für Betroffene um mehr als fünfzig Prozent steigt!

Die metallischen Giganten am Himmel sind besondere Krankmacher, doch warum das so ist, konnte bislang nicht geklärt werden. Meine Vermutung ist, dass der Schlüssel im Zusammenspiel zwischen dem unregelmäßigen Rhythmus, der Lautstärke und dem Bedrohungspotenzial der Störung liegt. Straßenlärm ist relativ konstant. Die Geräusche von der Schiene mögen unregelmäßiger sein, doch sind sie (je nach Wohnsituation) nicht ganz so laut. Beiden Verkehrswegen gemein ist, dass sie auf festen Routen stattfinden und dass die von ihnen ausgehende Gefahr von Unfällen dadurch räumlich eingegrenzt werden kann. Fluglärm dagegen durchdringt alles: Er schwillt an, dröhnt bedrohlich über die Köpfe hinweg und verklingt dann mit einem letzten Wehklagen. Zwar ist es äußerst unwahrscheinlich, dass so ein Gigant vom Himmel abstürzt und genau auf uns fällt, aber es ist grundsätzlich möglich. Jedenfalls stellt das Flugzeug für unser Unterbewusstsein eine potenzielle Gefahrenquelle dar. Erst wenn wir es nicht mehr hören, scheint die Gefahr vorbei zu sein – bis es beim nächsten Flugzeug wieder von vorne losgeht. Unser Körper ist evolutionär darauf eingestellt, bei der Annäherung einer Gefahr Stresshormone auszuschütten, um uns in diesem Moment leistungsfähig zu machen. Doch werden diese Hormone über längere Zeit immer und immer wieder ausgeschüttet, schaden sie unserer Gesundheit.

Aktuelle Studienergebnisse liefern ausreichend Beweise, dass die schädliche Wirkung des Lärms in der Schlafenszeit umso höher ist. Das verwundert nicht, denn unsere Ohren schlafen nie: Unaufhörlich senden sie alle Höreindrücke ans Gehirn. Die Politik ist angehalten, zum Wohle der Bevölkerung Fluglärm zwischen 22 und 6 Uhr endgültig zu verbieten, so wie das bei Industrielärm längst gang und gäbe ist. Zumal wir leider mit immer mehr Lärm am Himmel rechnen müssen, da sich Prognosen zufolge die Anzahl von Flügen innerhalb der nächsten fünfzehn Jahre von 3,6 Milliarden auf 7,3 Milliarden erhöhen wird.

Ein interessanter Aspekt der eingangs erwähnten NORAH-Studie ist, dass auch die Entwicklung von fluglärmbelasteten Kindern untersucht wurde. Tatsächlich beeinträchtigt Fluglärm die Fähigkeit, das Lesen zu lernen, negativ: Kinder lernen langsamer. Pro Anstieg um 10 dB kostet der Krach jeweils einen Monat Lernerfolg. Kinder, die eine flughafennahe Schule mit einer Lärmbelastung von 59 dB besuchten, brauchten im Studienzeitraum zwei Monate länger für das Lesenlernen als Kinder in einer Schule mit 39 dB Belastung. Darüber hinaus fühlten sich die Kinder in der lauteren Umgebung weniger wohl. *In der Ruhe liegt die Kraft*, sagt man, und das sollten Eltern auch für ihre Kinder berücksichtigen, um ihre Entwicklung zu fördern.

Wer weniger hört, lernt auch weniger

Nicht nur Lärm beeinträchtigt den Lernerfolg von Kindern negativ, sondern auch eine Minderung ihres Hörvermögens. Schon minimaler Hörverlust, für den von Krankenkassen keine Hörgeräte verschrieben werden, ist ein Problem. Mehr als ein Drittel aller Schüler mit minimalem Hörverlust »bleiben sitzen« und müssen eine Klasse wiederholen!

Sauber und leise: Elektromobilität

Spätestens seit dem Dieselskandal und dem Ausstieg der USA aus dem Pariser Klimaabkommen ist Luftverschmutzung eines der meistdiskutierten Umweltthemen. Eine Lösung wird im Ausbau der Elektromobilität gesehen. Meistens geht es bei den Argumenten um die Verringerung von CO_2-Ausstoß und Feinstaub. Doch worüber erstaunlich wenig in diesem Zusammenhang geredet wird, ist *Lärmverschmutzung*.

Tatsächlich definiert die EU Verkehrslärm als *zweithäufigste* Ursache für durch Umwelteinflüsse ausgelöste Krankheiten, gleich nach Luftverschmutzung. Die Wirkung von Lärm reicht bis hin zu vorzeitigen Todesfällen, für die Herz-Kreislauf-Erkrankungen eine besonders große Rolle spielen. Doch Deutschland verletzt nicht nur die Anforderungen der EU an die Senkung der *Schadstoffwerte* in Ballungsräumen, sondern auch die Richtwerte für die *Lautstärke* des Verkehrslärms. Letzteres könnte demnächst zu einer Klage der EU gegen Deutschland führen, ähnlich jener gegen erhöhte Feinstaubwerte in deutschen Ballungsgebieten aus dem Jahr 2018. Deutsche Politiker, die jahrzehntelang den Interessen der Automobillobby dienten, haben ganze Arbeit darin geleistet, uns Bürger den größten Gesundheitsrisiken auszusetzen – angeblich alles zur Wahrung von Arbeitsplätzen und zum Schutz des Wirtschaftsstandorts Deutschland. Doch hätte man die Milliarden von Euro, die nun in Strafzahlungen für manipulierte Dieselmotoren fließen, stattdessen in die nachhaltige und geräuscharme Technologie der Elektroantriebe investiert, stünde es nun wohl um unsere Gesundheit *und* um die Wirtschaft besser. Warum im 21. Jahrhundert noch immer laute Verbrennungsmotoren für Luxus-SUVs produziert werden dürfen, die bei Vollgas fast 70 Liter Benzin pro 100 km in die Luft blasen, ist absolut unverständlich. Laut einer aktuellen Studie der WHO atmen neun von zehn Menschen auf der Welt verdreckte Luft ein, und es sterben jedes Jahr sieben Millionen Menschen daran.

Doch die grau vernebelte Zeit der röhrenden Motorkutschen wird noch vor Ende dieses Jahrhunderts eine Anekdote der Vergangenheit sein. Künftigen Generationen wird sie ähnlich weit weg erscheinen wie die Steinzeit. Elektroantriebe für Autos, Busse und Motorräder werden die Geräuschkulisse unserer Städte für immer verändern. Langfristig werden selbst fahrende und intelligent vernetzte Systeme den Menschen am

Steuer ablösen. Wo momentan das Brausen von Verkehr herrscht, wird Ruhe einkehren. Ganze Landschaften, durch die sich Autobahnen schlängeln, werden ihren Frieden zurückgewinnen. Die Luft wird nicht nur sauberer sein – sie wird auch weniger unerwünschten Lärm in die Ohren der Menschen tragen.

Ganz lautlos wird das allerdings nicht vonstattengehen, denn auch Elektroautos erzeugen Geräusche, durch das Abrollen der Reifen und durch Luftwiderstand. Doch erst ab 50 km/h sind sie so gut zu hören wie Autos mit Verbrennungsmotoren. Zwar stellt die geringe Lautstärke von Elektrogefährten ein erhöhtes Risiko für Fußgänger dar, die eine Straße überqueren wollen und womöglich herannahende Autos nicht hören. Doch die EU schreibt ab 2019 vor, ähnlich wie die USA, dass Elektromobile mit »autoähnlichen« Tönen warnen müssen. Außerdem sollten wir uns vor Augen halten, dass derzeit in Europa mehr Menschen an Luftverschmutzung sterben als durch Verkehrsunfälle! Im Gegensatz zu Verbrennungsmotoren bieten Elektroantriebe viel mehr Möglichkeiten, den Klang mit elektronischen Bauteilen individuell zu gestalten. Tatsächlich investieren die Hersteller satte fünf Prozent der Entwicklungskosten in das Sound-Design ihrer Elektromobile. Allerdings geht es ihnen wohl weniger um Sicherheitsaspekte als darum, einen speziellen *Sound* für ihre Marke zu finden, der die Kunden emotional anspricht. Niemand möchte in einem Gefährt sitzen, das sich anhört wie das Surren einer überdimensionalen Hornisse. Generell werden tiefere Klänge in Bezug auf Motoren als angenehmer empfunden. Es bleibt zu hoffen, dass die Hersteller nicht den Fehler begehen, das viel zu laute Geräusch von Verbrennungsmotoren nachzustellen, um vor allem die Zielgruppe der Sportwagenfahrer zu erreichen…

Wenn Poser am Auspuff feilen

Vielen Rasern sind ihre rollenden Statussymbole nicht laut genug, und sie fräsen drei- oder viereckige Löcher in ihre Auspuffanlagen. Das hilft Sondereinsatzkommandos der Polizei in deutschen Großstädten, sie allein mit dem Gehör ausfindig zu machen. Die im August 2017 gegründete Soko Autoposer in Hamburg stellte allein innerhalb der ersten vier Monaten ihres Bestehens 62 Fahrzeuge sicher, von denen einige mit über 130 dB lauter waren als Düsenflugzeuge. Tobias Hänsch, Leiter des Teams, sagte: »Wir sprechen hier von Autos, die teilweise mehr als 100 000 Euro kosten. Und die Fahrer betreiben dann unvorstellbar billiges Tuning, indem sie beispielsweise einfach Löcher in Rohre schneiden.«[8] Das legt die Vermutung nahe: Je höher die Lautstärke eines Autos, desto geringer der IQ des Fahrers!

---

[8] Soko »Autoposer« hat bisher 20 Autos einkassiert. NDR.de, 12.10.2017

Schallwellen unter Wasser:
Gefahr für Meeresbewohner

Einen wichtigen Verkehrsweg haben wir uns bisher noch nicht angehört: das Wasser. 90 Prozent des globalen Handels werden mit 45 000 Frachtschiffen abgewickelt. Zusätzlich transportieren mehr als 600 Kreuzfahrtschiffe jährlich über 22 Millionen Passagiere zu deren Vergnügen über die Meere. Der Naturschutzbund Deutschland (NABU) vermerkt hierzu: *»Schiffe gehören aufgrund ihres Treibstoffs und der mangelhaften gesetzlichen Regulierung zu den größten und dreckigsten Emissionsquellen überhaupt.«*

Wenn Sie, liebe Leser, nicht gerade in der Nähe eines Frachthafens wohnen, werden Sie nun vielleicht denken, dass die Schiffe wenigstens nicht so einen Radau machen wie Flugzeuge oder Autobahnen. Doch leider ist die Umweltbilanz der Schifffahrt auch in dieser Hinsicht verheerend – wenngleich wir als Landbewohner nicht viel davon mitbekommen. Unter Wasser jedoch ist die Schallgeschwindigkeit mehr als viermal höher als in der Luft, nämlich fast 1500 Meter pro Sekunde. Zudem haben Schallwellen unter Wasser eine wesentlich größere Reichweite. Diese ist abhängig von der Wassertiefe sowie dem Salzgehalt und der Temperatur. In etwa 1000 Metern Tiefe können bestimmte Schallsignale ganze Ozeane komplett durchdringen! Auch der Schalldruck ist unter Wasser deutlich höher als an der Luft, so dass Geräusche dort heftiger wirken. Wie kompliziert die Schallausbreitung im Meer ist, mag beispielhaft die Publikation *Effects of Noise on Aquatic Life* verdeutlichen, zu Deutsch etwa »Effekte von Lärm auf das Leben unter Wasser«. Das Werk in zwei Bänden umfasst insgesamt rund 2000 Seiten mit Hunderten wissenschaftlichen Arbeiten zu diesem Thema. Wir können hier buchstäblich nicht weiter »in die Tiefe eintauchen«, doch so viel sei gesagt: Die Wirkung der von Menschen erzeugten Klänge in den Meeren und Flüssen dieser Welt ist längst nicht vollständig erforscht. Fest steht, dass durch sie beispielsweise die sensiblen Hörorgane von Meeressäugern empfindlich gestört werden, bis hin zur Ertaubung. Wale und Delfine können in Panik geraten, die Flucht ergreifen und von ihren natürlichen Wanderwegen durch die Meere abweichen, bis sie irgendwo stranden. Das teils massenhafte Anlanden großer Meeressäuger wird heutzutage auch auf die Lärmverschmutzung unserer Weltmeere zurückgeführt. Auch kann die Kommunikation der Tiere untereinander sowie ihre Nahrungssuche gestört werden. Welche Auswirkungen der Krach auf Tiefseefische oder andere Lebewesen unter Wasser haben mag, ist schwer zu untersuchen, und daher ist wenig dazu bekannt.

Für die Lärmattacke auf Meeresbewohner sind nicht allein die Schiffe mit ihren rumorenden Antrieben oder Sonaren verantwortlich. Auch Offshore-Windkraftanlagen, Ölförderanlagen und Militärübungen erzeugen unter Wasser einen Höllenrabatz. Es bleibt zu hoffen, dass ein Umdenken der Menschen *auf* dem Wasser dazu führt, die Stille *unter* Wasser halbwegs wiederherzustellen. Zumindest sollte alles dafür getan werden, die Erhöhung des Lärmpegels zu stoppen, denn derzeit verdoppelt er sich alle zehn Jahre!

Like a Rolling Stone

Der Regen hat rechtzeitig aufgehört, und die Luft an dem milden Septembertag ist angenehm frisch. Meine Frau und ich sitzen auf unserer Terrasse und lauschen konzentriert. Uns erreicht zwar nur ein entferntes Echo, doch es besteht kein Zweifel: Wir hören gerade die Stimme von Mick Jagger, musikalisch begleitet von den legendären Rolling Stones. Ihr Konzert ist *das* Ereignis in Hamburg. Mehr als 80 000 Menschen befinden sich gerade im Stadtpark, um die Rocklegenden live zu erleben. Auch ich hatte überlegt, dieses einmalige Ereignis vor Ort mitzuerleben. Doch mittlerweile bin ich froh, dass ich mich aus Kostengründen dagegen entschieden hatte. Bereits seit Tagen war die Bühne aufgebaut worden, und man hatte gigantische Lautsprechertürme errichtet. Eine Beschallung aus diesen Ungetümen möchte ich meinen belasteten Ohren nicht zumuten.

»Das ist gerade *Sympathy for the Devil*«, sage ich, stolz darauf, den Song über die große Strecke hinweg erkannt zu haben. Die Bühne ist rund zwei Kilometer entfernt von unserer Wohnung. Dennoch können wir die Stones hier hören. Wie laut mag es also wohl direkt am Ort des Geschehens sein? Ähnliches scheint Sylvia durch den Kopf zu gehen. Durch meine anhaltende Beschäftigung mit dem Thema Gehör kennt sie die Problematik mittlerweile auch sehr gut. Sie sagt: »Du, sag mal, die Stones machen ihrem Namen mittlerweile alle Ehre und sind steinalt! Müssten die angesichts solcher Konzerte nicht längst taub sein?«

Ich muss grinsen über das Wortspiel, und erwidere dann ernst: »Die sind bestimmt alle schwerhörig oder haben Tinnitus, oder beides. Das gehört zu den schmutzigen Geheimnissen der Musikindustrie. Einige Stars der alten Garde bekennen sich offen dazu, Probleme mit den Ohren zu haben, zum Beispiel Eric Clapton, Phil Collins oder Brian Johnson von AC/DC. Mick Jagger selbst hat sich immerhin vom Sänger und Fotografen Bryan Adams für die gemeinnützige Stiftung *Hear the World* fotografieren lassen, die auf das Thema Hörverlust aufmerksam machen will. Ich bin sicher, dass sehr viel mehr Live-Musiker ihr Gehör ruiniert haben, auch jüngere. Oder Star-DJs. Sven Väth leidet zum Beispiel seit Jahren an Tinnitus. Alles andere wäre auch ein Wunder. Damals in den Neunzigern, als ich ihn zum ersten Mal im legendären Techno-Club *Omen* in Frankfurt erlebt habe, war es so laut und stickig, dass Kondenswasser von den Bassboxen spritzte. Väth stand mit einer Atemmaske hinter dem DJ-Pult, die ihn mit Sauerstoff versorgte. Aber einen Gehörschutz trug er nicht.«

»Er trug eine Sauerstoffmaske?«

»Ja. Da war überall künstlicher Nebel, in dem bunte Lichter zuckten. Es liefen Gestalten in Taucheranzügen herum, andere trugen Warnwesten vom Straßenbau. Total verrückt. Jetzt ist Väth über fünfzig und legt immer noch auf. Seine Ohren müssen viel mitgemacht haben. Kein Wunder also, dass er Probleme hat.«

Im Folgenden berichte ich meiner Frau von einem beruflichen Treffen mit DJ-Kollegen vor einigen Jahren. Ich war der Einzige gewesen, der regelmäßig bei der Arbeit einen Gehörschutz getragen hatte. Die anderen hatten gesagt, so würden sie die Musik nicht mehr intensiv genug spüren.

»Das kenne ich«, sagt Sylvia. »Bei manchen Songs muss ich einfach lauter drehen, wenn ich die im Radio höre. Aber warum ist das eigentlich so, dass wir ein Bedürfnis haben, Musik besonders laut zu hören? Es wäre doch viel logischer, wenn unser Gehirn uns sagt: Achtung, Gefahr! Flucht! Stattdessen funkt es durch: Geil, dreh mal richtig auf! Das macht doch eigentlich überhaupt keinen Sinn. Was steckt dahinter?«

Ich überlege angestrengt, ehe ich sage: »*Das* ist in der Tat eine *wirklich* gute Frage! Ich kann es dir nicht sagen, aber ich werde es herausfinden.«

Droge Musik

So unterschiedlich die Musik auf Rock-Konzerten, Techno-Raves, Open-Air-Festivals, Schlager-Umzügen und in Clubs auch sein mag, alle haben eins gemeinsam: Das Publikum wird in sehr hoher Lautstärke beschallt. Hatten die Beatles in den Sechzigerjahren noch das Problem, dass man ihre Songs über die Geräuschkulisse der kreischenden Fans hinweg kaum hören konnte, so ist es heutzutage eher so, dass man als Besucher über die Musik hinweg sein eigenes Wort nicht verstehen kann. Teilweise ist diese gesundheitsschädliche Tendenz der Weiterentwicklung von Lautsprechersystemen zu verdanken, die seit den Siebzigern und Achtzigern einfach sehr viel mehr Schalldruck erzeugen können als zuvor. Bereits ein Konzert der Band The Who im Jahre 1976 erreichte in fünfzehn Metern Entfernung zur Bühne eine Lautstärke von 132 dB und überschritt damit die absolute Schmerzgrenze.

Allein dass etwas technisch möglich ist, bedeutet allerdings noch lange nicht, dass es auch umgesetzt wird. Wenn zigtausend Menschen freiwillig zu solchen Veranstaltungen strömen, muss die hohe Lautstärke als Teil des Gesamterlebnisses ein bestimmtes Bedürfnis beim Publikum befriedigen. Das ist übrigens auch teilweise bei klassischer Musik der Fall, ohne elektrische Verstärkung. Ein Orchester kann enorme Lautstärken erreichen, was besonders das Gehör der beteiligten Musiker gefährdet – denn sie sind unmittelbar Tönen aus den Instrumenten ihrer Nachbarmusiker ausgesetzt. Bei einer Aufführung der *Walküre* von Richard Wagner wurden direkt vor den Bläsern 130 dB gemessen. Aktuell hat ein Orchestermusiker erfolgreich das London Royal Opera House auf 850 000 Euro verklagt, weil er bei einer solchen Aufführung einen Hörschaden erlitten hatte und seitdem berufsunfähig ist.

Der unvernünftige Umgang mit Lautstärke ist nicht nur bei Live-Musik an der Tagesordnung, sondern auch bei der Wiedergabe aus Kopfhörern oder Lautsprechern in Pkws. Gerade junge Menschen drehen oftmals ihre Geräte bis zum Anschlag auf und riskieren damit irreparable Gehörschäden. Worin aber besteht der besondere Kick, den Musik ab einer gewissen Lautstärke auslöst? Die Antwort hierauf ist im Belohnungszentrum unseres Gehirns zu suchen. Je nach Musikgeschmack werden beim Hören bestimmter Songs oder Kompositionen Botenstoffe ausgeschüttet, die Glücksgefühle auslösen, oder andere, die traurig oder aggressiv machen. Dadurch kann Musik unsere Stimmung unmittelbar beeinflussen. Die Wirkung geht so weit, dass sogar Schmerzlinderung durch Musik klinisch nachweisbar ist.

Der Zusammenhang zwischen Lautstärke und Art der Musik scheint offensichtlich darin zu bestehen, dass wir gerne jene Titel laut hören, die uns besonders gut gefallen. Mehr noch: Wie gut uns ein Lied gefällt, beeinflusst sogar unmittelbar unsere Wahrnehmung von Lautstärke. In einem Experiment hat man jeweils zwanzig Rock-Fans und solche Personen, die Rock nicht mochten, kurze Musikschnipsel unterschiedlicher Art und Lautstärke vorgespielt. Die Aufgabe bestand darin, die Lautstärke der einzelnen Klangfolgen auf dieselbe Stärke einzustellen. Tatsächlich regelten die Rock-Fans Passagen aus Rock-Titeln lauter als die restlichen Studienteilnehmer. Daraus lässt sich schließen, dass sie diese Musik als weniger laut empfanden als Menschen, die einen anderen Musikgeschmack haben. Umgekehrt kennen wir wohl alle den Effekt, dass uns laute Musik vom Nachbarn besonders dann stört, wenn sie uns nicht gefällt – während wir toleranter sind, wenn Aufnahmen unserer Lieblingsband von nebenan erschallen.

Dass wir Musik laut aufdrehen, die uns gefällt, scheint also daran zu liegen, dass dadurch besonders viele Glückshormone in unserem Gehirn freigesetzt werden, und diese verändern auch unser Lautstärkeempfinden. Wir werden sozusagen für das Aufdrehen der Musik unmittelbar mit Wohlbefinden *belohnt*. Daraus kann ein Verhalten resultieren, das dem von Drogenabhängigen ähnelt. Dies wurde mit einer US-amerikanischen Studie belegt, die einen Fragebogen aus der Alkohol-Sucht-Forschung auf Musikkonsum übertrug. So wurde beispielsweise die auf Alkohol bezogene Frage »Hat man Ihnen jemals mitgeteilt, dass Sie Probleme mit der Leber haben?« ausgetauscht gegen »Hat man Ihnen jemals mitgeteilt, dass Sie eine Lärmschwerhörigkeit haben, bei der lautes Musikhören eine Rolle spielt?« Beantwortet ein Musikfan dies mit ja und gibt dennoch an, dass er weiter regelmäßig laut Musik hört, ähnelt sein Verhalten dem eines Alkoholikers. Einige Parallelen zwischen der »Droge Musik« und Alkohol sind besonders deutlich. Zum einen das Verlangen, den Drogen- oder Musik-Kick zu verstärken und zu wiederholen. Hören wir einen Song leise im Hintergrund im

Radio, der uns besonders anspricht, ist der erste Impuls, den Kick zu erhöhen, indem wir lauter drehen. In der Folge wollen wir denselben Song gerne wieder hören. Ähnlich mag es einem Barbesucher gehen, der nach dem ersten leckeren Cocktail einen zweiten bestellt – obwohl, oder *gerade weil* er die Wirkung des Alkohols vom ersten Drink spürt.

Eine weitere Parallele zur Sucht nach Drogen ist das Ausschalten der Vernunft. Langfristige Ziele, wie gesund zu bleiben und möglichst alt zu werden, treten in den Hintergrund. Mag ein Trinker wissen, dass er seine Leber schädigt und seine Lebenserwartung verkürzt – dennoch ist der augenblickliche Drang größer, sich dem Rausch hinzugeben. Genauso verhält es sich mit der lauten Musik auf Konzerten und in Clubs: Viele Menschen wissen, dass sie damit ihr Gehör schädigen können, und dennoch wollen sie die Musik möglichst intensiv fühlen, weshalb sie auf einen Gehörschutz verzichten. Übrigens kommt bei der Beschallung aus großen Lautsprechern noch ein weiterer, bislang in der Wissenschaft wenig beachteter Effekt hinzu: Die Bässe der Musik wirken nicht nur auf das Gehör, sondern über den Schädelknochen auch auf das Gleichgewichtsorgan. Das erzeugt einen zusätzlichen Kick, der belebend wirkt und mit dem Musikkonsum aus Kopfhörern nicht erreicht werden kann. Womöglich erhöht dies das Risiko für passionierte Club-Besucher, die Musik auf ihren MP3-Playern noch lauter aufzudrehen, um einen ähnlichen Kick zu erreichen. Da der mit fortschreitender Gewöhnung aber immer schwerer zu erreichen ist, wird die Belastungsgrenze des Gehörs umso weiter überschritten. Das kann einer aktuellen

Studie zufolge nicht nur das Gehör schädigen, sondern auch den Gleichgewichtssinn. Doch welche Lautstärke können unsere Ohren verkraften, und vor allem: wie lange?

Lärm: Die Dauer macht den Schaden

Wie stark unsere Ohren durch Lärm geschädigt werden, hängt von Lautstärke und der Dauer der Belastung ab. (Das beinhaltet nicht das Risiko für Psyche, Herz und Kreislauf!) Hier sehen Sie die Empfehlungen der US-Bundesbehörde für arbeitsmedizinische Forschung (NIOSH):

Lautstärke in dB	Beispiel	Dauer
82 dB	Pkw	16 Stunden
85 dB	Küchenmixer	8 Stunden
88 dB	Laubbläser in 5m	4 Stunden
91 dB	Zugdurchfahrt	2 Stunden
94 dB	Rasenmäher	1 Stunde
97 dB	Presslufthammer	30 Minuten
100 dB	Club	15 Minuten
103 dB	MP3-Player Maximum	7,5 Minuten
109 dB	Kreissäge in 1m	1,9 Minuten
115 dB	Rockkonzert	30 Sekunden

Der Kater nach dem Musikrausch:
Ohrenklingeln und Co.

Die Parallele zum Alkohol hat spätestens mit dem Kater am nächsten Morgen ein Ende. Wohl jeder kennt das Gefühl, nach einer feuchtfröhlichen Nacht mit Kopfschmerzen und Übelkeit zu erwachen und zu denken: Nie wieder werde ich auch nur einen Tropfen Alkohol trinken! Doch im Laufe des Tages fühlt man sich immer besser, und am Abend ist ein kühles Bier plötzlich nicht mehr ganz abwegig…

Anders geht es unseren Ohren. Wenn wir sie mit einem Konzert oder Club-Besuch überlastet haben, können wir zwar auch eine Art »Kater« fühlen – beispielsweise indem wir etwas schlechter hören oder ein Klingeln auf den Ohren haben, das außer uns niemand wahrnimmt. Es ist aber ein Trugschluss zu glauben, dass dies wie ein Alkoholkater jedes Mal auch wieder verschwindet. Tatsächlich kann schon eine *einzige* Überlastung, zum Beispiel 30 Sekunden ohne Gehörschutz bei einem Rockkonzert, oder wenige Minuten in einem Club, unser Gehör dauerhaft schädigen! Dieses Risiko verdrängen die meisten Musikliebhaber. Übrigens sind neuesten Forschungen zufolge unsere Ohren generell nachts besonders anfällig für Schäden durch hohe Lautstärken. Da es in der Club-Kultur üblich ist, erst spätnachts auszugehen und bis in die frühen Morgenstunden zu tanzen, ist hierbei von einer besonders hohen Gefährdung auszugehen.

Wir haben vorhin gesehen, dass Lärm unser Gehör

vorzeitig altern lässt. Es kann aber bei besonders starker Belastung auch unmittelbar größeren Schaden nehmen. Rein physikalisch gesehen ist laute Musik für unsere Ohren erst mal nichts anderes als Lärm. Lange Zeit war man davon ausgegangen, dass Lärm vor allem die Haarzellen im Innenohr schädigt. Das ist mit den bei HNO-Ärzten üblichen Tonschwellen-Hörtests messbar, bei denen einzelne Töne in unterschiedlichen Frequenzen geprüft werden. Misst man unmittelbar nach einer lauten Musikbeschallung auf diese Weise, fällt der Test in jedem Fall schlechter aus, da das Gehör »ermüdet« ist. Meistens erholt sich das Ohr in der Folge, und die Ergebnisse können sich mit einem zeitlichen Abstand von drei bis sieben Tagen normalisieren. Daraus lässt sich folgern, dass in diesem Fall die Haarzellen noch intakt sind. Neueren Erkenntnissen zufolge ist es dann aber dennoch zu früh, um erleichtert aufzujubeln. Untersuchungen haben ergeben, dass bei hoher Lärmbelastung, trotz intakter Haarzellen, Nervenverknüpfungen auf dem Weg zum Gehirn zerstört werden können. Das ist nicht mit herkömmlichen Tonschwellen-Hörtests messbar. So kann ein unbemerkter Schaden entstehen. Doch was bedeutet das für uns?

Wie bereits erwähnt, ist unser Gehirn meisterlich darin, Defizite auszugleichen. Damit sind wir wieder bei dem Phänomen des *versteckten Hörverlusts*. Er beschäftigt unser Gehirn damit, verlorene Informationen von den Ohren auszugleichen. Damit sind wertvolle geistige Ressourcen belegt, die uns womöglich anderweitig fehlen. In manchen Situationen kommen wir damit an unsere Grenzen, vor allem wenn es darum geht, Sprache im Störgeräusch zu verstehen. Wir erinnern uns an den bereits beschriebenen *Cocktailparty-Effekt* – genau in solchen Situationen ist das Gehirn überfordert und braucht enorm viel Energie, um das Gesagte zu verstehen. Das äußert sich in Konzentrationsschwierigkeiten und Müdigkeit. Betroffene können im Lauf der Zeit eine chronische Erschöpfung entwickeln, die den normalen Alltag belastend macht. Allgemein lässt sich sagen, dass nicht das *Hören* schwieriger wird, sondern das *Verstehen*.

Das Hauptproblem beim versteckten Hörverlust ist, dass er meistens viel zu spät erkannt wird. Das Gehör eines Musikfans scheint sich nach einem Konzertbesuch wieder voll zu erholen, doch es bleibt ein Schaden zurück. Weil dieser nicht bemerkt wird, folgt der nächste Konzertbesuch wieder ohne Gehörschutz, und so weiter. Jedes Mal wird der Schaden größer und damit der geistige Kraftaufwand, um ihn zu kompensieren. Wenn der Hörverlust schließlich sein »Versteck verlässt« und als alltägliche Beeinträchtigung zum Vorschein kommt, kann die Schädigung nicht mehr rückgängig gemacht werden.

Ein sehr hohes Risiko durch laute Beschallung ist außerdem, dass durch sie das berühmt-berüchtigte »Klingeln auf den Ohren« entstehen kann. Fast drei Viertel aller Menschen im Alter bis 25 Jahre sind nach Freizeitaktivitäten mit lauter Musik davon betroffen! Meistens vernehmen sie dann hohe Töne, wie Pfeifen oder Zischen. Doch auch dumpfe Geräusche oder Rauschen können auftreten. Allen gemein ist, dass niemand außer der betroffenen Person sie hören kann. Es handelt sich bei diesem Phänomen namens *Tinnitus* um Geräusche, die im Gehirn wahrgenommen werden, ohne dass

Auf Nummer sicher am Lautstärkeregler

Um Gehörschäden durch zu laute Musik aus Kopf-hörern zu vermeiden, hat die EU eine Norm zur Be-grenzung der Lautstärke von Abspielgeräten ein-geführt. Sie regelt die maximale Abspiellautstärke auf ein gesundes Maß und wird in vielen Smart-phones und MP3-Playern eingesetzt. An den meis-ten Geräten kann diese Norm in den Einstellun-gen außer Kraft gesetzt werden. Davon ist jedoch dringend abzuraten! Die freiwillige Beschränkung ist keine Schikane, sondern dient einzig und allein unserer Gesundheit. Musik aus Kopfhörern sollte auf keinen Fall ein Druckgefühl in den Ohren aus-lösen, scheppernd klingen oder bereits nach kurzer Zeit anstrengend wirken. Als Faustregel gilt: Hört jemand anderes neben mir die Musik aus meinem Kopfhörer, ist sie viel zu laut!

eine äußere Klangquelle vorhanden ist. Für viele gehört es dazu, nach einem Club-Besuch ein wenig »Ohren-klingeln« zu haben. Aus Erfahrung glauben sie, dass das auch wieder von alleine verschwindet. Doch diese Erfahrung ist trügerisch: Einmal entstanden, kann das Ohrengeräusch jederzeit *dauerhaft* bleiben! Etwa fünf-zehn Prozent aller Menschen haben einen anhaltenden Tinnitus. Davon leiden rund drei Prozent extrem unter dem Dauerton, und zwar so sehr, dass bei einigen von ihnen sogar Selbstmordgedanken entstehen können. So sagte beispielsweise der Schauspieler William Shatner, bekannt als Captain Kirk aus *Raumschiff Enterprise,* er habe sich bei einer Spezialeffekte-Explosion beim Dreh einen Tinnitus zugezogen und hätte teilweise gedacht, er überlebe das nicht. Das Risiko, für den Rest des Lebens einen Dauerton im Kopf mit sich herumtragen zu müssen, besteht bei *jeder einzelnen* Belastung durch hohe Lautstärke. Je häufiger Konzerte oder Clubs ohne Gehörschutz besucht werden, desto höher das Risiko. Doch was hat es mit dem verbreiteten Phänomen Tinnitus im Detail auf sich?

Tinnitus: Das Ende der Stille

Jeder Tinnitus ist einzigartig, denn es gibt jeweils nur eine Person auf der ganzen Welt, die ihn hören kann: der oder die Betroffene. Im Gegensatz zu jedem anderen Geräusch verklingt er nie, und er bleibt wie ein ungebetener Gast zu Besuch, oft ein Leben lang. Wie sehr dieser Eindringling stört, hängt stark von seiner Ausprägung und von der psychischen Verfassung seines unfreiwilligen Gastgebers ab. Tinnitus kann unterschiedlich klingen und beispielsweise pfeifen, klingeln, rauschen, zischen, dröhnen, pulsieren, klicken – oder sogar als eine Art Musik auftreten. Er kann unterschiedlich laut sein und dabei gleichmäßig erscheinen, oder in der Lautstärke schwanken. Es können ein Ohr oder beide Ohren betroffen sein. Auch in einem Ohr können mehrere Geräusche gleichzeitig vorhanden sein. Der Klang kann vom Gefühl her entweder in den Ohren selbst festsitzen, oder im Kopf. Es gibt

Menschen, die er kaum stört, und andere, die massiv darunter leiden. Häufig gehen psychische Begleiterscheinungen mit ihm einher, wie Stress, Depressionen, Angst- und Schlafstörungen, bis hin zur Arbeitsunfähigkeit. Auch Geräusch- und Lärmüberempfindlichkeit kann damit verbunden sein. Das eine Wort »Tinnitus« umfasst also einen ganzen Kosmos an subjektiven Klängen und persönlichen Schicksalen.

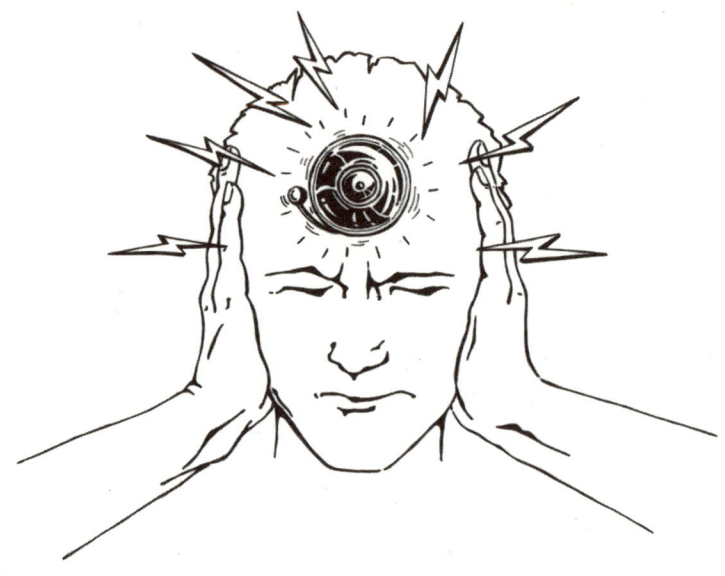

Genauso facettenreich sind die Ursachen. Tinnitus ist ein Symptom, das sehr viele unterschiedliche Krankheiten begleiten, aber auch ohne erkennbare Gründe auftreten kann. Lärmbelastung ist wohl einer der häufigsten Auslöser. Doch auch Stress kann zu Tinnitus führen, ebenso muskuläre Verspannungen des Kiefers oder Nackens, Verletzungen, Infektionen, diverse psychische und physische Krankheiten, bestimmte Medikamente, traumatische Erlebnisse oder das Zusammenwirken mehrerer dieser Faktoren. Diese Vielfalt macht es sehr schwer, dem Phänomen auf die Spur zu kommen und Behandlungsmethoden zu entwickeln. Da niemand den Ton für Außenstehende hör- oder sichtbar machen kann, sind Ärzte auf die Aussagen der Betroffenen angewiesen. Das macht eine objektive Einschätzung nahezu unmöglich. Auch wenn die Wissenschaft Fortschritte zeigt: Alle Theorien darüber, was Tinnitus genau ist und wie er funktioniert, sind bislang Mutmaßungen.

Was wir sicher sagen können ist, dass sehr häufig (nicht immer!) Tinnitus zusammen mit einem Hörverlust in jenem Frequenzbereich auftritt, in dem der Tinnitus-Klang wahrnehmbar ist. Das heißt, die Betroffenen hören genau in dem Tonhöhenbereich schlechter, in dem der Tinnitus erklingt. Mein Tinnitus liegt beispielsweise in der Frequenz zirpender Grillen, so dass mir dieses sommerliche Geräusch an lauen Abenden leider fast komplett entgeht. Bei einem Teil der Betroffenen entsteht vermutlich durch Schädigung der Haarzellen im Ohr eine Überaktivität in der Hörschnecke oder im Hörnerv. Bei einem großen Teil der Menschen mit Tinnitus entsteht das Geräusch allerdings direkt im Gehirn. Wenn das Ohr geschädigt wird, beispielsweise durch Lärm, und es daraufhin in bestimmten Frequenzen keine Informationen mehr an das Gehirn übermittelt, versucht dieses den Verlust auszugleichen und verfällt in eine Überaktivität. Dadurch entsteht in der Wahrnehmung der Betroffenen das Geräusch des Tinnitus – obwohl am Ohr kein entsprechender Input eintrifft. Anderen Theorien zufolge erzeugt das Gehirn eines jeden Menschen durch seine elektrische Aktivität ein natürliches »Hintergrundgeräusch«, das im Normalfall permanent durch das hirneigene Hörzentrum ausgefiltert wird. Fällt dieser Filter in einem bestimmten Frequenzbereich aus, wird das Hintergrundgeräusch des Gehirns in diesem Bereich als Tinnitus wahrgenommen. Auch eine Kombination von beiden Varianten ist möglich, also sowohl ein Geräusch durch Überaktivität der betreffenden Hirnbereiche als auch eine Störung des Filters.

Wie auch immer das Geräusch entsteht: Es sind Fälle bekannt, in denen Betroffenen operativ der Hörnerv durchgetrennt wurde, wo also die Verbindung vom Ohr zum Hirn komplett gekappt wurde, bei denen der Tinnitus danach aber dennoch bestehen blieb. Das bedeutet, auch wenn zumeist das Problem vom Ohr ausgelöst wird und dort zu erklingen scheint, so existiert der Ton des Tinnitus selbst im Gehirn. Eine sehr seltene Ausnahme bildet der sogenannte *objektive Tinnitus*. Bei ihm sind tatsächlich Geräusche des Körpers hörbar, die teilweise mit empfindlichen Mikrofonen gemessen werden können. Sie können beispielsweise von veränderten Blutgefäßen nahe des Ohrs ausgehen, oder von einer Funktionsstörung der Ohrtrompeten, die Atemgeräusche vom Rachenraum durchlassen. Häufig kommt es vor, dass objektiver Tinnitus parallel mit dem Herzschlag auf- und abschwillt. Falls das der Fall ist, oder falls der Tinnitus einseitig mit einer starken Schwerhörigkeit verbunden ist, sollte die betroffene Seite unbedingt weiter untersucht werden, beispielsweise per MRI (*Magnetic Resoncance Imaging*).

Häufig können bei objektivem und pulssynchronem Tinnitus die Ursachen, und damit die Ohrgeräusche, operativ behoben werden.

Doch bei mehr als 99 Prozent aller Tinnitus-Fälle handelt es sich um die zuvor genannten subjektiven Phänomene innerhalb der Wahrnehmung. Zwar lässt sich im direkten Vergleich zwischen Tinnitus-Patienten und Normalhörenden in jenem Hirnbereich, der für die Verarbeitung der einzelnen Tonhöhen zuständig ist, ein Unterschied messen. Doch das Phänomen beeinträchtigt weitere Hirnareale, beispielsweise jene, die für Erinnerung oder für die Bewertung von Eindrücken zuständig sind. Welche Bereiche betroffen sind und wie sie miteinander interagieren, ist von Person zu Person unterschiedlich. Es ist somit nicht ein einzelner Bereich im Gehör oder Gehirn, der den Tinnitus erzeugt, sondern vielmehr ein individuelles Netzwerk. Deshalb ist es bis heute nicht gelungen, Tinnitus in Hirnscans eindeutig sichtbar zu machen, geschweige denn seine Intensität zu messen.

Die Unterschiedlichkeit der Tinnitus-Netzwerke in den Gehirnen der Betroffenen ist vermutlich auch die Erklärung dafür, warum einige Menschen besser mit dem Geräusch zurechtkommen und andere schlechter. Jede Tinnitus-Behandlung muss also individuell erfolgen. Doch um überhaupt wirkungsvolle Behandlungsmethoden entwickeln zu können, ist eine gründliche Untersuchung möglichst vieler Betroffener erforderlich, die nach einheitlichen Standards erfolgt. Nur so sind die einzelnen Ergebnisse miteinander vergleichbar. Bislang scheint es allerdings so, dass viele Forscher ihr eigenes Süppchen kochen. Aus dem bunten Vielerlei einen einheitlichen Wissenspool zu machen, ist das Ziel eines Teams der Universität von Nottingham in England, an dessen Arbeit ich unerwartet teilhaben durfte.

Tinnitus kann jeder!

In einem Experiment verbrachten Personen mit normalem Gehör und ohne Tinnitus vier Minuten in einer komplett schallisolierten Kabine, ohne jedes Geräusch. Diese kurze Zeit in absoluter Stille reichte aus, um bei den meisten Teilnehmern die Wahrnehmung eines Geräuschs auszulösen, das einem Tinnitus ähnelt. Die Aktivität unseres Gehirns scheint permanent ein Hintergrundgeräusch im Hörzentrum zu erzeugen, das im Normalfall nicht in unsere Wahrnehmung gelangt. Erhöhte Aufmerksamkeit in absoluter Stille kann den Wahrnehmungsfilter durchbrechen. Einer Theorie zufolge ist Tinnitus eine permanente Störung des Filters in bestimmten Frequenzbereichen.

Auf der Jagd nach dem Phantom

Die Räume der gemeinnützigen Organisation *Action on Hearing Loss* in London sind hell, gemütlich – und vor allem klingen sie toll! An den Decken hängen Schallabsorber, und die Wände sind mit Dämmung verkleidet. Was hier gesprochen wird, ist auch für Menschen mit beeinträchtigtem Gehör gut zu verstehen. An einem sonnigen Tag Ende Oktober 2017 sind hier sechzehn Menschen aus aller Welt zusammengekommen, um unter der Aufsicht von englischen Tinnitus-Experten im Rahmen der sogenannten COMIT'ID-Studie[9] gemeinsam eine wichtige Entscheidung für die zukünftige Forschung zu fällen. Einer der Teilnehmer bin ich.

Der Kontakt zu dem Projekt an der Universität von Nottingham hatte sich bei der Konferenz in Paris ergeben. Voller Elan hatte die Leiterin der Forschungsgruppe, Deborah Hall, dort in einem Vortrag erläutert, woran es in der bisherigen Tinnitus-Forschung mangelt: nämlich an vergleichbaren Messergebnissen. In sorgfältiger Fleißarbeit hatte ihr Team alle relevanten Studien zum Thema Tinnitus ausgewertet, die im Zeitraum 2006 bis 2015 durchgeführt worden waren. Insgesamt 228 Arbeiten hatten sie analysiert und dabei nicht nur zahlreiche Verfahrensfehler entdeckt. Das Hauptproblem dieser Studien ist, dass sie unterschiedliche Messverfahren und Bewertungskriterien verwenden, um den Tinnitus der Patienten zu erfassen. Mehr als die Hälfte der Arbeiten definiert nicht klar, wonach sie überhaupt suchen. Sie beantworten also noch nicht einmal die Frage, *was* sich eigentlich durch die Behandlung des Tinnitus für die Betroffenen verändern soll. Ist es beispielsweise zwingend erforderlich, das Ohrgeräusch leiser werden zu lassen, oder reicht es auch, wenn es einfach weniger stört? Die restlichen Studien haben unterschiedliche Auffassungen

---

[9] COMIT'ID = **C**ore **O**utcome **M**easures **I**n **T**innitus – International Delphi. Zugleich ein Wortspiel mit commited = sich einer Sache widmen/verpflichten.

davon, wonach geforscht werden soll. Erstaunlich ist dabei, dass in den 228 Studien sage und schreibe 130 (!) unterschiedliche Zielsetzungen zu finden sind, von der Lautstärke des Tinnitus, über den Stresslevel der Betroffenen, die Ausprägung von Angststörungen und depressiven Symptomen, bis hin zur Schlafqualität. Es scheint, als jagten die Tinnitus-Forscher einem unbekannten Phantom hinterher. Der Vergleich mit einer internationalen Großfahndung drängt sich auf, bei der kein Ermittler weiß, wer hier eigentlich gesucht wird. Mehr noch: Niemand weiß, was der Gesuchte überhaupt verbrochen hat! Es gibt nicht eine einzige Zielsetzung für die Messung und Bewertung von Tinnitus, die sich in *allen* Arbeiten findet. Genau das wollen die heutigen Teilnehmer des Meetings in London für alle künftigen Studien ändern. Unsere Aufgabe ist, die wichtigsten Ziele zu definieren, die fortan in allen Studien zu medikamentösen Behandlungen von Tinnitus erfasst werden *müssen*. Es steht den Forschern frei, darüber hinaus weitere Aspekte von Tinnitus zu untersuchen, doch die heute beschlossenen Kernziele sollen in Zukunft in jedem Fall abgearbeitet werden, um auf Grundlage dieser Basis die Studien untereinander vergleichen zu können.

Dass ich als Betroffener hier mitwirken darf, erscheint mir surreal, doch das ist Teil des wohldurchdachten Konzepts. Die internationale Gruppe aus sechzehn Frauen und Männern hier bei der finalen Abstimmung setzt sich aus Medizinern, Forschern und aus Privatpersonen mit Tinnitus zusammen – dazu gehöre ich. Nach dem Vortrag von Deborah Hall in Paris hatte ich mich auf einer E-Mail-Liste für eine ausführliche Online-Befragung eingetragen. Dabei sollten die künftigen Zielsetzungen für Tinnitus-Studien eingegrenzt werden. Insgesamt hatten mehr als 600 Menschen aus 41 Ländern teilgenommen, davon waren die meisten Privatpersonen mit Tinnitus gewesen. Das ist neu – bei allen vorangegangenen Studien hatten wir Betroffenen kein Mitspracherecht gehabt. Hier bei COMIT'ID ist das anders.

Gemeinsam wollen wir aus den vielen Zielsetzungen für klinische Studien diejenigen auswählen, die für alle drei Interessengruppen – Betroffene, Mediziner und Forscher samt Mitarbeitern der Pharmaindustrie – am wichtigsten sind. Um die umfangreiche Thematik einzugrenzen, hatte man die Befragung auf drei Gruppen für verschiedene Behandlungsmethoden aufgeteilt, nämlich für die Behandlung mit *Klangtechnologie*, mit *Medikamenten* und mit *Psychotherapie*. Ich war für die Medikamenten-Gruppe nach London eingeladen worden. Da die EU das Forschungsprojekt unterstützt, war mir die Erstattung der Reisekosten aus Fördermitteln angeboten worden. Andernfalls hätte ich mir die Reise aufgrund meiner ungewissen beruflichen Situation nicht leisten können. Natürlich hatte ich unter diesen Umständen sofort zugesagt. Ich fühle mich geehrt, hier mitwirken zu dürfen.

Die Frage an uns ist: Was soll sich nach der Einnahme von Medikamenten für Studienteilnehmer ändern, und was muss folglich gemessen werden? Das Team der Universität von Nottingham hatte alles perfekt vorbereitet und uns heute in mehreren Stufen immer mehr Ziele aus den zurückliegenden Studien aussieben lassen, ohne sich inhaltlich einzumischen.

Das Endergebnis soll unverfälscht das widerspiegeln, was die weltweite Tinnitus-Gemeinschaft für wichtig hält. So hatten wir Begriffe zusammengefasst, die auf unterschiedliche Weise dasselbe meinen. Beispielsweise hatten wir die Bereiche *Concentration* (Konzentration) und *Ability to Ignore* (Fähigkeit, den Tinnitus zu ignorieren) als zwei Seiten derselben Medaille definiert. Wer es schafft, den Tinnitus zu ignorieren, kann sich folglich auch auf etwas anderes als den Tinnitus konzentrieren, und umgekehrt. In gewisser Weise fallen auch Schlafstörungen unter *Ability to Ignore*, denn wer den Tinnitus ignorieren kann, den wird er auch nicht am Einschlafen hindern. Das alles konnte für uns schließlich unter dem Begriff *Tinnitus Intrusiveness* zusammengefasst werden, der schwer auf Deutsch zu übersetzen ist. Er bedeutet in etwa »Aufdringlichkeit« oder »Penetranz« und definiert, wie stark der Tinnitus als Eindringling ins tägliche Leben empfunden wird. Eine hohe *Tinnitus Intrusiveness* geht automatisch damit einher, dass das Ohrgeräusch sich nicht ignorieren lässt und der »Eindringling« somit stört.

Tatsächlich ist *Tinnitus Intrusiveness* einer der letzten beiden Begriffe, die seit der gemeinsamen Mittagspause mit Sandwiches und angeregten Gesprächen hier noch auf dem Tisch liegen. Er fasst sehr viele Bereiche zusammen, die zu Beginn des Treffens noch als einzelne Aspekte zur Bewertung von Tinnitus zur Auswahl gestanden hatten. Wir sind uns einig, dass *Tinnitus Intrusiveness* sich auf nahezu jeden Lebensbereich auswirken kann, angefangen bei persönlichen Aktivitäten, über das Sozialleben, bis hin zu Beeinträchtigungen bei der Arbeit. Insofern müssen diese Aspekte nicht einzeln abgefragt werden, um einen Behandlungserfolg zu messen.

Beim zweiten übrig gebliebenen Begriff handelt es sich um den wohl einzigen Faktor im Umgang mit Tinnitus, der sich zumindest bei einigen Betroffenen halbwegs aussagekräftig messen lässt, nämlich die *Tinnitus Loudness* (Lautstärke des Tinnitus). Es leuchtet unmittelbar ein: Da Tinnitus ein Ohrgeräusch ist, sollte man annehmen, dass die Senkung seiner Lautstärke, oder gar das Verstummen des Geräuschs, als Behandlungserfolg gelten wird. Allerdings war gerade dieser Begriff bei unserer Diskussion hoch umstritten gewesen. Das Problem ist nämlich: Die Lautstärke des Tinnitus allein sagt sehr wenig darüber aus, wie sehr das Geräusch einen Menschen stört. Man muss ganz klar unterscheiden zwischen dem reinen Geräusch des Tinnitus auf der einen Seite und seiner Auswirkung auf den Alltag der Betroffenen sowie stressbedingte Körperreaktionen auf der anderen. So haben einige Menschen zwar einen relativ leisen Tinnitus, leiden aber massiv darunter, während andere mit relativ lautem Ohrgeräusch kaum davon gestört werden. Daher scheint uns die Kombination von *Tinnitus Loudness* und *Tinnitus Intrusiveness* ideal, um sämtliche Aspekte von Tinnitus mit möglichst wenigen Fragen abzudecken und einen Behandlungserfolg zu messen. Wird der Tinnitus bei Teilnehmern einer pharmakologischen Studie leiser oder verstummt sogar, ist die Behandlung erfolgreich. Bleibt er gleich oder wird er sogar lauter, ist die Behandlung ein Misserfolg. Gleiches gilt für die *Tinnitus Intrusiveness*: Wird das Ohrgeräusch als weniger aufdringlich empfunden, handelt es sich um einen Erfolg, während es bei gleichbleibender oder steigender Aufdringlichkeit ein Misserfolg ist. Der optimale Behandlungserfolg wäre, wenn sowohl die Lautheit als auch die Belastung durch einen Tinnitus zurückgehen.

Seit mehr als acht Stunden sitzen wir hier zusammen, und alle sind sichtlich erleichtert, dass wir zu einem Ergebnis gekommen sind. Eine Ärztin aus Brasilien bemerkt: »Kaum zu glauben, wie viel Arbeit hinter diesen beiden Begriffen steckt.«

»Da kann ich nur zustimmen«, meint eine Mitarbeiterin der Universität von Nottingham. »Unsere nächste große Herausforderung wird es sein, genau zu definieren, wie *Tinnitus Loudness* und *Tinnitus Intrusiveness* gemessen und am Ende bewertet werden sollen. Außerdem müssen wir die Welt der Wissenschaft davon überzeugen, sich in Zukunft daran zu halten. Doch das heutige Ziel haben wir dank euch allen erreicht, und wir bedanken uns für eure Unterstützung, ohne die das nicht möglich gewesen wäre.«

Was laut des COMIT'ID-Projekts künftig in allen klinischen Studien zum Thema Tinnitus gemessen werden soll:

Studien mit Klangtechnologie (zum Beispiel Hörgeräte):

- *Tinnitus Intrusiveness* (Aufdringlichkeit, Penetranz des Tinnitus)
- *Ability to Ignore Tinnitus* (Fähigkeit, den Tinnitus zu ignorieren)

- *Concentration* (Konzentrationsfähigkeit)
- *Quality of Sleep* (Schlafqualität)
- *Sense of Control* (das Gefühl, Kontrolle über den Tinnitus zu haben / ihm nicht ausgeliefert zu sein)

Studien mit Medikamenten:

- ***Tinnitus Intrusiveness*** (Aufdringlichkeit, Penetranz des Tinnitus)
- *Tinnitus Loudness* (Laustärke des Tinnitus)

Studien mit psychologischer Behandlung:

- ***Tinnitus Intrusiveness*** (Aufdringlichkeit, Penetranz des Tinnitus)
- *Sense of Control* (das Gefühl, Kontrolle über den Tinnitus zu haben)
- *Acceptance* (Akzeptanz des Tinnitus)
- *Mood* (Stimmung)
- *Negative Thoughts and Beliefs* (negative Gedanken und Glaubenssätze)

Anmerkung: *Tinnitus Intrusiveness* ist hervorgehoben, da es für alle drei Behandlungsmethoden angenommen wurde

Wie Tinnitus gemessen wird

Da Tinnitus ein subjektives Phänomen ist, kann er grundsätzlich **nicht** *objektiv gemessen werden. Wie sehr ein Tinnitus die Lebensqualität beeinträchtigt, wird daher mit Fragebögen ermittelt, die Betroffene ausfüllen. Eine halbwegs aussagekräftige Messmethode für den empfundenen Klang des Tinnitus existiert immerhin, wenn es sich um ein dauerhaftes Geräusch in einer bestimmten Tonhöhe handelt. In diesem Fall kann seine Lautstärke ermittelt werden, indem über Kopfhörer ein Geräusch derselben Tonhöhe eingespielt und vom Betroffenen mit dem eigenen Tinnitus verglichen wird. Auch hier sind Ärzte und Forscher auf die Aussagen der Untersuchten angewiesen und können den Tinnitus selbst nicht hören. Die Fehleranfälligkeit des Verfahrens ist bei einer einzigen Messung relativ hoch. Erst mehrere Messungen in einem bestimmten zeitlichen Abstand liefern brauchbare Werte. Ein direkter Zusammenhang zwischen der gemessenen Lautstärke eines Tinnitus und dem psychischen Leidensdruck der Betroffenen ist nicht zwangsläufig vorhanden – beide Faktoren werden in unterschiedlichen Hirnregionen verarbeitet. Dennoch kann unter Umständen die Lautstärke den Leidensdruck verstärken, und umgekehrt, vor allem bei gestressten Personen.*

Was tun bei Tinnitus?

Es sollte an dieser Stelle deutlich geworden sein, dass es »*den* Tinnitus als solchen« nicht gibt. Vielmehr existieren zahlreiche verschiedene Arten von Tinnitus. Falls Sie von Ohrgeräuschen betroffen sind, ist daher die Suche nach dem Auslöser sinnvoll: Ist es Lärm, eine Erkrankung, ein Schicksalsschlag, Stress oder womöglich eine Verspannung des Kiefers/Nackens, die auf den Hörnerv einwirkt? Die Ursache zu identifizieren kann bei der Behandlung helfen. In meinem Fall kam zum Beispiel leider erst nach Jahren heraus, dass auf meiner besonders stark betroffenen linken Seite mein Gebiss nicht hundertprozentig schließt. Beim Kauen bleibt immer ein winziger Spalt, der im Alltag nicht weiter stört. Problematisch ist, dass ich nachts im Schlaf die Zähne aufeinanderbeiße. Das führt zu einer enormen Spannung der Muskeln auf der offenen Seite, da sie mit aller Kraft versuchen, den Spalt bis zum Kontakt der Zähne zu schließen. Dieser Druck kann auf den Hörnerv wirken, der sich entlang des Kiefergelenks windet. Abhilfe schaffte ein Besuch bei meiner Zahnärztin, die mir eine Beißschiene für die Nacht verpasste. Für den Tinnitus brachte es mir nach der langen Zeit zwar keine Linderung mehr, doch wenn ein Ohrgeräusch neu auftritt, kann ein rechtzeitiger Einsatz von Kieferorthopädie oder Physiotherapie unter Umständen verhindern, dass es chronisch wird.

Was wohl nahezu alle Arten von Tinnitus gemeinsam haben, ist ein enger Zusammenhang mit Stress. Das bedeutet: Je gestresster Sie sind, desto mehr werden

Sie unter dem Ohrgeräusch leiden. Zudem ist in Fachkreisen bekannt, dass Stress die Behandlung negativ beeinflussen kann. Der wichtigste Tipp im Umgang mit Tinnitus lautet daher:

Lassen Sie sich nicht stressen!

Das ist leicht gesagt, für viele aber schwer umsetzbar. Gerade Menschen, bei denen Tinnitus neu aufgetaucht ist, reagieren verständlicherweise mit Sorge. Leider wird diese häufig durch Aussagen von den aufgesuchten Ärzten verstärkt. Nicht selten heißt es dort: »Tinnitus kann man nicht heilen. Entweder es geht von alleine weg, oder Sie müssen damit leben.« Pro forma wird dann gerne Kortison verschrieben, und die Betroffenen werden mit ihrer Diagnose alleingelassen.

Die Haltung vieler Ärzte zu Tinnitus mag in ihrer Hilflosigkeit begründet liegen. Für Tinnitus gibt es bislang keine Medikamente, die das Symptom des Ohrgeräuschs lindern. Konventionelle Heilmethoden sind ebenfalls nicht bekannt. Folglich wollen viele Ärzte ihre kostbare Zeit nicht investieren, da sie glauben, den Betroffenen ohnehin nicht helfen zu können. Tinnitus-Patienten fühlen sich in der Folge nicht gesehen und ernst genommen, was ihren ohnehin schon vorhandenen Stress verstärkt – und das wiederum kann ihren Tinnitus verschlimmern. So wird ein regelrechter Teufelskreis losgetreten: Stress verstärkt den Tinnitus, und der Tinnitus erzeugt Stress. Schon lange ist bekannt, dass die Art, *wie* eine Diagnose gestellt wird, den Behandlungserfolg beeinflusst. Es erfordert viel Empathie und zwischenmenschliches Feingefühl, eine

Diagnose wie Tinnitus zu vermitteln. Leider werden Ärzte im Studium darauf nicht ausreichend vorbereitet.

Wenn Sie akut einen Tinnitus entwickelt haben, sollten Sie durchaus so bald wie möglich einen Arzt aufsuchen. Je eher eine Behandlung erfolgt, desto besser sind die Erfolgsaussichten. Doch Sie sollten sich innerlich wappnen gegen pauschale Diagnosen zwischen Tür und Angel, mit denen Sie möglichst schnell abgefertigt werden. Bestehen Sie auf Ihrem Recht, als Patientin oder Patient ernst genommen zu werden. Falls der Hausarzt oder Hals-Nasen-Ohren-Arzt Ihnen eine Kortison-Behandlung anbieten möchte, ohne weitere Untersuchungen anzustellen, bestehen Sie auf einer Überweisung an einen Tinnitus-Spezialisten. Viele Kliniken bieten hierzu spezielle Sprechstunden an. Am besten sollte Ihnen von Anfang an eine psychologische Betreuung zur Seite stehen, denn eine individuelle psychotherapeutische Behandlung gehört zu den effektivsten Tinnitus-Therapien. Fragen Sie Ihren Arzt also nach einer entsprechenden Möglichkeit und einer Überweisung. Es gibt allerdings noch eine Tücke des deutschen Gesundheitssystems, auf die Sie sich leider gefasst machen müssen: Die Behandlung von Tinnitus wird nicht von den Krankenkassen getragen. Allerdings wird die Behandlung seiner *Ursachen* bezuschusst. Wenn das Ohrgeräusch beispielsweise aus einer Verspannung des Nackens resultiert, kann Ihnen der Arzt durchaus Physiotherapie verschreiben. Doch die Ursache des Tinnitus zu finden, ist ein schwieriges Unterfangen, und bis das gelingt, müssen Sie wohl oder übel etwaige Kosten aus eigener Tasche tragen.

Im Idealfall wird sich Ihr Arzt Zeit für Sie nehmen, gemeinsam mit Ihnen auf Ursachensuche gehen und Sie gründlich beraten. Fakt bleibt allerdings, dass nur Sie allein den Tinnitus hören können. Folglich können nur Sie allein ermessen, wie sehr Sie der akustische Eindringling beeinträchtigt. Der beste Weg, um unnötigen Stress zu vermeiden ist, dem Ohrgeräusch nicht zu viel Bedeutung beizumessen. Zugegeben, das ist alles andere als einfach. Doch vergleichen Sie es mit einem anderen Geräusch im Alltag, beispielsweise dem Rauschen von Verkehr. Wenn Sie sich in der Nähe einer Straße aufhalten und sich bewusst auf den Verkehrslärm konzentrieren, wird er Sie wesentlich mehr stören, als wenn Sie gar nicht darauf achten. Richten Sie Ihre Aufmerksamkeit gezielt auf andere Dinge, oder überdecken Sie den Tinnitus bei Bedarf mit leiser Musik. Auch Naturklänge, wie das Rauschen des Windes oder das Plätschern von Regen, können wohltuend sein. Lärm sollten Sie allerdings vorerst zur Sicherheit meiden, um Ihre Ohren nicht zusätzlich zu belasten.

Auch äußerem Stress sollten Sie, wenn möglich, aus dem Weg gehen. Befreien Sie Ihren Kalender von Terminen in naher Zukunft, bei denen Sie aus irgendeinem Grund kein gutes Gefühl haben. Pflegen Sie Aktivitäten, die Ihnen guttun. Vielleicht praktizieren Sie bereits Sport, Yoga oder Meditation? Was immer Ihnen hilft, können Sie eigenverantwortlich nutzen, bis Sie weitere Kenntnisse über ihren persönlichen Tinnitus gewonnen haben. Zahlreiche Krankenkassen bieten Stresspräventionsprogramme an, die auch die oben genannten Maßnahmen umfassen. Doch niemand kann Ihnen besser mitteilen, was Ihnen Linderung verschafft, als Sie selbst. Aus eigener Erfahrung kann ich Folgendes berichten: Seit mehr als zwanzig Jahren höre ich auf beiden Ohren ein lautes, anhaltendes Pfeifen. Seit meine Krankheit Morbus Menière ausgebrochen ist, ist auf dem linken Ohr ein zusätzliches auf- und abschwellendes Geräusch entstanden. Doch das stört mich nicht mehr! Ich habe mich derart daran gewöhnt, dass diese Geräusche für mich gleich-

Tinnitus bei Kindern

Je älter wir werden, desto höher wird das Risiko, einen Tinnitus zu bekommen. Doch bereits junge Menschen sind betroffen. Etwa eins von dreißig Kindern im Kindergarten- und Schulalter leidet unter belastendem Tinnitus. Bei den jüngsten bekannten Fällen handelt es sich um Kinder im Alter von gerade einmal drei Jahren. Eltern sollten versuchen, ihre Sprösslinge vor lauten Lärmquellen zu schützen und schon früh den Einsatz von Gehörschutz in Erwägung ziehen. Ohrentzündungen, die bei Kindern häufiger auftreten als bei Erwachsenen, sind in jedem Fall ernst zu nehmen und sofort zu behandeln. Falls ein Kind von Ohrgeräuschen berichtet, sollte möglichst zeitnah ein Arzt mit Spezialisierung auf Tinnitus aufgesucht werden, bevorzugt ein Kinderarzt mit entsprechender Zusatzqualifikation. Es geht darum, dem Kind keine Angst zu machen und dennoch eine fachkundige Behandlung einzuleiten.

bedeutend sind mit Stille. Falls Sie also erst vor Kurzem einen Tinnitus entwickelt haben und nun befürchten, dass dieses Geräusch Sie ein Leben lang begleiten wird, können Sie mir glauben: Sollte das so sein, werden Sie sich daran gewöhnen. Versprochen! Vielleicht kann Ihnen aber auch eine gezielte Behandlung helfen, die Symptome zu lindern oder noch besser damit umzugehen. Wie wir bereits gesehen haben, eignen sich grundsätzlich drei Behandlungsfelder für Tinnitus, die wir uns im Folgenden anschauen wollen.

Psychotherapeutische Behandlung

Eine psychologische Beratung und Psychotherapie zählen zu den effektivsten Methoden, um die negativen Auswirkungen von Tinnitus auf die Lebensqualität in den Griff zu bekommen. Prinzipiell kann eine Psychotherapie jede andere Behandlungsmethode unterstützen und sollte daher von Anfang an in Erwägung gezogen werden. Denn ganz gleich, wie der Tinnitus entstanden ist und wie er sich anhört: Bei der psychologischen Behandlung kommt es letztlich weniger auf das Symptom des Ohrgeräuschs an, als auf die innere Haltung der Betroffenen dazu. Schafft man es, das Ohrgeräusch zu akzeptieren, wird automatisch der Leidensdruck geringer. Oftmals führt das sogar dazu, dass der Tinnitus leiser oder zumindest nicht mehr als störend empfunden wird.

Wichtig ist, dass die gewählte Therapie zur jeweiligen Persönlichkeit passt. Bei einigen Menschen funktioniert es gut, mit Achtsamkeit zu arbeiten. Sie lernen, sich selbst und ihren Körper zu fühlen, und schaffen es, den Tinnitus anzunehmen und das Gefühl von Kontrolle über sich selbst zurückzugewinnen. Das geht so weit, dass einige den Tinnitus sogar als hilfreich empfinden. Er dient ihnen dazu, die eigenen Grenzen zu erkennen und sich zum Beispiel Ruhe zu gönnen, wenn der Tinnitus lauter wird.

Bei anderen Betroffenen ist es effektiver, die Aufmerksamkeit gerade nicht auf sich selbst zu richten, sondern auf die Außenwelt, um so den Tinnitus zu vergessen. Hierbei geht es weniger darum, ihn zu akzeptieren, als vielmehr, ihn zu ignorieren. Der Behandlungserfolg wird nicht so sehr durch Selbstreflexion erzielt, als durch aktive Gestaltung des eigenen Verhaltens im Alltag. Dabei kann auch der Austausch mit anderen Betroffenen helfen. Die Erfahrung zu machen, nicht allein zu sein mit dem Tinnitus, kann heilsam sein. Hierbei kann beispielsweise die Deutsche Tinnitus-Liga helfen (www.tinnitus-liga.de). Alle Arten von Entspannungstechniken können die psychologische Behandlung unterstützen, zum Beispiel Meditation, progressive Muskelentspannung, autogenes Training oder Yoga. Wenn Sie eine psychologische Betreuung in Erwägung ziehen, sollten Sie zunächst in Beratungsgesprächen klären, welche Behandlung am besten zu Ihnen passt.

Behandlung mit Klangtechnologie

Wie wir bereits festgestellt haben, geht Tinnitus sehr häufig mit einer Hörminderung im entsprechenden Frequenzbereich einher. Hier kann ein Hörgerät Wunder wirken. Natürlich ist es ohnehin angeraten, einen Hörverlust auszugleichen. Im direkten Bezug auf Tinnitus ist es ganz einfach so, dass die allgemeine Anhebung der Frequenz um den Tinnitus herum das Ohrgeräusch in den Hintergrund treten lässt. Stellen Sie sich das vor wie einen rauschenden oder tropfenden Wasserhahn, der für sich genommen störend wirken kann. Sobald Sie zusätzlich ein Radio in entsprechender Lautstärke einschalten, hören Sie den Wasserhahn womöglich gar nicht mehr. Viele Betroffene berichten, dass schon allein der Einsatz eines normalen Hörgeräts den Tinnitus deutlich mildert.

Ist das Ohrgeräusch besonders hartnäckig, kann ein Hörgerät mit einer Zusatzfunktion Abhilfe schaffen. Ein leises Rauschen, das als angenehm empfunden wird, kann zugeschaltet werden. Der Tinnitus soll dabei nicht komplett überdeckt werden, vielmehr soll das Gehirn das Hintergrundrauschen unbewusst wahrnehmen und die Fokussierung vom Tinnitus weglenken. In Fällen, wo kein Hörverlust vorliegt, können solche Geräte ohne Hörfunktion getragen werden. Das sind sogenannte *Tinnitus Masker,* gelegentlich auch *Tinnitus Noiser* genannt. Eine Mischung aus psychologischer Beratung und dem Einsatz von Hörgeräten oder Noisern bietet das Behandlungskonzept *Tinnitus Retraining.* Hier wird der bewusste Umgang mit dem Gehörten gelernt.

Bei Menschen mit einem tonalen Tinnitus in einer einzigen Tonhöhe wird derzeit eine Hörgerätetechnologie untersucht, die im Prinzip genau das gegenteilige Verfahren eines Maskers einsetzt. Damit ausgestattete Hörgeräte verstärken alle Geräusche im Bereich des Hörverlusts, *außer* dem Frequenzbereich des Tinnitus. Mit dem sogenannten *Notch Filter* (»Notch« stammt aus dem Englischen und steht für Kerbe) wird genau die Frequenz des Tinnitus ausgespart. Der Theorie nach sollen dadurch die benachbarten Hirnbereiche rund um den Tinnitus-Ton angeregt werden, so dass der Tinnitus selbst von ihnen überdeckt wird. Es gibt Anhaltspunkte für die Wirksamkeit des Verfahrens, doch Studien mit eindeutigem Ergebnis stehen noch aus. Auch ist dieses Verfahren nur für Menschen mit einem Tinnitus in nicht veränderlicher Tonhöhe *und* einer Schwerhörigkeit ab einer gewissen Stärke einsetzbar.

Ein ähnliches Verfahren, das weder einen Hörverlust noch den Einsatz eines Hörgeräts erfordert, filtert die Tinnitus-Frequenz aus Musik heraus. Auch hier wird versucht, Hirnareale zu aktivieren, die den Tinnitus überdecken und ihn langfristig lindern. Dazu ist es erforderlich, täglich neunzig Minuten entsprechend aufbereitete Musik über Kopfhörer zu hören, und zwar ein ganzes Jahr lang. Spätestens dann sollen nach Aussagen des Unternehmens *Sonormed*, welches das hier beschriebene Verfahren namens *Tinnitracks* entwickelt hat, Veränderungen im Hirn messbar und der Tinnitus eingedämmt sein. Das wurde über die entsprechende Dauer von zwölf Monaten bisher nur mit einer sehr kleinen Personenzahl wissenschaftlich geprüft. Eine weitere statistisch aussagekräftige Studie dazu wäre wünschenswert. Die Kosten für das Verfahren werden von vielen Krankenkassen übernommen. Allerdings eignet es sich nur für Personen, die einen Tinnitus in einem bestimmten Frequenzbereich ohne Tonhöhenschwankungen haben und deren Hörverlust, sofern vorhanden, maximal 60 dB beträgt – was schon einer hochgradigen Schwerhörigkeit entspricht. Falls Sie den Einsatz von gefilterter Musik in Erwägung ziehen, sollten Sie sich entsprechend von Ihrem Hals-Nasen-Ohren-Arzt daraufhin untersuchen lassen, ob es für Sie grundsätzlich in Frage kommt. Übrigens sollten Sie laut Empfehlung des *Australian Hearing Hub* ohnehin nie länger als 90 Minuten pro Tag per Kopfhörer Musik hören und niemals in zu hoher Lautstärke (höchstens 80 Prozent der Maximallautstärke, besser weniger), da die direkte Einwirkung auf das Ohr sonst schädlich ist!

Es muss jedoch nicht immer teure Elektronik sein, die Ihnen helfen kann. Viele Menschen stört Tinnitus in einer ruhigen Umgebung am meisten, und so fühlen sie sich gerade zu Hause davon gestresst. Das kann zu Problemen beim Einschlafen führen. Wenn es eine Geräuschkulisse gibt, die Ihnen besonders behagt, sei es das Rauschen von Ozeanwellen, das Zwitschern von Vögeln oder das Plätschern eines Springbrunnens: Es gibt CDs oder MP3 mit solchen Klangatmosphären, die Sie ganz einfach über eine normale Musikanlage abspielen können. Auch hier gilt: Nur Sie können entscheiden, was Ihnen hilft!

Medikamente und andere Verfahren
zur Behandlung von Tinnitus

Es wäre wohl der Traum eines jeden Menschen mit Tinnitus: Man nimmt eine Pille, und das Ohrgeräusch verschwindet für immer. Leider lässt sich der Stand im pharmakologischen Bereich allerdings eher so zusammenfassen: Es gibt derzeit kein anerkanntes Medikament gegen Tinnitus. Selbst das häufig zum Einsatz kommende Kortison wirkt nur in ganz bestimmten Fällen. Die gute Nachricht ist, dass das Interesse der Pharmaindustrie an diesem Thema daher umso größer ist. Viele große Unternehmen möchten die Ersten sein, die endlich ein wirksames Medikament entwickeln. Entsprechend intensiv wird in diesem Feld geforscht, und es ist nur eine Frage der Zeit, bis hier erste Durchbrüche zu erwarten sind.

Auch Behandlungsmethoden mit neuen Technologien werden geprüft, die von außen auf das Gehirn einwirken. Ein Beispiel ist das sogenannte *Neurobiofeedback*: Hirnströme werden auf einem Bildschirm sichtbar gemacht und können vom Probanden durch sein Denken direkt beeinflusst werden. Was sich anhört wie eine Szene aus einem Science-Fiction-Film soll helfen, die durch den Tinnitus in Unordnung gebrachten Hirnzellen wieder zu beruhigen. Ebenfalls erforscht wird die Anwendung der *Transkraniellen Magnetstimulation*: Elektromagnetische Felder sollen bestimmte Bereiche im Gehirn sozusagen umprogrammieren, um den Kreislauf des Tinnitus zu durchbrechen. Beide Verfahren befinden sich noch in der Erprobung, doch zeigen sich bereits erste vielversprechende Ergebnisse.

Ein Viertel aller Schwangeren entwickelt vorübergehend Tinnitus

In der Schwangerschaft ist Tinnitus mit 25 Prozent besonders häufig. Mehrere Gründe können dafür verantwortlich sein: Verstopfung der Ohrtrompeten, Hormonveränderungen, Blutdruckschwankungen, hypersensibilisierte Sinne, Stress oder Nebenwirkungen von Antidepressiva (die einer Schwangerschaftsdepression entgegenwirken). In den allermeisten Fällen verschwindet der Tinnitus, wenn sich die Blutwerte nach der Geburt wieder normalisieren.

Weltweit wird das Phänomen Tinnitus von tausenden Forschern verschiedener Fachrichtungen intensiv untersucht. Am Berliner Charité-Krankenhaus ist man beispielsweise gerade dabei, sogenannte Stressmarker im Blut zu identifizieren, die bei unterschiedlichen Arten von Tinnitus auftreten. Dadurch soll es möglich sein, passende Behandlungen gezielt für spezielle Untergattungen von Tinnitus zu finden. Ich hatte das Vergnügen, bei dem Meeting in London Prof. Dr. Agnieszka Szczepek kennenzulernen, die gemeinsam mit ihrer Kollegin Prof. Dr. Birgit Mazurek den Stressmarkern auf der Spur ist. Sie sind überzeugt, dass die

Einteilung von Tinnitus in Untergruppen und die von COMIT'ID empfohlenen Richtlinien für künftige Studien wichtige Schlüssel zum Erfolg sind. Wenn es gelingt, aus dem bunten Vielerlei die einzelnen Gattungen von Tinnitus herauszupicken und gezielt zu behandeln, werden Ohrgeräusche eines Tages endgültig verstummen.

Tür zu, Ohren auf

Am Tag nach meiner Rückkehr aus London berichte ich Andreas am Telefon begeistert von meinen Erlebnissen. Ich bin zugegeben auch ein bisschen stolz: Zum ersten Mal habe ich ihm gegenüber einen kleinen Wissensvorsprung, noch dazu genau in seinem Fachgebiet. Die Frage, welche Faktoren bei Studien mit Medikamenten gegen Tinnitus geprüft werden sollen, ist für ihn und das Pharmaunternehmen, bei dem er arbeitet, hochinteressant. Er hört sich alles aufmerksam an und kann die Entscheidungen, die wir beim COMIT'ID-Meeting getroffen hatten, gut nachvollziehen. Anschließend will er wissen, wie es mir gesundheitlich ergangen ist.

Ich berichte: »Ich hatte wegen meiner Krankheit großen Respekt davor, ganz alleine in eine Weltmetropole zu reisen. In Paris warst du ja dabei, da konnte nichts passieren. Aber was, wenn ich irgendwo in London auf der Straße eine Schwindelattacke bekommen hätte und mich nicht mehr hätte orientieren können? Das ist zum Glück nicht passiert. Jetzt bin ich heilfroh, dass ich die Reise durchgezogen habe.«

»Gut gemacht! Es ist psychologisch gesehen ganz wichtig, dass du solche Dinge nicht vermeidest. Die Angst vor dem Schwindel in den Griff zu bekommen ist bei deiner Krankheit das Wichtigste. War denn das Fliegen ein Problem, wegen der Druckunterschiede in der Kabine?«

»Eigentlich hatte ich mit dem Zug fahren wollen. Auch aus ökologischen Gründen. Das hätte bei der Verbindung über den Eurotunnel aber mehr als zwanzig Stunden hin und zurück gedauert! So lange Zeit wollte ich dann doch nicht in einem Zugabteil verbringen. Das Fliegen hat in meinen Ohren den üblichen Druck verursacht, so dass ich zwischenzeitlich etwas schlechter hören konnte. Ich habe spezielle Ohrstöpsel dagegen ausprobiert, die haben mir aber nicht wirklich geholfen. Trotzdem hatte ich keine weiteren Probleme. Es ist nach allem, was ich mittlerweile gelesen habe, auch gar nicht möglich, einen Morbus-Menière-Anfall durch äußere Einflüsse direkt auszulösen. Auch nicht durch Druckunterschiede beim Fliegen.«

»Super. Hattest du denn sonst eine schöne Reise?«
»Absolut. Am Abend vor dem Meeting war ich in Camden Market, habe Souvenirs geshoppt und Street-Food aus der ganzen Welt probiert. Am Tag nach dem Meeting hatte ich noch reichlich Zeit bis zum Abflug und bin bei traumhaftem Sonnenschein entlang der Themse spazieren gegangen. Ich habe meiner Frau ein Touri-Foto nach dem nächsten geschickt: Big Ben, Wachablösung am Buckingham Palace, London Eye, Millenium Bridge – das alles habe ich abgeklappert und bin dann ganz entspannt zurückgeflogen.«

»Da war Sylvia bestimmt neidisch.«

»Aber hallo! Ich hoffe, das kann ich mal gemeinsam mit ihr wiederholen. Das Beste ist: Die Reisekosten bekomme ich von der EU erstattet. Da habe ich wohl Glück gehabt, dass diese Aktion noch vor dem Brexit stattgefunden hat. Ich finde es so schade, dass England aus der EU austritt! Gerade bei diesem Tinnitus-Projekt, wo Menschen aus etlichen Nationen zusammenarbeiten, wirken künstlich gezogene Ländergrenzen absurd. Ich hoffe, dass die internationale Forschung dadurch nicht eingeschränkt wird. England ist bei den Themen Tinnitus und Hörverlust ganz weit vorne, und es wäre traurig, wenn künftig solche Projekte nicht mehr dort stattfinden könnten.«

»Ja, für die Pharmabranche ist der Brexit auch bitter. Die Europäische Arzneimittelagentur EMA, die EU-weit für die Zulassung von Medikamenten verantwortlich ist, saß bisher in London. Nun muss sie nach Amsterdam umziehen. Das Gleiche gilt für die Europäische Bankenaufsicht EBA, die jetzt nach Paris zieht. Das wird die Steuerzahler in Europa und England ein Vermögen kosten. Und wer am meisten dadurch verliert, ist die Stadt London. Ich habe in der Zeitung gelesen, dass dadurch jährlich hunderte Tagungen wegfallen, die zuletzt 39 000 zusätzliche Hotelübernachtungen pro Jahr eingebracht hatten. Dadurch entfallen natürlich auch entsprechend viele Geschäftsessen, Taxifahrten, Shoppingtouren nach Feierabend, und so weiter. Zum finanziellen Schaden kommt noch die Tatsache, dass die Experten sich jetzt anderswo die Klinke in die Hand geben und London raus ist.«

Ich schüttele unwillkürlich den Kopf. »Das passiert, wenn man Mauern baut, statt Türen zu öffnen: Man wird von der Welt da draußen abgehängt. Die Menschen in England wurden mit falschen Versprechungen von Politikern wirklich nach Strich und Faden belogen. Letztlich wird der Brexit für jeden ein Verlustgeschäft, vor allem für die Briten, aber auch für Europa.«

»So sieht es aus.«

Wir plaudern noch eine Weile über Medikamente für Tinnitus, die eventuell entwickelt werden könnten. Dabei fällt mir eine Frage ein: »Gibt es eigentlich mittlerweile einen neuen Wirkstoff gegen Hörsturz? Soweit ich weiß, zieht das in bis zu achtzig Prozent der Fälle Tinnitus nach sich, und bei mir hat ja die Krankheit damit angefangen.«

»Nein, etwas Neues gibt es nicht. Darüber habe ich einen Vortrag bei der Konferenz in Paris verfolgt, als du dir etwas anderes angeschaut hast. Da stagniert die Forschung seit längerer Zeit. Man kommt nicht dahinter, was einen Hörsturz auslöst und was genau im Körper passiert. Das Problem ist, wie bei so vielen anderen Hörstörungen auch, dass man nicht ins Ohr hineinschauen kann, ohne etwas kaputt zu machen. Ähnlich, wie du es beim Tinnitus beschrieben hast, unterscheiden sich die internationalen Definitionen stark. Die Lage ist sogar noch unübersichtlicher. Wir wissen noch nicht mal, wie oft Hörstürze vorkommen. Die Angaben zur Anzahl der Neuerkrankungen schwanken zwischen zwanzig bis einhundertsechzig pro 100 000 Menschen jährlich. Demnach könnte jeder Fünftausendste betroffen sein, oder aber auch einer von sechshundertfünfundzwanzig. Man experimentiert derzeit mit IGF-1, das ist ein insulinähnlicher Wachstumsfaktor, der als Gel ins Ohr gegeben werden kann. Die Standardbehandlung besteht auch hier allerdings seit Jahrzehnten in Kortison, wobei dafür in unterschiedlichen Ländern verschiedene Mengen empfohlen werden. Mit am höchsten dosiert wird in Deutschland: Während anderswo 60 Milligramm eingesetzt werden, sind das bei uns 250 Milligramm. Zwar gibt es einige Hinweise, dass die Höherdosierung einen positiven Effekt auf den Verlauf hat, aber aussagekräftige Studienergebnisse liegen noch nicht vor.«

Ich werfe ein: »Das sagt wohl einiges über das Gesundheitssystem hierzulande aus. Je höher die Dosis, desto größer der finanzielle Umsatz.«

»Das wohl eher nicht, denn Kortison ist nicht teuer, und damit lässt sich nicht viel verdienen«, wendet Andreas ein. »Aber auch wenn gar keine Behandlung erfolgt, verschwindet das Problem in fast zwei Dritteln der Fälle von alleine. Daher ist gar nicht klar, ob eine Kortisonbehandlung wirklich etwas bringt, oder ob zufällig ein paar mehr Menschen bei den untersuchten Gruppen eine Selbstheilung hatten. Angebracht ist diese Behandlung wohl nur bei einem Hörsturz mit starkem Hörverlust. Es gibt aber auch zahlreiche mildere Fälle. Vermutlich haben außerhalb der Statistiken viele Menschen einen leichten Hörsturz und merken es gar nicht. Sie gehen nicht zu einem Arzt und werden daher nicht erfasst. Man hört halt ein paar Tage schlecht auf einem Ohr, und danach ist alles wieder normal. Bitter ist es für diejenigen, bei denen es langfristig so bleibt. Eine spontane Selbstheilung kann innerhalb von Stunden, Tagen oder auch erst Monaten erfolgen. Ab einem Jahr ohne Besserung ist allerdings nicht mehr mit einer Heilung zu rechnen, und der Einsatz eines Hörgeräts ist dann angebracht.«

Ich schlucke trocken. »Ja, das kenne ich leider zu gut.« Und dann erzähle ich Andreas das Erlebnis, mit der für mich das Ende meines Musikerlebens begonnen hatte.

Plötzlich schwerhörig

*Als **Hörsturz** wird der abrupte Verlust von Hörfähigkeit bezeichnet, meistens auf einem Ohr – in seltenen Fällen auf beiden. Der Verlust kann unterschiedlich stark sein und mit Tinnitus oder Schwindel einhergehen. Die Ursachen sind unbekannt, vermutet werden Gefäßdurchblutungsprobleme, Vireninfektionen, Entzündungen sowie autoimmune oder genetische Prozesse. Verschiedene dieser Faktoren können zusammenspielen. Zwei Drittel der Hörstürze verschwinden von selbst in einem Zeitraum von wenigen Stunden bis hin zu einem Jahr. Je stärker der Hörverlust ist und je länger er besteht, desto schlechter ist die Prognose. Die Behandlung soll laut ärztlicher Verordnung innerhalb von zwei bis drei Tagen nach Einsetzen des Hörverlusts erfolgen. Allerdings sind Behandlungserfolge nicht eindeutig nachgewiesen. Kortison kann in Tablettenform eingenommen oder durch das Trommelfell ins Ohr injiziert werden. Für Letzteres ist keine erhöhte Wirksamkeit nachgewiesen, allerdings kann eine Verletzung des Trommelfells zurückbleiben.*

Gehör im freien Fall

Als ich an einem kalten Freitagmorgen im Winter 2013 erwachte, hatte ich ein wattiges Gefühl im linken Ohr. An diesem Tag lag ein Auftritt bei einer großen Firmenfeier vor mir, und es blieb keine Zeit, um einen Arzt aufzusuchen. Auf der fünfhundert Kilometer langen Autofahrt zu dem Event in Frankfurt hörte ich wie immer Musik, doch diesmal stresste mich das mehr, als dass es mich entspannte. Die Bässe nahm ich auf dem betroffenen Ohr lediglich als dumpfen Druck wahr, ohne sie wirklich zu *hören*.

Später stand ich auf einer Bühne im historischen Festsaal des Frankfurter Palmengartens vor vierhundert Menschen, und die Musik wummerte konturlos um mich herum. Was auf der rechten Seite aus meinem Kopfhörer kam, und was ich auf dem freien linken Ohr hörte, passte nicht wirklich zusammen. Ich musste mich höllisch konzentrieren, um stimmige Übergänge zu mixen und hatte die ganze Zeit über ein unbehagliches Gefühl.

Ich fand nach dem Auftritt im Internet eine Notfall-Sprechstunde im Norden Hamburgs und fuhr gleich montags hin. Ich war übernächtigt, hatte nur einen Kaffee getrunken und saß lange in einem überheizten Wartezimmer. Schließlich wurde ich hereingerufen und ließ mich auf den Behandlungsstuhl nieder. Die Arztwerkzeuge funkelten auf einer Ablage im grellen Neonlicht. In diesem Moment sah ich für einen Moment ganz klar, um was es hier ging: Mein Gehör stand auf dem Spiel und damit meine Existenzgrundlage. Der

Arzt schob einen kühlen Metalltrichter in mein Ohr, und es war, als würde das Licht ausgeknipst. Ich war einfach weg.

Das Nächste, woran ich mich erinnern kann, sind die Worte »Herr Sünder« aus dem Mund einer fremden Frau, die eben noch gar nicht dagewesen war. Die Sprechstundenhilfe tätschelte mein Gesicht. »Herr Sünder, aufwachen.« Ich kam langsam wieder zu mir und fand meine Orientierung zurück. Sie gab mir Wasser aus einem Plastikbecher. Der Arzt sagte, ich solle mir keine Sorgen machen. Das könne schon mal vorkommen, dass man kurz das Bewusstsein verliert, wenn man zu wenig getrunken hat (was mir allerdings nie zuvor passiert war und was bis zum heutigen Tage nicht mehr geschehen ist). Im Gehörgang sei nichts Verdächtiges zu sehen. Vermutlich hätte ich einen Hörsturz. Er verschrieb mir – na was wohl? Genau, Kortison. Das Allheilmittel des deutschen Gesundheitswesens. In einer Woche sollte ich wiederkommen, dann würden wir einen Hörtest machen und sehen, ob es sich verbessert hat. Damit verabschiedete er sich.

Ich konnte einige Tage später noch immer nicht besser hören. Alles, was ich weiterhin tun konnte, war abzuwarten, ob es irgendwann von alleine besser werden würde. Zu diesem Zeitpunkt konnte ich nicht ahnen, dass ich nie wieder einen eigenen Musiktitel produzieren, dass meine Jazzgitarre im Koffer verstauben und dass der DJ-Beruf zu einer enormen Belastung ausarten würde. Ich verdrängte das Thema. Mein Hochzeits-Buch verkaufte sich gut, ich gab regelmäßig Presseinterviews und war ausgebucht. Alles würde gut werden. Es *musste* einfach gut werden!

Doch siebzig Prozent meiner Hörfähigkeit blieben auf dem linken Ohr verloren, und mein Tinnitus, den ich bereits seit jungen Jahren habe, schien auf der betroffenen Seite umso lauter. Fast zwei Jahre lang quälte ich mich zu Auftritten in ganz Deutschland und den Nachbarländern, bis ich mir endlich eingestehen konnte, dass mein Gehör nicht wieder zurückkehren würde. Musik klang unschön und machte mir keine Freude mehr. Ich verfolgte die aktuellen Charts nur noch aus professionellen Gründen. Privat hörte ich so gut wie nie Musik, und mein Heimstudio blieb ungenutzt. Bei meinen Auftritten trug ich den stärksten Gehörschutz, der erhältlich war. Eigentlich wollte ich für mich und meine Ohren nur eins: Ruhe. Doch ich behielt mein Geheimnis für mich, da ich fürchtete, ein schwerhöriger DJ würde nicht gerade vertrauenerweckend wirken. Meinen Status hatte ich mir über mehr als ein Jahrzehnt hart erarbeitet, das wollte ich nicht aufgeben.

Nicht nur mein Beruf, auch mein Alltag war anstrengend geworden. Ich musste mich konzentrieren, um zu verstehen, was um mich herum gesprochen wurde. Manchmal erkannte ich auf der Straße nicht, aus welcher Richtung ein Geräusch auf mich zukam. Mein Schlafrhythmus war ein einziges Chaos, und ich war chronisch erschöpft. Erst als ich mir im Oktober 2015 endlich mein erstes Hörgerät anpassen ließ, sollte das kleine technische Wunderwerk meine Lebensqualität verbessern.

Musik ist keine einseitige Sache

Mehr als zwei Drittel der Menschen mit einseitigem Hörverlust empfinden Musik als unnatürlicher, unangenehmer und verschwommener als vor dem Hörverlust. Rund die Hälfte davon hört seltener Musik, und sie spielt insgesamt eine geringere Rolle in ihrem Leben. Ein Drittel derjenigen, die ein Instrument spielen, geben es auf. Bei Partys oder anderen sozialen Begegnungen wird Hintergrundmusik als störend empfunden, da sie die Sprachwahrnehmung erschwert. Wird der Hörverlust ausgelöst durch Morbus Menière oder ein sogenanntes Akustikneurinom, einen gutartigen Tumor, ist der Musikgenuss durch Klangverzerrungen besonders beeinträchtigt. Auch Tinnitus kann zusätzlich das Musikerlebnis stören.

TEIL IV:

DAS WUNDER ERNEUERN

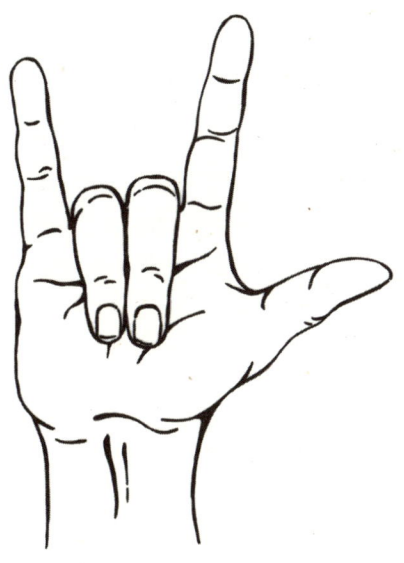

Hightech: Balsam für die Ohren

Ich gebe es zu: Ich bin ein Technik-Freak. Computer, Tablet, Smartphone – ich nutze alles, was ich in die Finger bekommen kann, und reize die Möglichkeiten voll aus. Doch die absoluten Lieblingsstücke meiner digitalen Welt sind meine Hörgeräte. Mittlerweile benutze ich zwei, obwohl mein rechtes Ohr auch ohne auskäme. Doch da die beiden Geräte miteinander Daten austauschen, ist meine räumliche Ortung von Geräuschen mit beiden zusammen optimal, und ich will mir nichts mehr entgehen lassen. Was meine Hörgeräte Tag für Tag leisten, ist nicht ersetzbar. Naturgeräusche, wie das Zwitschern von Vögeln, höre ich damit auch auf meinem kranken Ohr. Ich kann viel besser verstehen, was zu mir gesagt wird. Weil mein Gehirn sich zum Verstehen weniger anstrengen muss, fühle ich mich fitter und bin seltener müde. Die Geräte sind so klein und leicht, dass sie nicht stören. Ich telefoniere mit ihnen, ohne einen Telefonhörer anzufassen: Sie empfangen über Funk die Sprache direkt vom Smartphone oder dem Festnetztelefon. In der Öffentlichkeit störe ich dank dieser Technologie niemanden, auch wenn ich gerade Nachrichten oder einen Podcast höre.

Auch unser TV-Gerät schickt den Ton durch einen angeschlossenen Funksender direkt an meine Hörgeräte, ohne dass ich einen Kopfhörer benötige. So können meine Frau und ich endlich gemeinsam bei vernünftiger Lautstärke fernsehen, denn das Lautstärkelevel auf meinen Hörgeräten kann ich separat an meine Bedürfnisse anpassen. Dazu benutze ich ganz einfach meine Smartwatch am Handgelenk als Fernbedienung.

Fünf Übersetzungen von Deutsch auf Fachchinesisch

Deutsch	Fachchinesisch
Datenaustausch zwischen zwei Hörgeräten durch den Einsatz elektromagnetischer Wellen	*Magnetinduktion*
Datenaustausch zwischen Hörgeräten und anderen Geräten durch Funkwellen	*Bluetooth*
Pfeifton, der durch eine unerwünschte Rückwirkung eines Lautsprechers auf das mit ihm verbundene Mikrofon entstehen kann	*Rückkopplung*
Künstliche Eingrenzung leiser und lauter Töne, um bei Hörverlust alle Klänge in einem eingeschränkten Hörumfang abzubilden	*Audiokompression*
Gerät, das Schallwellen in elektrische Signale verwandelt und direkt in die Hörschnecke überträgt	*Cochlea-Implantat*

Ein positiver Nebeneffekt beim täglichen Tragen der Hörgeräte ist, dass mein Tinnitus durch die Klangfülle in den Hintergrund tritt.

Das Beste daran: All das funktioniert in den verschiedensten Situationen – ob ich nun im ruhigen Wohnzimmer auf der Couch liege, auf der Straße unterwegs bin oder in einem Café mit leiser Hintergrundmusik sitze. Das ist nur möglich, weil die winzigen Geräte Hochleistungscomputer beinhalten, die in Echtzeit eine unglaubliche Menge an Daten auswerten und den Klang perfekt anpassen. Denn ein Hörgerät ist weit mehr als einfach nur ein Verstärker, der alles lauter macht!

Die Legende vom pfeifenden Ohrenkolben und wo die Hörgerätetechnik heute tatsächlich steht

Leider haftet Hörgeräten für viele Menschen noch immer ein schlechtes Image an. Man erinnert sich an überdimensionale Kolben in biederem Beige oder Grau, die hinter den Ohren von Oma und Opa klemmten und die unangenehm pfiffen, wenn man zu laut sprach. Doch das ist Schnee von vorgestern! Längst haben wir es bei Hörhilfen mit moderner Technologie auf kleinstem Raum zu tun, die den Trägern das gibt, was ihren Ohren fehlt. Dazu reicht es bei Weitem nicht, einfach nur alles lauter zu machen, wie es die besagten Ohrenkolben der Großeltern einst taten. Nach allem, was wir bisher über Schall, seine Ausbreitung, die Funktion des Gehörs und die Wahrnehmung erfahren haben, sollte klar sein, dass die hochkomplexen Hörprozesse bei einer Beeinträchtigung nur durch ebenso komplexe Prozesse unterstützt werden können. Erst die modernen, digitalen Hörgeräte des 21. Jahrhunderts sind dazu in der Lage. Was genau tun sie also?

Zunächst einmal bedeutet Schwerhörigkeit in den allermeisten Fällen, dass die Hörfähigkeit nur in bestimmten Frequenzen schlechter geworden ist. Würden Hörgeräte einfach jedes Geräusch direkt verstärken, würde es in den gesunden Hörbereichen viel zu laut klingen. Also muss das Gerät gezielt nur diejenigen Frequenzen aus der Umgebung lauter machen, die dem Träger fehlen. Dabei darf es nicht passieren, dass bestimmte Töne zu laut aufgepumpt werden und dadurch unangenehm werden. Es wird daher anhand der persönlichen Hörkurve des Trägers eine Obergrenze der Verstärkung festgelegt, und alles, was darüber hinausgehen würde, wird unterdrückt. Das ist allerdings noch eine der leichtesten Übungen für unsere Mini-Computer.

Das Hörgerät muss viele Herausforderungen gleichzeitig meistern. Die erste besteht darin, dass möglichst viel Hörinformation in einem eingeschränkten Hörumfang abgebildet werden muss. Nehmen wir mein Beispiel: Unterhalb einer Umgebungslautstärke von 60 dB höre ich auf meinem linken Ohr gar nichts. Das heißt, das Hörgerät muss leise Geräusche erst einmal über die Hörschwelle von 60 dB anheben, damit ich sie überhaupt wahrnehmen kann. Laute Geräusche dürfen aber keinesfalls ebenso stark angehoben werden, sonst würde es wehtun und das Ohr schädigen! Je nachdem, ob meine Umgebung leise oder laut ist, muss das Gerät also unterschiedlich intensiv verstärken.

Zugleich muss das Gerät Unterschiede zwischen leiseren und lauteren Geräuschen in einem viel geringeren Hörumfang abbilden, als dies bei gesunden Ohren der Fall ist. Bei mir muss alles in meine verbleibende Hörfähigkeit in einen Umfang von 40 dB gequetscht werden, innerhalb dessen ich noch Töne wahrnehmen kann. Das ist etwa so, als würden Sie einen Spaziergang in einem Kriechtunnel versuchen, ohne sich den Kopf zu stoßen. Das wird zusätzlich dadurch erschwert, dass wir Töne in unterschiedlichen Höhen unterschiedlich stark wahrnehmen. Hohe Töne empfinden wir als intensiver – daher müssen hohe Geräuschanteile weniger stark angehoben werden als tiefere. Dieses Verhältnis von hoch zu tief verändert sich allerdings innerhalb unserer Wahrnehmung, je nach Gesamtlautstärke. Um das realistisch darzustellen, zerlegt das Hörgerät den Klang in einzelne Frequenzbereiche, die entsprechend der Gesamtlautstärke unterschiedlich bearbeitet werden.

Als wäre das noch nicht kompliziert genug, erfordern unterschiedlich klingende Umgebungen verschiedene Verstärkungsstrategien. Um zu erkennen, welche Strategie gerade die beste ist, analysiert das Hörgerät permanent die Klänge der Umgebung. Anhand der so gewonnenen Daten entscheidet der Mini-Computer eigenständig, welche Verarbeitungsmethode augenblicklich die am besten geeignete ist und wählt ein dafür vorgefertigtes Programm.

Die Königsdisziplin der Hörversorgung ist die Sprachverständlichkeit. Sie ist das wichtigste Ziel, denn Sprache ist gleichbedeutend mit Kommunikation, und von dieser hängt unsere Lebensqualität maßgeblich ab. Wie wir beim *Cocktailparty-Effekt* erlebt haben, ist vor allem das Verstehen von Sprache im Störgeräusch schwierig, beispielsweise wenn viele Menschen in einem Raum durcheinandersprechen. Bei gesund hörenden Menschen funktioniert das Sprachverstehen hierbei dadurch, dass die Aufmerksamkeit sich auf einen bestimmten Sprecher richtet. Das Gehirn filtert dann möglichst viele der sonstigen Geräusche und Stimmen aus. Hörgeräte stehen hier vor einem großen Problem: Sie können unsere Gedanken nicht lesen und wissen daher natürlich nicht, auf wen oder was wir uns konzentrieren möchten. Für sie ist erst einmal jede Stimme gleichberechtigt, und folglich würden sie am liebsten alles gleich laut verstärken. Dann könnte unser Gehirn aber nicht mehr unterscheiden, welche Klangquelle für uns wichtig ist. Das wird umgangen, indem das Hörgerät in einer Situation mit vielen Umgebungsgeräuschen die Ausrichtung seiner Mikrofone ändert. Statt rundum Schall aufzunehmen und zu verstärken, fokussiert sich das Gerät auf den Bereich frontal vor dem Träger. Denn in der Regel schauen wir die Person an, der wir zuhören – das macht sich diese Technik zunutze. Allerdings hat dieses Verfahren einen Haken: Eigentlich möchte unser evolutionär entstandenes Gehirn rundum Höreindrücke wahrnehmen, um uns vor Gefahren aus der Umgebung zu schützen. Zwar kann das Gegenüber durchaus besser verstanden werden, gleichzeitig arbeitet die frontale Ausrichtung des Geräts aber gegen unsere natürliche Hörgewohnheit an, was zu erhöhter geistiger Anstrengung führt.

Eine Lösung für dieses Problem hat das Unternehmen *Oticon* im Rahmen einer Technologie namens *BrainHearing* entwickelt. Hier wird die Funktionsweise des Gehirns beim Hören berücksichtigt und gezielt unterstützt. Statt die Mikrofone auf einen schmalen Streifen zu fokussieren, scannen die Hörgeräte die gesamte Umgebung rund um den Träger – und das 500 mal pro Sekunde! Sie erkennen mehrere Stimmen gleichzeitig und trennen diese von sonstigen Umgebungsgeräuschen. Die einzelnen Geräuschquellen werden in Echtzeit unterschiedlich bearbeitet, so dass das Geschehen rundum vom Gehirn besser eingeordnet werden kann. So kann der Träger des Hörgeräts selbst entscheiden, auf welche Stimme er sich konzentrieren möchte. Das Sprachverstehen im Störgeräusch wird ebenso verbessert wie die räumliche Ortung von Schallquellen. Gleichzeitig wird die geistige Anstrengung verringert.

Für die Absenkung von störenden Umgebungsgeräuschen nutzen verschiedene Hersteller unterschiedliche Verfahren. Haben wir es beispielsweise mit einem monotonen Umgebungsgeräusch zu tun, wie dem Motorenlärm bei einer Autofahrt, erkennen Hörgeräte den Störenfried. Sie verstärken nur die Sprache und lassen das Hintergrundgeräusch zwischen den Worten aus. Auch laute Klirrtöne, beispielsweise von Geschirr oder Schlüsseln, oder das Klappern von Absätzen werden sofort erkannt und unterdrückt. In Räumlichkeiten mit extremem Nachhall, beispielsweise Kirchen oder Festsälen, erkennen Hörgeräte die Originalstimme und unterdrücken die daran klebende Hallfahne.

Ebenfalls unterdrückt wird das berühmt-berüchtigte

Pfeifen, das die Ohrenkolben unserer Großeltern zu Folterinstrumenten machte. Es handelt sich bei diesem Geräusch um eine sogenannte *Rückkopplung*: Der Klang aus dem Lautsprecher im Ohr ist so laut, dass er in das Mikrofon vor dem Ohr dringt, von wo aus er wieder verstärkt wird, noch lauter aus dem Lautsprecher dringt, und so weiter. Das schaukelt sich hoch bis zu dem bekannten Pfeifen. Moderne Hörgeräte werden so angepasst, dass dieses Phänomen ausbleibt – sofern es richtig eingesetzt und nicht verschmutzt ist.

Ein einzelnes Hörgerät für sich genommen ist schon ein kleines Wunderwerk. Richtig spannend wird es, wenn zwei solcher Geräte zusammenarbeiten. Bei Menschen, die auf beiden Seiten Hörverluste haben, kommunizieren das rechte und das linke Gerät miteinander. Das geschieht über die sogenannte *Magnetinduktion*. Die dabei verwendete Sendestärke der magnetischen Wellen ist für die Gesundheit unbedenklich, da sie unterhalb des natürlichen Magnetfelds der Erde liegt. Speziell für das Richtungshören und die Auswahl der passenden Programme ist die Zusammenarbeit der beiden Hörgeräte wichtig. Wenn die Geräte nicht miteinander Informationen austauschen, kann durch die unterschiedlichen Höreindrücke von links und rechts sogar der Gleichgewichtssinn gestört werden und Schwindel entstehen.

Das Empfangsverfahren der Magnetinduktion kann nicht nur zum Informationsaustausch der Hörgeräte untereinander eingesetzt werden. Eine weitere Anwendung ist hierzulande wenig bekannt und wird daher leider nur selten eingesetzt. Räume und Säle können mit geringem Aufwand so ausgestattet werden, dass sie ein Signal an Hörgeräte senden. Dazu ist im Prinzip nicht viel mehr als ein Draht nötig, der um den Raum herum verlegt wird. Dieser kann dann beispielsweise im Kino, Theater oder der Konzerthalle den Ton in Form von Magnetwellen direkt auf die Geräte von Schwerhörigen senden, so dass sie in den Genuss verbesserter Klangqualität kommen. Auch zu Hause kann das Verfahren angewendet werden. Mittels Magnetinduktion kann das TV-Signal an Hörgeräte übertragen werden, so dass zum Beispiel ein Schwerhöriger und Personen mit gesundem Gehör gemeinsam fernsehen können – bei ganz normaler Lautstärke. Während der Schwerhörige das zusätzliche Signal auf seinen Geräten hat, hören die anderen allein den Ton aus dem Lautsprecher des TV-Geräts. Auch das Telefonieren mit induktionsfähigen Telefonapparaten ist möglich.

Die Funktechnologie *Bluetooth* eröffnet Hörgeräten einen weiteren Kosmos an Möglichkeiten: So können sie nicht nur mit dem TV oder der Stereoanlage vernetzt werden, sondern auch mit Computern und Smartphones. Die Bestückung mit neuen Programmen ist dadurch ganz einfach. Sie können außerdem nicht nur als Kopfhörer für das Telefonieren und Musikhören mit dem Smartphone eingesetzt werden, sondern das Smartphone kann umgekehrt auch als Fernbedienung für die Hörgeräte funktionieren. Nutzer können damit selbständig Programme der Hörgeräte anwählen und Lautstärkeanpassungen in Situationen mit ungewöhnlichen Umgebungsklängen vornehmen. Und natürlich ist die Verbindung mit dem Smartphone oder der Smartwatch zugleich die Verbindung mit den unbegrenzten Möglichkeiten des Internets!

Die Zukunftsmusik spielt bereits jetzt

Hörgeräte weisen uns im wahrsten Sinne des Wortes bereits jetzt den Weg: Durch die Anknüpfung ans Internet können sie Navigationsanweisungen vom Smartphone durchgeben, was bei der Orientierung in einer fremden Stadt äußerst hilfreich sein kann. Und das, ohne auf einen Bildschirm sehen zu müssen! Außerdem kann die Peilung via Satellit helfen, passende Programme für die Hörverbesserung zu wählen. Wenn Ihr Hörgerät weiß, dass Sie in Ihrem Lieblingscafé sitzen und dort in Ruhe Zeitung lesen möchten, kann es automatisch ein eigens dafür erstelltes Hörprofil aktivieren.

Unsere Möglichkeiten werden sich durch die Weiterentwicklung der Technik in naher Zukunft unglaublich erweitern. Derzeit wird an Spracherkennungsprogrammen gearbeitet, die mittels künstlicher Intelligenz lernen und dadurch immer leistungsfähiger werden. Das wird uns bald Software schenken, die in fremder Sprache gesprochene Sätze in unsere Muttersprache übersetzt. Umgekehrt kann die Erkennung unserer eigenen Worte dazu dienen, sie in eine andere Sprache zu übersetzen. Außerdem wird uns die Spracherkennung ermöglichen, bequem von unterwegs ein Taxi oder Zugtickets zu bestellen oder auch über ein intelligentes Heimsystem zu Hause die Fußbodenheizung im Badezimmer zu aktivieren. Wir werden überall neueste Nachrichten hören können und so jederzeit erfahren, was in der Welt los ist. Was auch immer das Internet bietet, wird über die Hörgeräte der Zukunft abrufbar sein. Übrigens auch der direkte Service für die Hörgeräte selbst: Akustiker werden in der Lage sein, uns über das Internet zu helfen, unsere Hörgeräte neu einzustellen. So dass wir nicht jedes Mal einen neuen Termin vor Ort im Fachgeschäft benötigen.

Ein Hinweis darauf, dass all das bald von Zukunftsmusik zur Alltagsmusik werden wird, ist die absehbare Entwicklung bei den Technologieriesen Apple und Samsung. Beide kaufen seit einiger Zeit Patente aus der Hörgerätetechnologie. Es ist davon auszugehen, dass sie in zwei bis drei Jahren die ersten eigenen Geräte mit Hörunterstützung herausbringen werden. Apple hat bereits einen Schritt in diese Richtung gemacht mit dem konsequenten Verzicht auf Kopfhöreranschlüsse bei den neuen iPhones. Die Bluetooth-Kopfhörer namens *AirPods*, die nun eingesetzt werden, können bereits das iPhone als Richtmikrofon nutzen, um Sprache in lauten Umgebungen besser verständlich zu machen. Apple ist auch der bislang einzige Hersteller, dessen Produkte über das sogenannte *Bluetooth Low Energy Protokoll* direkt und verlustfrei mit bluetoothfähigen Hörgeräten verbunden werden können. Andere Systeme, wie Android-Smartphones, benötigen einen sogenannten Umsetzer, ein kleines Zusatzgerät, das zwischen Smartphone und Hörgerät geschaltet wird.

Die künftigen Ohrenstöpsel der Marken Apple oder Samsung werden vermutlich nicht »Hörgeräte« heißen, sondern vielleicht AirPod Plus, iSonic, Starsound, RobotEar – sie werden bestimmt einen hippen Namen tragen, den kreatives Marketing dafür entwickeln wird. Sie werden von Menschen mit gesundem Gehör getragen werden, um jederzeit online zu sein, aber in gewissem Umfang auch Hörverluste ausgleichen können. Seitens der Gesetzgeber ist im Jahr 2017 der Weg frei gemacht worden: Die amerikanische Behörde für Lebens- und Arzneimittel (Food and Drug Administration, kurz FDA) hat Hörgeräte für den freien Verkauf ohne Rezept zugelassen. Damit dürfen solche Geräte künftig auch die Auslagen von Apple- und Samsung-Stores sowie des restlichen Einzelhandels schmücken, ohne dass ein Arzt sie verschreiben muss.

Die Art, wie wir miteinander über das Internet kommunizieren, wird sich durch die neuen Hightech-Geräte für immer verändern. Neben all den oben beschriebenen Möglichkeiten werden sie über Sensoren unsere Herzfunktion, Bewegung, Temperatur und unseren Kalorienverbrauch erfassen. Sie werden unsere Gesundheit überwachen und uns bei Bedarf Tipps geben. Doch auch für ihre wichtigste Funktion, nämlich das Wunder des Hörens zu erneuern und ein Leben lang zu erhalten, dürfen wir bahnbrechende Entwicklungen erwarten. Am dänischen *Eriksholm Research Center* hat man bereits den Prototyp eines Hörgeräts entwickelt, das direkt im Ohr Hirnströme misst. Es kann durch die Auswertung dieser Daten erkennen, auf welche Stimmen oder Umgebungsklänge der Träger sich konzentrieren möchte und das betreffende Signal entsprechend hervorheben. In gewisser Weise fällt damit sogar die im letzten Kapitel genannte Beschränkung, dass Hörgeräte »keine Gedanken lesen« können. Bis zur Markteinführung werden allerdings noch einige Jahre vergehen, und weitere Forschung ist nötig. Allein die Stiftung, die das Eriksholm Research Center unterstützt, investiert jährlich über 100 Millionen Euro in Forschung rund um den Zusammenhang von Hören und Gehirn.

Hoffentlich werden die modernen Wunder der Technik dazu führen, endlich Hörgeräte von einem notwendigen Übel in ein beliebtes Lifestyle-Produkt zu wandeln. Dann können sie maßgeblich zur Verbesserung unserer geistigen Fitness und der Vorbeugung von Demenz beitragen. Denn obwohl Hörgeräte bereits heute Unglaubliches leisten und mit schönem Design glänzen, werden sie leider von viel zu wenigen Menschen getragen!

Wie Hörgeräte das Gehirn jung halten und warum sie trotzdem zu wenig getragen werden

Mehr als jeder Sechste hierzulande (und übrigens auch in den meisten anderen Industrienationen) ist von Schwerhörigkeit betroffen – das sind mehr als dreizehn Millionen Menschen. Doch nur rund 3,5 Millionen Menschen in Deutschland tragen Hörgeräte. Das bedeutet: Fast 10 Millionen Deutsche belasten ihr Gehirn Tag für Tag damit, dass es ausbleibende Hörinformationen ausgleichen muss. Millionen von Denkfabriken werden marode und lassen das Demenzrisiko um bis zu vierhundert Prozent steigen.

Das muss nicht sein! Werfen wir einen Blick auf eine interessante Studie aus Frankreich, die 3670 Menschen über fünfundzwanzig Jahre hinweg begleitet hat.

Darin werden drei Gruppen anhand eigener Aussagen zu ihrer Hörfähigkeit unterschieden: Personen mit normalem Gehör, Personen mit Hörverlust und ohne Hörgeräte sowie Personen mit Hörverlust, die Hörgeräte besitzen. Sie alle machten über ein Vierteljahrhundert regelmäßig einen sogenannten Mini-Mental-Status-Test, der kognitive Fähigkeiten unter die Lupe nimmt und zur Demenzdiagnose eingesetzt wird. Dabei mussten die Teilnehmer Aufgaben lösen, die unter anderem das Gedächtnis prüfen, zeitliche und räumliche Orientierung, ebenso Konzentrationsfähigkeit, Sprachfähigkeiten, Lesen, Schreiben, Zeichnen und Rechnen. Wie vermutet, schnitt hier diejenige Gruppe, die schwerhörig ist und *keine* Hörgeräte trägt, wesentlich schlechter ab als die Gruppe mit normalem Gehör. Verblüffend eindeutig ist allerdings das Ergebnis der Gruppe *mit* Hörgeräten: Es gibt keinen nennenswerten Unterschied zur normal hörenden Gruppe! Diese Ergebnisse wurden im Jahr 2018 durch eine US-Studie mit mehr als 2000 Personen bekräftigt, die über 18 Jahre hinweg regelmäßig auf ihre geistige Leistungsfähigkeit geprüft wurden. Trugen Menschen mit Hörverlust zu Beginn der Studie noch kein Hörgerät, so verlangsamte sich ihr mentaler Alterungsprozess, nachdem sie Hörgeräte erhalten hatten.

Der Abbau der geistigen Fähigkeiten kann also allem Anschein nach durch den Einsatz von Hörgeräten in einem gesunden Maß gehalten werden. Sicherlich spielt hierbei eine große Rolle, dass das Hören uns mit der Umwelt verbindet. Persönliche Kontakte und die Teilnahme am sozialen Leben sind ein wichtiger Faktor gegen den Verlust geistiger Ressourcen. Wer mit anderen

Menschen verkehrt, bleibt länger fit. Doch wenn wir schlecht hören, fällt uns das Miteinander schwer. Manche Situationen werden von Schwerhörigen gemieden, wie beispielsweise volle Räume mit vielen Stimmen – also gerade die Orte, wo geselliges Leben stattfindet. Doch warum wollen so viele Menschen sich nicht eingestehen, dass sie schwerhörig sind, und warum verweigern so viele die Hilfe in Form moderner Technologie?

Woran es wohl in erster Linie fehlt, ist ein Bewusstsein für die Dringlichkeit der Lage. Schwerhörigkeit wird leider als eine der verbreitetsten Zivilisationskrankheiten unterschätzt, vor allem auch im Hinblick darauf, dass sie von allen beeinflussbaren Gesundheitsfaktoren den *größten* (!) negativen Effekt auf die geistige Fitness im Alter hat. Die meisten Menschen ahnen nicht, was sie ihrem Gehör im Alltag zumuten – sei es durch Straßen- oder Arbeitslärm, zu laut eingestellte Kopfhörer oder Besuche von Konzerten und Clubs ohne Gehörschutz. Schwerhörigkeit schleicht sich meistens langsam ein und wird lange gar nicht bemerkt – eben weil unser Gehirn so meisterlich darin ist, uns darüber hinwegzutäuschen. In der Folge machen viel zu wenige Menschen einen Hörtest, nämlich etwa nur die Hälfte aller von Schwerhörigkeit Betroffenen. Von denjenigen, die einen solchen Test machen und eine Schwerhörigkeit feststellen, verschaffen sich letztlich nur rund ein Drittel geistige Entlastung durch ein Hörgerät. Wenn wir die Gründe für diese fehlende Akzeptanz des wichtigsten Mittels zur Vorbeugung von Demenz verstehen, können wir hoffentlich dazu beitragen, das zu ändern.

Die fünf häufigsten Argumente gegen das Tragen von Hörgeräten
und warum sie schlichtweg falsch sind

1. *Ich höre zwar etwas schlechter als früher, brauche aber jetzt noch keine Hörgeräte. Es geht doch auch ohne. Das läuft ja nicht weg.*

Falsch! Was nämlich in der Zwischenzeit wegläuft, ist Ihr Gehirn. Je länger eine Schwerhörigkeit besteht, desto mehr Verknüpfungen zum Gehirn werden abgebaut. Unser Hörzentrum verlernt zunehmend, die fehlenden Höreindrücke zu verarbeiten. Das bedeutet: Je mehr Zeit wir ohne Hörhilfe verstreichen lassen, desto schwerer wird es, uns anschließend an Hörgeräte zu gewöhnen. Wenn wir allzu lange warten, können Nervenverbindungen bereits für immer verloren sein. Außerdem benötigt unser Gehirn für das Verstehen von Sprache unnötige Ressourcen, die uns anderweitig fehlen. Deshalb können wir weniger Dinge gleichzeitig erledigen und werden schnell müde. Auch der Gleichgewichtssinn wird schlechter, und damit steigt die Gefahr zu stürzen. Hörgeräte sollten am besten sofort eingesetzt werden, sobald ein Hörverlust festgestellt wurde.

2. *Hörgeräte stempeln einen zum alten Eisen ab*
   und sind ein Grund, sich zu schämen.

Falsch! Immer mehr junge Menschen sind schwerhörig, und je eher sie Hörgeräte tragen, desto besser ist es für ihre geistige Fitness. Die BARMER-Krankenkasse gab bekannt, dass die Zahl der Verordnungen von Hörgeräten im Alter von 15 bis 35 Jahren zwischen 2010 und 2015 um fast ein Drittel zugenommen hat. Bemerkenswerterweise haben die Teenager sogar die Gruppe von 21 bis 35 Jahren überholt, was eventuell eine Folge von zu lautem Musik- und Medienkonsum ist. Je älter wir werden, desto höher ist die Wahrscheinlichkeit, schwerhörig zu sein. Über 50 ist jeder Dritte schwerhörig, und ab 70 betrifft es die Hälfte der Bevölkerung! Das ist wahrlich kein Grund, sich zu schämen. Zudem wird die technologische Entwicklung in den nächsten Jahren dazu führen, dass die meisten Menschen immerzu Stöpsel in den Ohren tragen werden, die sie mit dem Internet verbinden *und* die zugleich Hörverluste ausgleichen. Hörgeräte zu tragen wird bald so selbstverständlich sein wie eine Brille auf der Nase zu haben. Seien Sie schon jetzt Trendsetter und geben Sie vor Ihren Freunden damit an, was Ihre Hightech-Geräte im Ohr alles können!

3. *Wenn ich ein Hörgerät trage, hält man mich*
   für senil oder dämlich.

Falsch! Für dämlich hält man Sie, wenn Sie ohne Hörgerät Gesprächen nicht folgen können, immer wieder deplatzierte Rückfragen stellen oder gar nicht erst auf das reagieren, was man Ihnen sagt.

4. *Ich höre nur auf einem Ohr schlecht. Mein gesundes Ohr schafft das schon.*

Falsch! Auch bei einer einseitigen Schwerhörigkeit ist die Belastung für das Gehirn groß, da es die ungleichen Höreindrücke miteinander in Verbindung bringen muss. Besonders beeinträchtigt ist das räumliche Hören, was auch im Alltag Gefahren birgt, beispielsweise im Straßenverkehr. Auch das Sprachverstehen im Hintergrundgeräusch wird erschwert und kann durch ein Hörgerät deutlich verbessert werden. So wird Ihr Gehirn im Alltag entlastet, Sie werden wacher, fitter und aufmerksamer für Ihre Mitmenschen.

5. *Mit Hörgeräten klingt alles unnatürlich, und Geräusche, die sonst gar nicht stören, werden plötzlich lästig.*

Falsch! Ihr Gehirn hat aufgrund Ihrer Schwerhörigkeit verlernt, mit Störgeräuschen wie dem Rascheln von Papier oder Kleidung umzugehen und sie auszufiltern. Geben Sie Ihrem Gehirn genügend Zeit, sich wieder daran zu gewöhnen, und es wird Sie immer weniger stören. Schöne Klänge, wie Vogelgesang, kehren in Ihr Leben zurück. Insgesamt wird Ihnen das Hören im Lauf der Zeit immer natürlicher vorkommen. Wenn Sie stattdessen Ihre Hörgeräte weniger oder gar nicht tragen, wird sich Ihr Gehirn allerdings nie daran gewöhnen – und der Gesang der Vögel wird für immer verstummt sein.

Mit Geduld zum Ziel: Dem Gehirn mindestens ein halbes Jahr Eingewöhnungszeit gönnen

Hörakustiker und Hals-Nasen-Ohren-Ärzte kämpfen gegen eine menschliche Eigenschaft vieler Kunden und Patienten an, die nur allzu verständlich ist: Ungeduld. Wer eine Brille besitzt, kennt das Aha-Erlebnis, plötzlich gestochen scharf zu sehen, sobald die Gläser richtig justiert sind. Viele erwarten einen ähnlichen Effekt beim ersten Tragen von Hörgeräten. Allerdings ist das hier leider nicht so einfach. Wie wir im letzten Abschnitt gesehen haben, benötigt das Gehirn Zeit, um sich an Töne zu gewöhnen, die vorher verloren gegangen waren. Je länger die Dauer vom Einsetzen der Schwerhörigkeit bis zur Anschaffung von Hörgeräten ist, desto schwieriger wird es, die Verarbeitung dieser Töne wieder neu zu erlernen.

Viele stolze Besitzer nagelneuer Hörgeräte fühlen sich erschlagen, sobald sie vom Akustiker-Geschäft auf die Straße treten. Denn nicht nur schöne Naturklänge wie Vogelgesang oder nützliche Geräusche wie Durchsagen am Bahnhof werden plötzlich verstärkt, sondern auch Verkehrslärm, Schritte, Husten, Schniefen oder der Krach von Baumaschinen. Insgesamt kann der erste Eindruck mit Hörgeräten eher störend als erleichternd sein. Eine weitere Enttäuschung kann die erste Bewährungsprobe in großer Runde sein, wo viel gleichzeitig gesprochen wird. Häufig beklagen Hörgeräteneulinge, dass zwar die Sprache lauter wird, dass sie das Gesagte aber nicht viel besser verstehen können. Es wäre allerdings fatal, gleich aufzugeben und die Hörgeräte selten oder gar nicht zu tragen. Wir hatten gesagt, das Gehirn will trainiert werden wie ein Muskel. Dass kontinuierliches Training unserem Gehör hilft, belegen Experimente. Tatsächlich schneiden erfahrene Hörgerätenutzer, die ihre Hörhilfen schon länger besitzen, bei Tests zum Sprachverständnis in Störgeräuschen besser ab als Menschen, die erst seit Kurzem ein Hörgerät haben.

Um zu ermitteln, wie lange das Gehirn braucht, um sich an Hörgeräte zu gewöhnen, hat man aktuell einen langfristigen Versuch unternommen. Man hat zwei gleich große Gruppen von Menschen mit ähnlicher Hörminderung Tests zum Sprachverständnis unterzogen. Eine der beiden Gruppen nutzte schon lange Hörgeräte, die zweite Gruppe erhielt die Hörgeräte erst zum Beginn des Tests. Man untersuchte, wie gut beide Gruppen Sprache in Störgeräuschen verstehen konnten. Anfangs schnitt die zweite Gruppe mit den neuen Geräten deutlich schlechter ab. Sechs Monate lang trug nun die zweite Gruppe ihre Hörgeräte regelmäßig. Die Tragedauer von Hörgeräten lässt sich übrigens leicht überprüfen, da die Daten am Computer ausgelesen werden können. Nach Ablauf des halben Jahres wiederholte man den Test und siehe da: Die zweite Gruppe mit den neuen Hörgeräten schnitt nun genauso gut ab wie die erste Gruppe mit längerer Erfahrung.

Sollten Sie also erst seit Kurzem ein Hörgerät besitzen oder demnächst eines bekommen, seien Sie geduldig mit sich, Ihren Ohren und Ihrem Gehirn. Generell lässt sich sagen: Je größer der Hörverlust, desto länger benötigt das Gehirn, um sich an den Ausgleich durch ein Hörgerät zu gewöhnen. Ihr Sparringspartner beim Gehörtraining ist Ihr Akustiker. Machen Sie regelmäßige Termine mit ihm ab, bei denen Sie Ihre neuen Hörerfahrungen schildern und gegebenenfalls weitere Hörtests machen. Der Akustiker kann Sie bei der Hörgewöhnung unterstützen, indem er die Lautstärke der Geräte in mehreren Schritten an Ihr Hörprofil anpasst. So wird vermieden, dass Ihre Wahrnehmung von Anfang an komplett überfordert ist mit den neuen Höreindrücken, die durch die Geräte auf Sie einströmen. Nicht nur die Lautstärke kann schrittweise angepasst werden, auch verschiedene andere Einstellungen und Programme können ausprobiert werden. So können Sie beispielsweise mit einer Einstellung Musik hören, während sich eine andere speziell auf das Sprachverstehen konzentriert. Einige Akustiker geben Ihnen auf Wunsch Abspielgeräte mit Hörübungen mit nach Hause, mit denen Sie Ihre Ohren täglich im Umgang mit den Hörgeräten trainieren können.

Manche Akustiker bevorzugen dagegen die Methode, von Anfang an mit voller Verstärkung zu arbeiten, Ihren Ohren also einen Sprung ins kalte Wasser zu verpassen. Dahinter steht die Hoffnung, dass sie sich dann umso schneller an die neuen Bedingungen gewöhnen. Das ist umstritten. Welche Methode besser zu Ihnen passt, können nur Sie entscheiden. Wichtig ist, dass Sie sich jederzeit vor Augen halten: Sie sind der Experte oder die Expertin für Ihre eigene Hörminderung. Wie es Ihnen mit den neuen Höreindrücken geht, können nur Sie am eigenen Leib erfahren. Ihr Akustiker besitzt allerdings eine fundierte Ausbildung und reichlich Erfahrung. Davon können Sie profitieren.

Entscheidend ist, dass Sie ihm genau mitteilen, was Sie wahrnehmen und wie es sich für Sie anfühlt. Je besser Sie den Höreindruck beschreiben können, desto mehr Anhaltspunkte hat der Profi, um Anpassungen Ihres Gerätes vorzunehmen. Unter Umständen kann es auch sinnvoll sein, Hörgeräte verschiedener Hersteller zu testen, denn jeder verfolgt eine andere Philosophie der Klangbearbeitung, und jeder hat einen etwas anderen Sound. Auch bei der Wahl des Gerätes wird der Akustiker Sie kompetent beraten.

Wie teuer sind Hörgeräte, und wer bezahlt das?

Kosten für Hörgeräte werden in den meisten Ländern bis zu einem gewissen Umfang von den Krankenkassen getragen. In Deutschland, Österreich und der Schweiz sind die Erstattungen so hoch, dass bereits ohne Zuzahlung ein geeignetes Gerät gefunden werden kann. Allerdings entsteht für alle Extras wie Bluetooth, besonderes Design (beispielsweise besonders kleine Geräte) oder Bedienungshilfen ein Aufpreis, der vom Kunden zu tragen ist. Je nachdem, ob es sich um ein oder zwei Hörgeräte handelt, kann hier ein vierstelliger Betrag an Zusatzkosten entstehen. Unser Tipp: Sofern Sie es sich leisten können, lassen Sie sich nicht allein von überschaubaren Kosten dazu verleiten, einen Kompromiss einzugehen. Suchen Sie sich genau das Gerät aus, das zu Ihnen passt und das all Ihre Anforderungen erfüllt. Sie werden diese ausgefeilte Technik jeden Tag tragen, und wie wichtig das Hören ist, haben wir gesehen: Diese Anschaffung wird Ihr Leben verändern. Ein von der Krankenkasse voll gedecktes Gerät kann für Sie durchaus ausreichend sein, auch wenn man hier nicht die allerneueste und leistungsstärkste Technik erwarten darf. Ihre Krankenkasse verrät Ihnen, welche Leistungen erstattet werden. Lassen Sie sich bezüglich der Technik am besten beim Akustiker Ihres Vertrauens beraten und holen Sie auch gerne mehrere Meinungen und Angebote ein. Beachten Sie aber bitte auch, dass nicht allein der Preis für das Gerät zählt: Auch die Leistung des Akustikers muss bezahlt werden, und viele bieten unterschiedliche Leistungspakete für die Nachversorgung an, die den Gesamtpreis beeinflussen können. Wichtig ist, dass sich der Akustiker genug Zeit für Sie nimmt, gegebenenfalls im Lauf der Zeit mehrere Anpassungen der Geräte vornimmt und sie regelmäßig wartet. Den Umfang seiner Leistungen sollten Sie gezielt besprechen.

Im Ohr oder hinter dem Ohr: Welches Hörgerät passt besser?

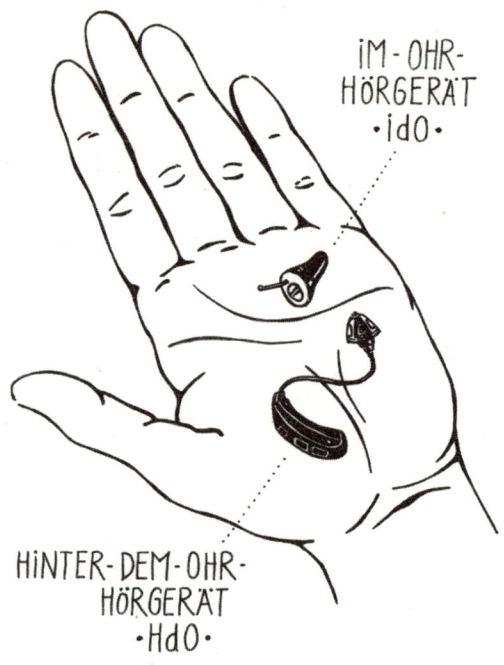

IM-OHR-
HÖRGERÄT
·idO·

HINTER-DEM-OHR-
HÖRGERÄT
·HdO·

Grundsätzlich gibt es zwei verschiedene Typen von Hörgeräten. Die einen werden hinter die Ohrmuschel gehängt, von wo ein kleiner Schlauch unauffällig in die Ohröffnung führt. Die zweite Variante wird komplett in den Gehörgang gesteckt. Sie haben unterschiedliche Vor- und Nachteile:

Geräte hinter dem Ohr (empfohlen bei Beeinträchtigung überwiegend hoher Töne, wie z. B. bei Altersschwerhörigkeit):

Vorteile:
- Gehörgang wird nicht komplett verschlossen.
- Natürliche Mitten und Tiefen werden nicht behindert und der Gehörgang gut belüftet.
- Kann leicht angefasst werden, einfaches Handling beim Anlegen und dem Wechsel der Batterien.
- Bluetooth-Verbindung der Geräte untereinander sowie mit Smartphone, TV oder Computer möglich (je nach Preisklasse).

Nachteile:
- Räumliches Hören muss mit mehreren Mikrofonen nachvollzogen werden – kann verfälscht werden beim Tragen von Kopfbedeckungen.
- Kann bei starken Kopfbewegungen, beim Be- oder Entkleiden oder durch Kopfbedeckungen verrutschen oder gar herunterfallen und verloren gehen. Daher nur bedingt geeignet zum Tragen bei Sport.
- Für Außenstehende sichtbar, wenn auch unauffällig.
- Bei sehr starkem Hörverlust oder der Beeinträchtigung sowohl der Tiefen als auch der Höhen muss der Gehörgang zusätzlich abgedichtet werden.

Geräte im Ohr (empfohlen bei gleichzeitigen Hör-
einbußen sowohl tiefer als auch hoher Frequenzen):

Vorteile:
- Unauffällig, verschwindet komplett im
  Gehörgang.
- Unempfindlich gegen äußere Berührungen
  durch Kleidung, Kopfbedeckungen etc., kann
  daher kaum unbeabsichtigt aus dem Ohr fallen.
  Geeignet zum Tragen bei Sport.
- Schützt gleichzeitig gegen Lärm von außen.

Nachteile:
- Dichtet den ganzen Gehörgang ab. Daher
  teilweise Fremdkörpergefühl im Ohr und
  überbetonte Wahrnehmung der eigenen Stimme
  beim Reden.
- Durch die Abdichtung müssen alle Frequenzen
  der Umgebung künstlich durch die Lautsprecher
  verstärkt werden – natürliche Klänge
  können beeinträchtigt werden.
- Sitzt tief im Gehörgang und kann daher leicht
  mit Ohrenschmalz verschmutzen.
- Nur bis zu einem gewissen Grad bei Schwerhörigkeit einsetzbar, da die Leistung aufgrund des kleinen Gerätekörpers baubedingt
  beschränkt ist.
- Keine Bluetooth-Anbindung, da diese Technologie
  bislang noch nicht auf kleinstem Raum direkt im
  Gehörgang eingesetzt werden kann.
- Sehr klein und daher schwierig im Handling,
  Wechsel der Batterie nur mit Geschick möglich.

Elektronische Ohren für Gehörlose

So effektiv und hoch entwickelt Hörgeräte auch sein mögen, sie eignen sich ausschließlich für Menschen mit einem ausreichenden Rest an Hörfähigkeit. Im Sprachgebrauch wird häufig Taubheit mit Schwerhörigkeit gleichgesetzt. Tatsächlich bedeutet taub zu sein, *gar nichts* hören zu können – also nicht schwerhörig, sondern *gehörlos* zu sein (insofern ist es übrigens nicht korrekt, wenn ich als einseitig taub bezeichnet werde: Ich bin einseitig hochgradig schwerhörig). Aber auch Gehörlosen kann moderne Technik helfen. Sogenannte *Cochlea-Implantate* ersetzen in begrenztem Umfang die Funktion von Haarzellen in der Hörschnecke. Sie bestehen im Wesentlichen aus zwei Teilen, einem implantierten unterhalb der Haut und einem außerhalb. Der Empfänger für die akustischen Signale aus der Umgebung sitzt außen über der Ohrmuschel, ähnlich wie ein normales Hörgerät. Er ist verbunden mit einer elektromagnetischen Spule auf dem Schädel, schräg oben hinter dem Ohr. Unter der Haut sitzt das eigentliche Implantat. Es besteht aus dem elektromagnetischen Empfänger für die Signale, die von außen von der Spule durch die Haut geschickt werden. Er leitet sie weiter an eine Sonde in Form eines hauchzarten Drahts, der in die Gehörschnecke eingeführt ist und der Windung der Basilarmembran folgt. Die Sonde enthält bis zu zweiundzwanzig elektrische Kontakte, die statt der ausgefallenen Haarzellen die Nervenverbindungen zum Gehirn in jeweils unterschiedlichen Frequenzen stimulieren. Damit werden die Grenzen der

Technologie deutlich: Sind im gesunden Ohr etwa 3500 innere Haarzellen für die Zerlegung von Klanginformationen in unterschiedliche Tonhöhen verantwortlich, so werden sie bei Cochlea-Implantaten auf wesentlich weniger Frequenzen verteilt. Eine größere Auflösung ist derzeit technisch nicht möglich, doch es wird an neuen Verfahren gearbeitet, die das zukünftig steigern sollen. Aktuell unterscheidet sich das Hören mit Implantaten jedenfalls sehr stark vom natürlichen Hören. Daher sollte jedem im Umgang mit Trägern von Cochlea-Implantaten bewusst sein, dass diese Menschen stark hörbeeinträchtigt sind. Es empfiehlt sich, langsam und deutlich mit ihnen zu sprechen.

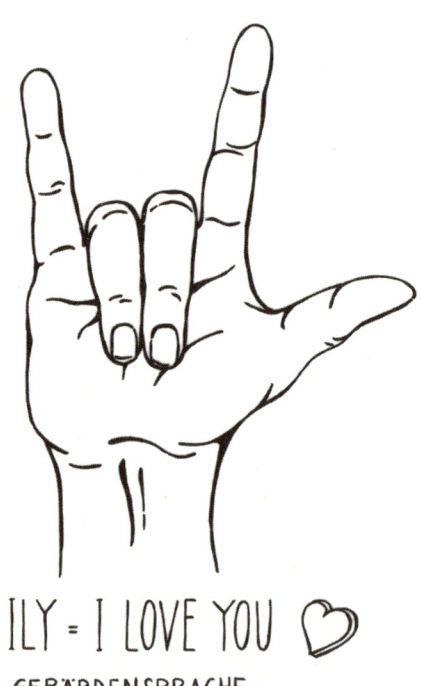

ILY = I LOVE YOU ♡
- GEBÄRDENSPRACHE -

Nichtsdestotrotz profitieren die Träger von Implantaten von den gleichen Technologien, die auch in Hörgeräten eingesetzt werden, wie zum Beispiel Bluetooth, und sie können Sprache verstehen, telefonieren und sich anhand der Akustik räumlich orientieren. Intelligente Software im externen Teil codiert die akustischen Signale so geschickt, dass im Ohr die verfügbaren Kanäle bestmöglich ausgenutzt werden. Dieses elektronisch unterstützte Hören bedarf einer Gewöhnungszeit und Hörtraining.

Ein Cochlea-Implantat kommt nicht nur für Gehörlose in Frage, sondern auch für extrem stark Schwerhörige, denen mit Hörgeräten allein nicht mehr geholfen werden kann. Sofern ein Restgehör vorhanden ist, wird versucht, dieses beim Implantieren so gut wie möglich zu erhalten. Sind beispielsweise noch tiefe Frequenzen in der Hörschnecke intakt, dann wird die Sonde nicht so tief eingeführt wie bei einem Gehörlosen. Auch bei einseitiger Gehörlosigkeit ist ein Cochlea-Implantat angebracht: Wie wir weiter oben gesehen haben, spielt das beidseitige Hören eine wichtige Rolle für unsere Orientierung und das Sprachverstehen. Das Gehirn kann durch die technische Unterstützung deutlich entlastet werden. Übrigens bringt der einseitige Einsatz von Implantaten oft deutliche Verbesserung von Tinnitus, sofern vorhanden.

Heiß umstritten sind Implantate bei Kindern und Neugeborenen. Viele Eltern sträuben sich gegen den Eingriff, sei es aufgrund des Risikos, das jede Operation mit sich bringt, oder weil sie selbst gehörlos sind und sich in der Kultur der Gebärdensprache verankert sehen. Letztere befürchten, dass die Gebärdensprache in der späteren Entwicklung des Kindes zu wenig gefördert würde und dass ihm der Zugang zur Gehörlosenkultur erschwert werde. Teilweise lehnen sie sogar den Einsatz von Hörgeräten ab.

Zum Argument des Risikos von Operationen ist zu sagen: Es ist vorhanden, aber sehr gering. Lediglich in zwei bis vier Prozent der Fälle gibt es Probleme mit der Technik, und in vier Prozent kommt es zu gesundheitlichen Komplikationen wie Infektionen und Knochenverwachsungen. Betrachtet man dagegen den Nutzen, den ein gehörlos geborenes oder sehr früh ertaubtes Kind davon hat, überwiegt dieser eindeutig. Damit kommen wir zu dem zweiten heiklen Argument, das die Gehörlosenkultur als eigenständige soziale Gruppe hervorhebt, die sich selbst nicht als durch ihre Gehörlosigkeit negativ beeinträchtigt oder gar behindert versteht. Wir wollen uns nicht in eine emotional geführte Debatte einmischen und stattdessen wissenschaftlich fundierte Argumente liefern. Wie Eltern gehörloser Kinder diese auswerten, bleibt ihnen überlassen – diese Verantwortung kann ihnen niemand abnehmen.

Zunächst einmal ist es ganz wichtig zu unterscheiden, ob ein Mensch gehörlos wird, *bevor* oder *nachdem* er Sprache erlernt hat. Ein gehörloses Neugeborenes oder ein sehr früh ertaubtes Kind hat keine Chance, dieselben kognitiven Fähigkeiten zu entwickeln wie ein hörendes Kind. Erinnern wir uns an unser Bild der Wahrnehmungsfabrik: Das gesamte Geflecht aus Transportbändern und Informationsbausteinen kann gar nicht erst ausgebaut werden, entsprechend unterversorgt bleiben die betroffenen Hirnbereiche. Hinzu kommt, dass ein gehörloses Kind beispielsweise sein eigenes Schreien nicht wahrnimmt und generell in der Interaktion mit seiner Umgebung eingeschränkt ist. Gebärdensprache kann keine frühkindlichen Laute oder den auf Seite 157 beschriebenen *Baby Talk* ersetzen, bei denen es mehr um den Ausdruck von Gefühlen als um den Transport von Inhalten geht. Wird dagegen frühzeitig ein Cochlea-Implantat eingesetzt (oder werden bei vorhandenem Restgehör Hörgeräte getragen), kann das Kind Sprache erlernen und Laute aus der Umgebung verarbeiten. Zwar können auch Gehörlose ohne Implantate sprechen lernen, das ist allerdings ein äußerst langwieriger und arbeitsintensiver Prozess, der sich über Jahrzehnte erstrecken kann. Auch das Ablesen der Lippenbewegungen sprechender Menschen ist möglich, erfordert aber ein hohes Maß an Konzentration. Je nach Situation und Sprecher kann dabei die Hälfte aller Informationen unerkannt bleiben und muss im Kopf aus dem Zusammenhang heraus ergänzt werden.

Weil das Gehör so wichtig ist für die Entwicklung des Kindes, wird es bereits am dritten Tag nach der Geburt geprüft. Der Einsatz von Implantaten ist nach dem sechsten Lebensmonat möglich. Bei einer Resthörigkeit sollten vorab allerdings auf jeden Fall Hörgeräte verwendet werden. In der Spanne bis ungefähr dreieinhalb oder vier Jahren ist das Gehirn noch maximal formbar und auf sprachlichen Input angewiesen. Gehörlose Kinder, die innerhalb des ersten Lebensjahres ein Implantat erhalten, entwickeln bestimmte Sprachfähigkeiten schneller, als wenn die Operation später erfolgt. Etwa bis zum siebten Lebensjahr ist das Gehirn von Kindern noch immer sehr anpassungsfähig, danach geht die Flexibilität in der weiteren Entwicklung zurück. Der Spracherwerb eines gesund hörenden Kindes gilt ab dem zehnten Lebensjahr als abgeschlossen. Kommt es danach zur Gehörlosigkeit, ist das gesamte Nervensystem für die Sprachverarbeitung bereits ausgebildet. Studien zeigen, dass Gebärdensprache jene Hirnareale aktiviert, die auch bei gesprochener Sprache zum Einsatz kommen. Es ist davon auszugehen, dass das Gehirn dann besser mit dem Ausbleiben von Hörsignalen zurechtkommt.

Auch bei einem frühzeitigen Einsatz eines Cochlea-Implantats ist das Erlernen von Gebärdensprache sinnvoll. So können die Kinder sowohl an der Kultur der Gehörlosen partizipieren als auch am Alltag von Menschen mit gesundem Gehör. Der Einsatz eines Cochlea-Implantats bringt eine lebenslange Nachsorge für die Technik mit sich. Sollten vorübergehende Komplikationen oder Ausfälle auftreten, ist die Gebärdensprache ein Sicherheitsfaktor in der Kommunikation mit der Umwelt.

Wer gut hört, hat gut reden:
Tipps im Umgang mit Schwerhörigen

Schwerhörig zu sein, ist unglaublich anstrengend. Sowohl für uns Schwerhörige als auch für unsere Mitmenschen, die gut hören können. Das weiß ich aus eigener Erfahrung. Obwohl ich stets Hörgeräte trage, muss ich ab und zu fragen: »Wie bitte? Was hast du gesagt?« Das passiert zwar sehr viel seltener, als wenn ich *keine* Hörgeräte trage, aber dennoch öfter als bei einem Menschen mit zwei gesunden Ohren. In lauten Umgebungen muss ich mich zuweilen anstrengen, um zu verstehen, was gesagt wird. Ohne Hörgeräte hätte ich hier keine Chance!

Nachdem wir eben (hoffentlich!) mit den traditionellen Vorurteilen gegenüber Hörgeräten aufgeräumt haben und ihren Wert für unsere geistige Fitness klargemacht haben, ist es nun an der Zeit, einem ganz entgegengesetzten Vorurteil Einhalt zu gebieten. Nämlich der Annahme, dass jemand mit Hörgerät oder Cochlea-Implantat automatisch genauso gut hört wie ein Mensch ohne Hörverlust. Das mag bei einem geringen Hörverlust der Fall sein. Wer jedoch eine stärkere Schwerhörigkeit hat, kann in manchen Situationen auch mit einem Hörgerät im Ohr Probleme haben – gerade, wenn es sich um ein preiswerteres Modell handelt. Vor allem Hintergrundlärm, der selbst Menschen mit unversehrten Ohren Probleme bereitet, erschwert die Kommunikation. Auch für das beste Hörgerät der Welt kann ein gesprochenes Wort zu leise oder zu weit entfernt sein, um es noch zu verstehen. Daher sollten wir alle einige wichtige Grundregeln im Umgang mit Schwerhörigen und Trägern von Hörgeräten einhalten:

- *Aufmerksamkeit des Angesprochenen wecken.* Verstehen verlangt von uns Hörgeschädigten Konzentration, und diese können wir nur aufbringen, wenn wir wissen, dass wir angesprochen werden und dass wir darauf reagieren sollen.

- *Einen Zusammenhang schaffen.* Machen Sie zu Beginn einer Anrede klar, worum es jetzt gehen wird, dann kann Ihr Gegenüber Lücken in der Hörwahrnehmung leichter aus dem Zusammenhang heraus rekonstruieren. Beispiel: »Ich möchte mit dir besprechen, was wir heute einkaufen.« In diesem Kontext werden wir eher das richtige Wort »Brot« verstehen statt der Farbe »Rot«.
- *Langsam, laut und deutlich reden.* Beachten Sie dabei, dass die Lautstärke allein meist nicht das Problem ist, denn diese wird durch Hörgeräte angehoben. Am wichtigsten ist die Deutlichkeit der Sprache!
- *In Richtung desjenigen sprechen, der das Gesagte verstehen soll und nicht die Lippen mit den Händen verdecken.* Denn auch die Bewegungen der Lippen zu sehen, hilft uns beim Verstehen von Sprache. Außerdem verlieren sich Worte im Freien, wenn sie in eine andere Richtung gesprochen werden.
- *Unnötige Hintergrundgeräusche vermeiden.* Gegebenenfalls das Radio oder den Fernseher ausschalten oder einen ruhigeren Platz aufsuchen.
- *Das bessere Ohr ansprechen.* Wenn jemand einseitig schwerhörig ist, so wie ich, wirkt es Wunder, sich auf der Seite mit dem gesunden Ohr aufzuhalten und sich an dieses zu wenden, beispielsweise beim Spazieren oder beim Besuch im Restaurant.
- *Geduldig sein.* Nicht genervt reagieren auf Verständnisfragen vom Gegenüber und umgekehrt nicht zögern, nachzufragen.

Letzteres, die Geduld, ist sicherlich eine der größten Herausforderungen, sowohl für uns Schwerhörige als auch für unsere Liebsten. Haben wir ein Hörproblem, können wir nicht nachvollziehen, warum unsere Freunde oder Verwandten immer wieder zu leise sprechen, nuscheln oder bei Spaziergängen in eine andere Richtung reden, wo die Worte vom Wind davongetragen werden – obwohl sie doch wissen, dass wir schwerhörig sind! Frust, Wut und schließlich Resignation sind verständliche Reaktionen. Das kann zu Streit führen und zwischenmenschliche Beziehungen belasten.

Doch wir Schwerhörigen sollten uns nicht dazu verleiten lassen, bei Verständnisproblemen gar nicht mehr nachzufragen und uns Informationen entgehen zu lassen. Es ist völlig normal, dass die von Kindheit an gelernte Sprechweise unserer Mitmenschen nicht über Nacht geändert werden kann, bloß weil wir uns das wünschen. Hinzu kommt ein wichtiger Aspekt, den wir nicht unterschätzen sollten: Niemand kann *sehen*, dass wir schwerhörig sind. Deshalb ist es völlig normal, dass unsere Mitmenschen diese Tatsache im Alltag – im wahrsten Sinne des Wortes – immer wieder aus den Augen verlieren. Zumal die modernen Hörgeräte angesichts ihres filigranen Designs kaum noch auffallen. Doch wenn wir Schwerhörigen umgekehrt geduldig bleiben mit unseren vermeintlich nuschelnden Mitmenschen, immer wieder nachfragen und regelmäßig an unser Hörproblem erinnern, gewöhnen sie sich im Lauf der Zeit daran, ihre Sprache anzupassen. Dann verstehen wir dank unserer Hörgeräte tatsächlich alles!

Der Lohn für einen guten Plan

Monatelang hatte die Deutsche Rentenversicherung nach meinem Antrag zur Umschulung zum Hörakustiker nichts von sich hören lassen. Doch heute ist mein großer Tag gekommen. Man hat mich in die Hamburger Behörde bestellt, und jetzt wird sich zeigen, ob mein Plan aufgeht. Es geht um meine Zukunft, und ich bin entsprechend nervös. Ein freundlicher Beamter sitzt mir in einem winzigen Büro gegenüber, zwischen uns liegt ein Stapel Unterlagen auf dem Tisch.

»Also, Herr Sünder, ich habe mir Ihren Fall genau angeschaut. Ich finde das erst mal ganz toll, dass Sie sich selbst Gedanken gemacht und sich schon einen Ausbildungsplatz gesichert haben.«

»Das freut mich zu hören.«

Er blättert die Unterlagen durch. »Wir haben hier bei der Rentenversicherung grundsätzlich fünf Kriterien, die erfüllt werden müssen, damit wir eine Umschulung bezuschussen. Das erste Kriterium ist natürlich die Frage, ob die Krankheit Sie wirklich berufsunfähig macht. Angesichts der Unterlagen von den Ärzten können wir das in Ihrem Fall bestätigen. Ganz klar, Musik und ein Gehörschaden passen nicht zusammen. Das zweite Kriterium ist, ob Sie mindestens fünfzehn Jahre lang in die Deutsche Rentenversicherung eingezahlt haben.«

Damit hatte ich nicht gerechnet. Meine Gedanken fangen an zu kreisen. Wann habe ich wohl zum ersten Mal etwas einbezahlt? Kommt das hin mit den fünfzehn Jahren? Zählen Zivildienst und Studium dazu?

Der Beamte blättert für eine Weile schweigend in den Unterlagen, und ich sitze wie auf glühenden Kohlen. Schließlich räuspert er sich und sagt: »Ja, das passt.«

Ich atme erleichtert auf.

»Das dritte Kriterium ist, ob die von Ihnen gewählte Branche zukunftsträchtig ist. Also ob es da genug Beschäftigungsmöglichkeiten gibt und ob Sie wirklich davon leben können. Wenn Sie jetzt zum Beispiel etwas Künstlerisches machen wollten, dann wäre das schwierig.« Er blättert und nickt. »Aber in Ihrem Fall ist das ja wirklich ganz toll, was Sie sich da ausgesucht haben. Arbeitslose Hörakustiker gibt es nicht. Die Branche boomt und ist krisensicher. Gute Wahl. Und eine Ausbildungsstelle haben Sie ja auch schon.«

Ich balle vor Freude unter dem Tisch die Faust. Drei wesentliche Kriterien erfülle ich. Mehr noch, ich erspare der Rentenversicherung sogar die Arbeit, mir einen Ausbildungsplatz zu vermitteln! Was sollte also jetzt noch dazwischenkommen?

»Da ist dann aber jetzt noch das vierte Kriterium. Da sehe ich ein Problem.«

Mir rutscht das Herz in die Hose. »Und das wäre?«

»Wir bezuschussen grundsätzlich nur Ausbildungen, die bis zu zwei Jahre dauern. Jetzt steht hier aber …«, er blättert, »… dass diese Ausbildung drei Jahre dauert. Deshalb können wir sie leider nicht finanzieren.«

Ich schlucke trocken. Meine Gedanken rasen.

»Es würde mir auch schon helfen, wenn Sie zwei Jahre finanzieren. Das dritte Jahr könnte ich bestimmt mit einem Kredit überbrücken.«

»Bedaure, aber das verstößt gegen die Vorschriften.«

Da sind sie also, die allseits gefürchteten Götter des

Beamtentums. Die sogenannten *Vorschriften*. In Stein gemeißelt, hart, unnachgiebig. Ohne die geringste Chance auf geistige Flexibilität. Er blättert weiter, und ich schweige. Was soll ich dazu noch sagen?

»Und dann wäre da noch das fünfte Kriterium. Das erfüllt Ihr Berufswunsch leider auch nicht.«

Also noch ein Fallstrick. Da bin ich gespannt.

»Die Höhe des Zuschusses und der Grad der Umschulung richten sich nach dem Beruf, für den die Berufsunfähigkeit vorliegt. Sie waren ja DJ. Das ist ein ungelernter Beruf. Deshalb können wir Ihnen keine Umschulung finanzieren, die eines vorherigen Schulabschlusses bedarf. Und die Mindestvoraussetzung für eine Ausbildung zum Akustiker ist ein Realschulabschluss. Der war allerdings nicht nötig, um den DJ-Beruf auszuüben.«

Ich brauche einen Moment, um zu verstehen, was der Mann mir hier sagt. Und das liegt nicht an meinem Hörgerät! Bin ich hier im Kabarett? Will er tatsächlich gerade mein Bildungsniveau mit dem von jemandem auf eine Stufe setzen, der keinen Schulabschluss hat? Ich deute auf den Papierstapel vor dem Beamten. »Was ist mit meinem Abitur? Meinem Hochschulabschluss? Meine daran anknüpfende Ausbildung zum PR-Berater und zusätzliche zwei Jahre Berufspraxis? Das habe ich doch alles erfolgreich abgeschlossen, wie Sie dort sehen können. Ich habe also viel mehr aufzuweisen als einen Realschulabschluss.«

»Das mag ja sein. Ihre Arbeitsunfähigkeit bezieht sich aber nur auf den Beruf DJ. Den hätten Sie auch ohne Schulabschluss ausüben können. Deshalb können wir Ihnen keinen Zuschuss gewähren in der Höhe, die eine Ausbildung zum Hörakustiker erfordern würde.«

Ich starre ihn ungläubig an. Zwölf Jahre meines Bildungs- und Arbeitslebens, zusammengepresst in einen Aktenstapel, zählen hier also überhaupt nichts. »Moment mal. Ich habe im letzten Jahr als DJ über 60 000 Euro verdient. Damit bezahle ich unsere Eigentumswohnung ab, und die Kosten laufen weiter. Das fällt jetzt durch meine Berufsunfähigkeit weg. Wollen Sie mir allen Ernstes erzählen, dass sich die Höhe des Zuschusses allein danach richtet, ob man den Beruf rein theoretisch auch ohne Schulabschluss hätte ausüben können? Was bei mir ja *nicht* der Fall war?«

»Richtig. Das hat mit dem Verdienst und Ihrem persönlichen Bildungsniveau nichts zu tun. DJ ist und bleibt ein ungelernter Beruf, und nur darauf bezieht sich unsere Leistung. So lauten die Vorschriften. Bedaure.«

Die Vorschriften – klar doch. Dafür habe ich also als selbständiger DJ Tausende Euro an Gewerbesteuer gezahlt. Um mir jetzt anhören zu müssen, dass das genauso viel wert ist, wie überhaupt keinen Beruf zu haben!

Der Beamte ergänzt: »Der Beruf als PR-Berater, für den Sie bestens ausgebildet sind, steht Ihnen ja weiterhin offen. Auch wenn Sie nicht mehr so gut hören können, so können Sie doch sicher PR-Texte schreiben.«

Unwillkürlich balle ich die Faust unter dem Tisch. Diesmal nicht vor Freude. Am liebsten möchte ich meinem Gegenüber das Brett vorm Kopf wegschlagen, das seine Welt der Vorschriften von meiner harten Realität trennt. Stattdessen hole ich tief Luft und erkläre so ruhig wie möglich: »Ich bin jetzt seit fast dreizehn Jahren selbständig, und zwar in einem völlig anderen Bereich als PR. Der Stellenmarkt in der PR-Branche ist hart umkämpft, und dort wieder hineinzukommen, ist leider sehr schwierig.«

»Das verstehe ich. Aber das das hat ja nichts mit Ihrer Berufsunfähigkeit zu tun. Wir sprechen hier allein über eine Umschulung vom Beruf DJ in einen anderen Beruf.«

Er versteht es? Schön für ihn. Ich verstehe diese Beamtenlogik überhaupt nicht. Er faltet die Hände über dem Aktenstapel mit meinem nutzlosen Lebenswerk und erklärt mit gönnerhaftem Ton: »Wir können Ihnen allerdings eine Umschulung zum Kaufmann für Büromanagement finanzieren. Die dauert zweiundzwanzig Monate. Dann helfen wir Ihnen, eine Stelle in diesem Bereich zu finden.«

Na toll. So geht man in Deutschland also mit Akademikern um. Anstatt mein Potenzial zu fördern, will man mich zur Sachbearbeitung in ein Büro verbannen. Leider ist das überhaupt nicht mein Ding! Also will ich wissen: »Gibt es Alternativen?«

»Dass Sie Ihren Antrag auf Leistungserstattung für eine Umschulung zurückziehen und die Ausbildung zum Akustiker selbst finanzieren. Oder sich eine andere Erwerbstätigkeit suchen.«

Ich versuche, ihm in die Augen zu sehen, doch er hält den Blick gesenkt und blättert scheinheilig in den Unterlagen. Ich frage: »Wissen Sie, wie man das nennt, was Sie hier gerade machen?«

Ohne aufzusehen, blättert er weiter. »Was meinen Sie?«

»Das ist Erpressung.«

Er hält inne und starrt mich entgeistert an.

Ich winke ab. »Schon gut, vergessen Sie's einfach. Ich

ziehe meinen Antrag zurück.« Mit diesen Worten stehe ich auf und wende mich zur Tür. Ich muss dringend raus an die frische Luft.

»Warten Sie, Herr Sünder.«

Ich drehe mich um, halb in der Hoffnung, dass es sich hier am Ende doch um einen schlechten Scherz handelt und dass der Beamte mir jetzt endlich die Unterlagen zur Umschulung als Hörakustiker vorlegt. Stattdessen sagt er: »Den Widerruf Ihres Antrags brauche ich schriftlich.«

Outro: Ein neues Ziel

Ich beuge mich über den grün bezogenen Snooker-Tisch. Der vestibookuläre Reflex meiner Ohren bringt meine Augen dazu, während der gesamten Bewegung die weiße Kunststoffkugel vor mir fest zu fixieren. In meinem Kopf denke ich eine imaginäre Line durch die weiße Kugel hindurch, die nach mehr als drei Metern Entfernung die rote Kugel am anderen Ende des Tischs seitlich trifft. Auf dieser Linie ziele ich mit meinem Queue. Ich bin vornübergebeugt, und mein Gleichgewichtsorgan verhindert, dass ich umkippe. Ich ziele und schwinge dabei das Queue locker vor und zurück. Dann stoße ich kraftvoll zu. Das Queue trifft die weiße Kugel mit einem hölzernen Geräusch, und sie saust surrend über den Tisch. Sie berührt die rote Kugel mit einem hohen *Klick*. Die getroffene Kugel knallt daraufhin mit einem satten *Pock!* in die Öffnung in der Ecke des Tischs. Die weiße Kugel setzt ihren Weg in einem Winkel fort, den ich vorhergesehen hatte. Über zwei Banden kehrt sie in meine Richtung zurück und bleibt so liegen, dass ich als Nächstes die schwarze Kugel an diesem Ende des Tischs anvisieren kann. Volltreffer! So hatte ich das geplant. Nach dem zehnten Trainingsanlauf hat es nun auch endlich geklappt.

Ich bin hier im Hamburger Snookerclub und gehe meinem Hobby nach. Der englische Sport Snooker gehört zu den schwierigsten Billardvarianten und verlangt meinen kognitiven Fähigkeiten alles ab. Sehen, Gleichgewicht, Körperkoordination und Feinmotorik arbeiten hier eng zusammen. Mein Gehör dagegen kann sich erholen: An den Snooker-Tischen umher wird nur selten geredet – und wenn, dann leise. Musik läuft hier keine. Es ist angenehm ruhig, und indem ich mich ganz in die anspruchsvolle Aufgabe vertiefe, möglichst viele Kugeln hintereinander in die Taschen des Tischs zu versenken, bekomme ich meinen Kopf frei. Mein Erlebnis gestern bei der Rentenversicherung erscheint mir wie ein ferner Traum.

Ich visiere aus dem Stand eine weitere Kugel an und will mich gerade hinunterbeugen, als in meinem Kopf Musik erklingt. Mein Smartphone überträgt den Klingelton direkt an meine Hörgeräte, so dass nur ich es hören kann und niemand gestört wird. An der Melodie erkenne ich, dass Andreas anruft, und ich gehe hinaus auf den Flur, um das Gespräch anzunehmen. Er erkundigt sich, wie mein Termin bei der Rentenversicherung war. Allerdings ist die Verbindung schlecht, und ich kann ihn nur schwer verstehen. Er entschuldigt sich.

»Sorry, ich bin gerade in New York. Ich habe hier im Auftrag meiner Firma ein Treffen von Experten zum

Thema Hören einberufen. Frank Lin ist auch hier. Du weißt doch, mit dem wir in Paris bei der Konferenz zu Mittag gegessen haben.«

»Na klar! Der den Zusammenhang zwischen Schwerhörigkeit und Demenz publik gemacht hat. Ich habe zwischenzeitlich alle seine Arbeiten gelesen. Es gibt wohl keinen anderen Text zu dem Thema, in dem seine Ergebnisse *nicht* zitiert werden.«

»Genau. Er ist da echt ein Vorreiter. Jetzt hat er eine neue Studie ausgearbeitet, die bis 2022 laufen soll. Bisher wissen wir zwar, dass Hörverlust das Demenzrisiko drastisch erhöht, und alles deutet darauf hin, dass Hörgeräte das verhindern. Allerdings ist in vergangenen Studien bisher nie genau verfolgt worden, wie konsequent die Hörgeräte getragen wurden und wie sich die Hörfähigkeit der Leute entwickelt hat. Frank hat nun vor, das ganz genau auszumessen mit zwei Kontrollgruppen. Eine mit Hörgeräten, eine ohne. Beide machen regelmäßig Hörtests und Kognitionstests. Am Ende sollen die Ergebnisse beider Gruppen verglichen werden. Dann werden wir den Effekt von Hörgeräten gegen Demenz ganz genau kennen.«

»Das klingt total spannend! Sag mal, könntest du ihm für mich auch mal die ein oder andere Frage stellen?«

»Klar. Sofern es mit unserem Thema zu tun hat.«

»Aber sicher! Schön, dass du ›unser Thema‹ sagst. Bei dieser Gelegenheit habe ich einen Vorschlag für dich. Das mit meiner Ausbildung klappt nämlich nicht.« Im Folgenden berichte ich von meinem bizarren Termin bei der Rentenversicherung. Andreas ist angesichts der seltsamen Richtlinien der Behörde ebenso verständnislos wie ich und will wissen, was für einen Vorschlag ich habe. Ich berichte: »Ich konnte gestern Nacht nicht einschlafen und habe lange gegrübelt, wie es jetzt für mich weitergehen soll. Die Ausbildung kann ich mir ohne staatliche Förderung ganz einfach nicht leisten. Dabei habe ich in den letzten Monaten unglaublich viel über das Hören gelernt. Und gerade das, was Frank Lin herausgefunden hat, wie Hören und geistige Fitness zusammenhängen, finde ich extrem wichtig. Experten diskutieren schon lange darüber, aber in der Öffentlichkeit ist das irgendwie noch nicht angekommen. Was hältst du davon, wenn wir zusammen ein Buch schreiben über dieses Thema? Und zwar keins für Experten, sondern eins, das jeder versteht und das möglichst ohne Fachbegriffe auskommt.«

Lange höre ich am anderen Ende der Leitung nichts, dann ein Knacken.

»Andreas, bist du noch da?«

»Ja, ja, ich bin noch da. Also, die Idee ist gut. Aber ich glaube nicht, dass ich neben meinem Job Zeit habe, ein Buch zu schreiben.«

»Das Schreiben kannst du getrost mir überlassen. Aber damit das Hand und Fuß hat, brauchen wir dein Know-how, deine Kontakte und gemeinsame Ideen.«

»Okay, ich denke drüber nach.«

»Prima. Dann noch einen schönen Abend!«

»Hier ist Nachmittag, und wir haben gerade Kaffeepause.«

»Ach so, stimmt ja, du bist in New York. Na, dann einen schönen Gruß in eine der lautesten Städte der Welt! Ich bin gespannt, was du berichtest, wenn du zurückkehrst.«

»Okay. Bis dann. Tschüss.«

»Andreas?«

»Ja?«

»Warte noch mal kurz. Ich hätte doch eine Frage an Frank Lin. Sozusagen als erste Recherche zu unserem Buch.«

»Na dann schieß mal los.«

Nachwort – (nicht nur) für Menschen
mit Morbus Menière

Jetzt, wo ich diese Zeilen schreibe, habe ich seit mehr als zwei Jahren keine Schwindelattacke mehr erlitten. Falls auch Sie von dieser Krankheit betroffen sind, würde ich Ihnen nur zu gern ein einfaches Rezept geben, um anfallsfrei zu bleiben. So etwas wie: »Machen Sie morgens zehn Kniebeugen, nehmen Sie jeden Tag einen Esslöffel Olivenöl zu sich, und alles wird gut.« Doch leider gibt es kein solches Rezept.

Ich kann Ihnen aber sehr wohl mitteilen, was ich alles getan habe und weiter tue, um festen Boden unter den Füßen zu behalten. Das Wichtigste war für mich sicherlich, den größten Stressfaktor aus meinem Leben zu verbannen. Ich bin mir sicher, dass der DJ-Beruf und der damit verbundene Rummel meine Schwindelattacken ausgelöst haben. Zwölf Jahre mit Lärm, Nachtarbeit, Erwartungsdruck und einem unsteten Leben zwischen Tür und Angel haben ihren Tribut gefordert. Bislang kann kein Experte der Welt die Ursachen für einen endolymphatischen Hydrops nennen oder warum er bei einigen Menschen zu Problemen führt, bei anderen nicht. Womöglich können aber *Sie selbst*, als einzige Expertin oder einziger Experte für

Ihr eigenes Leben, einen Auslöser für Ihre Krankheit finden.

Mit dem Wissen von heute hätte ich meinen Beruf spätestens nach meinem Hörsturz im Jahr 2013 aufgeben sollen. Vielleicht wäre die Krankheit dann nicht weiter fortgeschritten. Noch besser wäre es gewesen, es gar nicht erst so weit kommen zu lassen. Ehe mein linkes Ohr seinen Dienst versagte, hatte eine innere Stimme mir bereits zugeflüstert: *Der ganze Zirkus hat nichts mit dir zu tun, und eigentlich willst du das alles gar nicht mehr.* Doch in gewisser Weise war ich zu diesem Zeitpunkt Gefangener des Erfolgs. Ich habe mehr auf die äußere Bestätigung und die Verlockungen des Geldes gehört als auf meine innere Stimme. Heute weiß ich: Nichts ist wichtiger als Gesundheit! Kein Erfolg und kein Geld der Welt sind es wert, sie aufs Spiel zu setzen. Wenn Sie also in einer ähnlichen Situation sind, in der Ihr Beruf oder ein anderer Aspekt Ihres Lebens Sie permanent stresst, dann ändern Sie Ihr Lebensmodell besser heute als morgen, sofern das möglich ist. Erst recht, wenn Ihr Körper Ihnen einen so unmissverständlichen Warnschuss gesendet hat wie einen Hörsturz, Tinnitus oder Schwindel.

Jetzt ist mein Leben angenehm ruhig, im wörtlichen wie übertragenen Sinne. Ich meide Lärm, habe einen geregelten Tagesablauf und einen regelmäßigen Schlafrhythmus. Meistens gehe ich gegen 23 Uhr ins Bett und schlafe etwa 8 Stunden. Der Tag beginnt mit einem Spaziergang mit unserem Hund. Täglich gehe ich mit ihm auf ruhigen Wegen abseits lauter Verkehrsadern etwa 9000 Schritte, was bei meiner Größe ungefähr einer Strecke von sechs Kilometern entspricht.

Sonstige Strecken lege ich überwiegend mit dem Fahrrad zurück – obwohl ich wieder Auto fahren darf, nutze ich diese Möglichkeit kaum. Ich habe mich an die gesündere und ökologisch nachhaltigere Art der Mobilität mit Fahrrad und öffentlichen Verkehrsmitteln gewöhnt. Übrigens ist die zweijährige »Sperrfrist« von Menière-Patienten für den Straßenverkehr von den Gesetzgebern völlig willkürlich gesetzt. Es gibt in der Forschung keinen Anhaltspunkt, warum ausgerechnet nach 24 Monaten *keine* Schwindelattacke mehr erfolgen sollte. Daher bleibt im Umgang mit einem Pkw stets Vorsicht geboten, auch wenn die letzte Schwindelattacke viele Jahre zurückliegen mag.

Zwei Mal pro Woche trainiere ich die gesamte Muskulatur meines Körpers in einem Fitnessstudio, das mit besonders rückenschonenden Geräten ausgestattet ist. Meine Körper-Augen-Koordination und meine Balance trainiere ich zweimal wöchentlich beim Snookerspielen. Nach meiner Entlassung aus dem Krankenhaus hatte ich zu Hause regelmäßig Gleichgewichtsübungen auf einem »Balance Board« durchgeführt, einer Halbkugel mit gerader Oberseite. Alleine schon ein paar Minuten darauf zu stehen, trainiert den Gleichgewichtssinn, erst recht mit geschlossenen Augen. Mich insgesamt viel zu bewegen hilft mir, mein inneres und äußeres Gleichgewicht zu halten. Dazu gehört für mich auch, genau jene Situationen *nicht* zu meiden, in denen die Angst vor einer Schwindelattacke besonders groß ist. Ich gehe einkaufen zwischen bunten Supermarktregalen, treffe mich mit Menschen an öffentlichen Plätzen, mache Ausflüge und verreise. Gelegentlich überkommt mich noch immer plötzlich das Gefühl, der

Boden würde sich neigen, oder ich fange an zu schwanken. Regelmäßige Sitzungen bei einer einfühlsamen Verhaltenstherapeutin haben mir geholfen, damit umzugehen. Ich atme tief durch und sage mir, dass ich das schon oft erlebt habe und dass keine Schwindelattacke daraus folgen wird. Meistens verschwindet das Angstgefühl schnell von alleine. Es fällt mir zunehmend leichter, gelegentliche Irritationen meines Gleichgewichtssinns zu ignorieren.

Beruflich widme ich mich ganz dem Schreiben und der damit verbundenen Recherche. Mit Medizin, Wissenschaft und Forschung habe ich Themen gefunden, die mich faszinieren. Für das vorliegende Buch habe ich eineinhalb Jahre lang ausschließlich Fachliteratur gelesen. Ohne das enzyklopädische Wissen von Andreas und seine geduldige Art, es mir zu erklären, wäre ich in der Informationsflut aktueller Forschung untergegangen. Dennoch bleibt es eine große Herausforderung, die Ergebnisse in allgemeinverständliche Texte zu kanalisieren. Um meinen Traumberuf nicht in Stress ausarten zu lassen, nehme ich mir täglich am frühen Nachmittag eine Auszeit mit autogenem Training oder einem kleinen Nickerchen. Auch verschnaufe ich zwischendurch mal einen ganzen Tag am Meer oder in der Natur. Ich nutze die Freiräume meiner Selbständigkeit besser als früher, um genug Gelegenheiten für Erholung zu schaffen.

Ernährung hat bei mir und meiner Frau einen sehr hohen Stellenwert. Sylvia ist mittlerweile aus eigenem Interesse eine regelrechte Ernährungsexpertin, wovon ich profitiere. Wir kaufen ausschließlich Lebensmittel in Bio-Qualität ein. Ich ernähre mich überwiegend vegan, mit reichlich Gemüse, Salat und Obst. Ich esse aber auch ein- bis zweimal wöchentlich Fisch, selten auch Hühnerfleisch. Rotes Rindfleisch kommt nur ganz selten und zu besonderen Anlässen auf den Speiseplan, vielleicht ein- bis zweimal monatlich. Schweinefleisch esse ich gar nicht. Außerdem meide ich Getreideprodukte mit Gluten, vor allem Weizenmehlprodukte, sowie Kuhmilchprodukte. Ich nehme zwei Hauptmahlzeiten täglich zu mir und verzichte auf das Frühstück. So hat mein Körper bis zur ersten Mahlzeit am Mittag zwischen 14 und 16 Stunden Zeit, um die Nährstoffe zu verarbeiten und Schadstoffe abzuführen.

Ich verwende eine Reihe von Nahrungsergänzungsmitteln. Zu jedem einzelnen ließe sich viel sagen, wofür hier allerdings der Raum fehlt. Selbst eine Mengenangabe wäre nicht wirklich hilfreich, da sich dies von Mensch zu Mensch unterscheiden kann. Wenn Sie das Thema interessiert, sollten Sie mit Heilpraktikern oder gesundheitsbewussten Ernährungsberatern darüber reden, da die wenigsten Ärzte sich in dieser Materie auskennen und daher eher ablehnend reagieren. Dennoch will ich Ihnen nicht vorenthalten, welche Nahrungsergänzungsmittel ich zu mir nehme: täglich Ginkgo-Biloba-Extrakt, Omega 3-Kapseln (Alaska Lachs), Vitamin B_{12}, Vitamin A, Vitamin K_2 und Kurkuma-Extrakt sowie einmal wöchentlich Vitamin D. Aufgrund meiner Schilddrüsen-Unterfunktion nehme ich außerdem täglich das Hormon L-Thyroxin ein.

Mit Morbus Menière ist die Zufuhr von reichlich Flüssigkeit besonders wichtig, und ich trinke täglich mindestens 3,5 Liter Wasser und Tee. Unser Trinkwasser reinigen wir durch eine hochwertige elektronische

Anlage mit Ultrafiltration, so dass keinerlei Reste mehr von Hormonen, Medikamenten oder Mikroplastikpartikeln darin enthalten sind. Denn das Märchen vom deutschen Leitungswasser als dem »am besten geprüften Lebensmittel überhaupt« haben die Hamburger Wasserversorger im Jahr 2018 selbst beendet, als sie öffentlich zugegeben haben, dass die eben genannten Stoffe sehr wohl im Trinkwasser vorkommen und nicht von den Wasserwerken ausgefiltert werden. Das dürfte in jeder Stadt der Fall sein, wo keine *Ultrafiltrationsanlagen* in den Wasserwerken eingesetzt werden – erkundigen Sie sich am besten direkt bei Ihrem Wasserversorger danach. Falls Sie sich kein hochwertiges Wasserfiltersystem für zu Hause leisten können oder wollen, steigen Sie am besten auch für das Kochen, Kaffee und Tee auf hochwertiges Quellwasser aus der Flasche um.

Häufig wird von Ärzten bei Morbus Menière der Verzicht auf Kaffee empfohlen. Dafür gibt es allerdings keine wissenschaftliche Grundlage, und ich trinke täglich zwei bis drei doppelte Espressos (in der Variante als Americano, also mit größerer Wassermenge). Alkohol trinke ich ebenfalls in Maßen. Zwar empfehlen viele Mediziner eine salzarme Ernährung. Eine brasilianische Ärztin rät gar zur Reduktion von Zucker, weil in Brasilien mehr Süßes gegessen wird. Doch ich gebe zu, ich bin ein Genussmensch und will nichts missen – gerne genieße ich auch mal gesalzene Kartoffelchips oder Schokolade. Wichtig ist, wie bei allen Aspekten der Ernährung, es nicht zu übertreiben und ein gesundes Maß zu wahren. Dass mir dies mit meiner Ernährungsweise gelingt, zeigt unter anderem mein Körpergewicht, das sich bei einer Größe von 1,85 Metern um 85 Kilogramm herum bewegt. Es gab vor meiner Krankheit Zeiten, in denen ich 96 Kilo auf die Waage gebracht hatte, weil ich meine Ernährung aus dem Blick verloren hatte.

Zwar ist meine Begeisterung für Musik nur teilweise zurückgekehrt, doch ich lebe jetzt gesünder und erfüllter denn je. Es vergeht kein Tag, an dem ich nicht erleichtert bin, dass ich mich damals im Krankenhaus gegen eine Operation entschieden hatte. Obwohl ich zu dieser Zeit noch keine Erfahrung gehabt hatte mit meiner Krankheit, hatte ich auf meine Intuition gehört, und letztlich habe ich Recht behalten – nicht der voreilige Arzt. Ich bin der Experte für mein eigenes Leben und hatte gespürt, dass vor allem mein Beruf mich krank machte. Bei der Diagnose Morbus Menière und anderen Ohrleiden, wie Tinnitus, Hörsturz, Schwerhörigkeit oder Schwindel, sollte *zuallererst* die Lebensführung überprüft und gegebenenfalls gesünder gestaltet werden. Meistens können Hörgeräte dabei helfen, einen aktiven Lebensstil zu pflegen. In jedem Fall sollte über einen längeren Zeitraum verfolgt werden, wie sich die Symptome entwickeln. Erst wenn bei der Diagnose Morbus Menière Schwindelattacken so häufig sind, dass sie einen normalen Alltag unmöglich machen, kann eine Operation als letzte aller Möglichkeiten erwogen werden.

Welche Entscheidungen Sie auch immer für sich treffen mögen: Alles, was Ihren Körper, Ihre Gesundheit und Ihre Fitness stärkt, stärkt auch Ihre Ohren und Ihr Gehirn. Ich wünsche Ihnen von Herzen, dass Sie Ihren persönlichen Weg finden, um bis ins hohe Alter körperlich und geistig fit zu bleiben!

Danksagung

Für inhaltliche Unterstützung bedanken sich die Autoren, in alphabetischer Folge, bei: Beate Baumann, Prof. Dr. Manfred Beutel, Andrea Bohnert, Dr. Heike Borta, Jürgen Borta, Uta Derichs, Doreen Fröhlich, Sebastian Fuchs, Sylvia Genzmer, Prof. Deborah Hall, Dr. Gesine Hildebrandt, Prof. Dr. Tobias Kleinjung, Prof. Dr. Frank Lin, Matthias Lumm, Prof. Dr. Thomas Müntzel, Prof. Dr. Stefan Plontke, Prof. Victoria Sanchez, Vinzenz Schönfelder, Stefan Schumacher, Harriet Smith, Michael Sünder, Prof. Dr. Agnieszka Szczepek, Tim von Klitzing, Horst Warncke, Daniel Wichmann, Amely zur Brügge.

Literaturverzeichnis

Teil 1: Das Wunder des Hörens

Amemiya CT, A. J. (18. April 2013). Analysis of the African coelacanth genome sheds light on tetrapod evolution. *Nature*, S. 311–316, doi:10.1038/nature12027.

Anson, B. J., & Donaldson, J. A. (1981). *Surgical Anatomy of the Temporal Bone and Ear*. Philadelphia: Saunders.

Anthwal, N., Joshi, L., & Tucker, A. S. (Januar 2013). Evolution of the mammalian middle ear and jaw: adaptions and novel structures. *Journal of Anatomy*, S. 147–160, doi: 10.1111/j.1469-7580.2012.01526.x.

Bleckmann, H., & Zelick, R. (11. März 2009). Lateral line system of fish. *Integrative Zoology*, S. 13–25, https://doi.org/10.1111/j.1749-4877.2008.00131.x.

Borck, C. (2012). *Biografie von Georg von Békésy*. Von www.deacademic.com: http://universal_lexikon.deacademic.com/271541/Medizinnobelpreis_1961%3A_Georg_von_Békésy

Brazeau, M. & Ahlberb, P. E. (19. Januar 2006). Tetrapod-like middle ear architecture in a Devonian fish. *Nature*, S. 318–321.

Campbell, N. A. (2008). *Biology* (8. Ausg.). San Francisco: Pearson Benjamin Cummings.

Downs, J. P., Daeschler, E. B., Jenkins, F. A., & Shubin, N. H. (16. Oktober 2008). The cranial endoskeleton of Tiktaalik roseae. *Nature*, S. 925–929, doi: 10.1038/nature07189.

Dudel, J. (2001). Erregungsbildung und -leitung im Nerven-system. In *Neurowissenschaft: Vom Molekül zur Kogni-tion*. Berlin, Heidelberg, New York, Barcelona, Hongkong, London, Mailand, Paris, Singapur, Tokio: Springer.

Duncan, J.S. (2012). Evolution of Sound and Balance Percep-tion: Innovations That Aggregate Single Hair Cells Into the Ear and Transform a Gravistatic Sensor Into the Or-gan of Corti. *The Anatomical Record* (295), S. 1760–1774.

Durrant, J.D., & Lovrinic, J.H. (1995). *Bases of Hearing Science* (3 Ausg.). Baltimore: Williams & Wilkins.

ESA. (21. März 2013). *Planck reveals an almost perfect uni-verse*. Von www.esa.int: http://www.esa.int/Our_Activities/Space_Science/Planck/Planck_reveals_an_almost_perfect_Universe

Eska, G. (1997). *Schall & Klang: Wie und was wir hören*. Ba-sel, Boston, Berlin: Birkhäuser.

Fay, R.R., & Popper, A.N. (November 2000). Evolution of hearing in vertebrates: the inner ears and processing. *Hearing Research*, S. 1–10.

Filipo, R. (25. Juni 2017). What is new in Meniere's Disease management. *Vortrag auf der IFOS 2017*. Paris.

focusonline.de. (14. September 2013). *Focus Online*. Von https://focus.de/videos: https://www.youtube.com/watch?v=CbdR5l_WFk8

Fritzsch, B. (1992). Water-to-Land Transition: Evolution of the Tetrapod Basilar Papilla, Middle Ear, Auditory Nuc-lei. In D.B. Webster, A.N. Popper, & R.A. Fay, *The Evolu-tionary Biology of Hearing* (S. 351–375). New York: Sprin-ger.

Gallesich, G. (9. November 2010). *New Timeline for Appea-rances of Skeletal Animals in Fossil Record Developed by UCSB Researchers*. Von The Current: http://www.news.ucsb.edu/2010/012934/new-timeline-appearances-skeletal-animals-fossil-record-developed-ucsb-researchers

Garwood, R.J. (1. November 2012). *The first 3 billion years of evolution*. Von Palaeontology Online: https://www.palaeon-tologyonline.com/articles/2012/patterns-in-palaeontology-the-first-3-billion-years-of-evolution/

Giancoli, D. C. (2010). *Physik. Lehr- und Übungsbuch* (3. erweiterte Auflage Ausg.). Pearson Education.

Huth, M. E. (13. November 2008). Die therapeutische Wirkung von Antioxidanzien auf das lärmgeschädigte Innenohr von Meerschweinchen. *Vollständiger Abdruck der von der Fakultät für Medizin der Technischen Universität München zur Erlangung des akademischen Grades eines Doktors der Medizin genehmigten Dissertation.* Technische Universität München.

J. W., V., Jablonski D. & H., E. D. (1999). Fossils, molecules and embryos: new perspectives on the Cambrian explosion. *Development, 5* (126), S. 851–859, DEV5281.

Jiang, Z., & Lou, Z. (Juni 2017). Impact of the nature of the temporalis fascia graft on the outcome of type I underlay tympanoplasty. *Journal of laryngology and otology,* S. 472–475, doi: 10.1017/S0022215117000615.

Johanson, Z., Long, J.A., Talent, J.A., & Janvier, P.A. (22. September 2006). Oldest coelacanth, from the Early Devonian of Australia. *Biology Letters,* S. 443–446.

Jourdain, R. (1998 (Nachdruck 2015)). *Das wohltemperierte Gehirn. Wie Musik im Kopf entsteht und auswirkt.* Heidelberg: Akademischer Verlag.

Kreidl, A. (1893). Weitere Beiträge zur Physiologie des Ohrlabyrinthes. II Versuche an Krebsen. *Österreichische Akademie der Wissenschaften,* S. 149–174.

Leisering, B. (2014). Beidohriger Zahlentest im Störgeräusch nach Sauer – Stellenwert in der Begutachtung. *Dissertation zum Erwerb des Doktorgrades der Medizin an der Medizinischen Fakultät der Ludwig-Maximilians-Universität zu München.* Medizinische Fakultät der Ludwig-Maximilians-Universität zu München.

Lingham-Soliar, T. (2014). *The Vertebrate Integument, Volume 1. Origin and Evolution.* Heidelberg, New York, Dordrecht, London: Springer.

Luo, Z.-X., Crompton, A. W., & Sun, A.-L. (25. Mai 2001). A New Mammaliaform from the Early Jurassic and Evolution of Mammalian Characteristics. *Science,* S. 1535–1540, doi: 10.1126/science.1058476.

Lurton, 2. (2002). *An Introduction to Underwater Acoustics.* Berlin, Heidelberg, New York: Springer.

Miura, K. Y. (30. März 2007). A strong association between human earwax-type and apocrine colostrum secretion from the mammary gland. *Human Genetics*, S. 631–633, https://doi.org/10.1007/s00439-007-0356-9.

Moreno, et al. (21. Mai 2014). Effectiveness of the Epley's maneuver performed in primary care to treat posterior canal benign paroxysmal positional vertigo: study protocol for a randomized controlled trial. *Trials*, S. doi: 10.1186/1745-6215-15-179.

NASA. (10. Juli 2017). *https://solarsystem.nasa.gov/planets/moon/indepth.* Von https://nasa.gov: https://solarsystem.nasa.gov/planets/moon/indepth

Nieuwenhuys, R., Donkelaar, H. J., & Nicholson, C. (1998). *The Central Nervous System of Vertebrates, Volume 1.* Berlin, Heidelberg: Springer.

Nobel Stiftung, N. (1964). *Nobel Lectures, Physiology or Medicine 1942-1962.* Amsterdam: Elsevier Publishing Company.

O'Neill, P., Mak, S.-S., Fritzsch, B., Ladher, R. K., & Baker, C. V. (2012). The amniote paratympanic organ develops from a previously undiscovered sensory placode. *Nature Communications 3*, S. doi: 10.1038/ncomms2036.

Oguri, T., et al. (19. Januar 2007). MRP8/ABCC11 directly confers resistance to 5-fluorouracil. *Molecular Cancer Therapeutics*, S. 122–127, https://doi.org/10.1158/1535-7163.MCT-06-0529.

Peck, J. E. (1994). Development of Hearing. Part I: Phylogeny. *Am Acad Audiol*, S. 291–299.

Sansom, I., Paul Smith, M., Meredith Smith, M., & Turner, P. (August 1997). Astraspis – The anatomy and histology of an Ordovician fish. *Palaeontology* (40), S. 625–643.

Schaaf, H. (2017). *Morbus Menière: Schwindel – Hörverlust – Tinnitus: eine psychosomatisch orientierte Darstellung* (8 Ausg.). Heidelberg: Springer.

Scherer, H. (1996). *Das Gleichgewicht* (2. aktualisierte Auflage). Berlin, Heidelberg, New York: Springer.

Schimanski, E. (2004). Geschichte der Tympanoplastik. *Inaugural-Dissertation*. Medizinische Fakultät der Ruhr-Universität Bochum.

Schmitz, L., & Ryosuke, M. (6. Mai 2011). Nocturnality in Dinosaurs Inferred from Scleral Ring and Orbit Morphology . *Science*, S. 705–708, doi: 10.1126/science.1200043.

Shubin, N. (2008). *Your inner fish*. New York: Pantheon Books.

Shubin, N., & Tate, A. (2014). Your Inner Fish, Episode 2: Your inner Reptile.

Spitzer, M. (2014). *Musik im Kopf. Hören, Musizieren, Verstehen und Erleben im Neuronalen Netzwerk* (2. Ausg.). Stuttgart: Schattauer.

Style, M. (17. September 2017). *The Ear Pages*. Von www.nobelprize.org: http://www.nobelprize.org/educational/medicine/ear/

Takechi, M., & Kuratani, S. (15. September 2010). History of studies on mammalian middle ear evolution: a comparative morphological and developmental biology perspective. *Journal of Experimental Zoology. Molecular and Developmental Evolution.*, S. 417–433, doi: 10.1002/jez.b.21347.

TU Darmstadt. (10. Juli 2017). *Die Zusammensetzung der Atmosphäre und ihre Entstehung. 1.2 Entstehung der Ur- oder Primordialatmosphäre. Internetvorlesung im Fachbereich Meteorologie der TU Darmstadt.* Von http://indigo.meteor.tu-darmstadt.de: http://indigo.meteor.tu-darmstadt.de/umet/script/Kapitel1/kap01.html#über1-2

TU Darmstadt. (10. Juli 2017). *Die Zusammensetzung der Atmosphäre und ihre Entstehung. 1.3 Bildung der heutigen Atmosphäre. Internetvorlesung im Fachbereich Meteorologie der TU Darmstadt.* Von http://indigo.meteor.tu-darmstadt.de: http://indigo.meteor.tu-darmstadt.de/umet/script/Kapitel1/kap01.html#über1-3

U. S. Geological Survey. (9. Juli 2007). *Age of the Earth*. Von https://pus.usgs.gov: https://pubs.usgs.gov/gip/geotime/age.html

van Tuinen, M., & Hadly, E. (August 2004). Error in Estimation of Rate and Time Inferred from the Early Amniote Fossil Record and Avian Molecular Clocks. *Journal of Molecular Evolution*, S. 267–276, doi: 10.1007/s00239-004-2624-9.

Wikipedia. (29. Juli 2017). *Cambrian Explosion – Possible causes*. Von Cambrian Explosion: https://en.wikipedia.org/wiki/Cambrian_explosion#Possible_causes

Wolk, E. (20. Januar 2016). *Spinnenseide – Naturprodukt der Zukunft*. Von SWR 2 Wissen: https://www.swr.de/swr2/programm/sendungen/wissen/spinnenseide/-/id=660374/did=19240268/nid=660374/e4fp6w/index.html

Wolpert, S. (28. Januar 2016). *Moon was produced by a head-on collision between Earth and a forming planet*. Von www.newsroom.ucla.edu: http://newsroom.ucla.edu/releases/moon-was-produced-by-a-head-on-collision-between-earth-and-a-forming-planet

Y. Loh, T. C. (7. April 2016). Darwin's Tubercle: Review of a Unique Congenital Anomaly. *Dermatology and Therapy*, S. 143–149, doi: 10.1007/s13555-016-0109-6.

Yoshiura, K.-i. E. (29. Januar 2006). A SNP in the ABCC11 gene is the determinant of human earwax type. *Nature Genetics*, S. 324–330, doi: 10.1038/ng1733.

Teil II: Das Wunder des Verstehens

20 min. ch (1. Juli 2017). *Kopfhörer-Verbot für Velofahrer gefordert*. Von www.20min.ch: http://www.20min.ch/schweiz/news/story/Kopfhoerer-Verbot-fuer-Velofahrer-gefordert-18396082 abgerufen.

Azevedo, F. et al. (10. April 2009). Equal numbers of neuronal and nonneuronal cells make the human brain an isometrically scaled-up primate brain. *The Journal of Comparative Neurology*, S. 533–541, doi: 10.1002/cne.21974.

Böck, H. (5. Mai 2013). *Das Windturbinenyndrom und der Nocebo-Effekt*. Von www.heise.de: https://www.heise.de/tp/features/Das-Windturbinensyndrom-und-der-Nocebo-Effekt-3398663.html

Böttner, M., Lieb, L., Vater, C., & Witschel, C. (2017). *5300 Jahre Schrift*. Heidelberg: Wunderhorn.

Bertelsmann Stiftung. (19. Juni 2017). *In manchen Regionen wird bis zu 13-mal häufiger operiert als andernorts.* Von www.bertelsmann-stiftung.de: https://www.bertelsmann-stiftung.de/de/themen/aktuelle-meldungen/2017/juni/rueckenschmerzen-in-manchen-regionen-wird-bis-zu-13-mal-haeufiger-operiert-als-andernorts/

Borta, A., Wöhr, M., & Schwarting, R. (30. Januar 2006). Rat ultrasonic vocalization in aversively motivated situations and the role of individual differences in anxiety-related behavior. *ole of individual differences in anxiety-related behavior. In:* (166), S. 271–280, doi: 10.1016/j.bbr.2005.08.009.

Chays, A. (2017). Vestibular Neurotomy. For whom? Results? About 175 patients (2003–2016). *Vortrag auf der IFOS 2017.* Paris.

Clarke, A. H. (5. Oktober 2017). *Das Gleichgewicht des Menschen: Wo ist oben?* Von www.esa.int: http://www.esa.int/ger/ESA_in_your_country/Germany/Das_Gleichgewicht_des_Menschen_Wo_ist_oben

Collins Dictionary. (22. Juli 2018). *heave-ho.* Von www.collinsdictionary.com: https://www.collinsdictionary.com/de/worterbuch/englisch/heave-ho

Cook, P., Rouse, A., Wilson, M., & Reichmuth, C. (1. April 2013). A California sea lion (Zalophus californianus) can keep the beat: Motor entrainment to rhythmic auditory stimuli in a non vocal mimic. *Journal of Comparative Psychology*, S. 412–427, doi: 10.1037/a0032345.

Council, N. S. (13. Oktober 2017). *Choking Prevention and Rescue Tips.* Von www.nsc.org: https://www.nsc.org/home-safety/safety-topics/choking-suffocation

Curthoys, I. (26. Juni 2017). New Developments of Equilibrium Testing. *Vortrag auf der IFOS 2017.* Paris.

Darwin, C. (1875). *Die Abstammung des Menschen und die geschlechtliche Zuchtwahl* (3. Ausg., Bd. 2). Stuttgart: Schweizerbart'sche Verlagshandlung (E. Koch).

de Boer, B. (2017). Evolution of speech and evolution of language. *Psychonomic Bulletin* (24), S. 158–162, https://doi.org/10.3758/s13423-016-1130-6.

Dooling, R.J., & Prior, N.H. (Februar 2017). Do we hear what birds hear in birdsong? *Animal Behaviour* (124), S. 283–289, doi: 10.1016/j.anbehav.2016.10.012.

Driver, J. (Februar 2001). A selective review of selective attention research from the past century. *British Journal of Psychology*, S. 53–78, PMID: 11256770.

Emami, S.F., Pourbakht, A., Sheykholeslami, K., Kamali, M., Behnoud, F., & Daneshi, A. (2012). Vestibular Hearing and Speech Processing. *ISRN Otolaryngology*, S. http://dx.doi.org/10.5402/2012/850629.

Falk, D. (27. August 2004). Prelinguistic Evolution in early hominins: Whence motherese? *Behavorial and Brain Sciences*(4), S. 491–503, PMID: 15773427.

Faltin, S. (Regisseur). (2016). *Hilfe, ich brauche ein Hörgerät.*

Filippi, P. (28. September 2016). Emotional and Interactional Prosody across Animal Communication Systems: A Comparative Approach to the Emergence of Language. *Frontiers in Psychology*(7), S. doi: 10.3389/fpsyg.2016.01393.

Ganschow, L. (16. Februar 2017). *Sprache der Tiere. Tierische Lautsprache.* Von Planet Wissen: http://www.planet-wissen.de/natur/tierwelt/die_sprache_der_tiere/pwietierischelautsprache100.html

GBE (13. Oktober 2017). *www.gbe.bund.de.* Von www.gbe.bund.de: http://www.gbe-bund.de/oowa921-install/servlet/oowa/aw92/WS0100/_XWD_PROC?_XWD_324/2/XWD_CUBE.DRILL/_XWD_352/D.046/35080

Gegenfurtner, K. (Wintersemester 2005/2006). Sinnesphysiologie und Wahrnehmung. *Vorlesung an der Universität Gießen.*

Goutman, J.D., Elgoyhen, A.B., & Gómez-Casati, M.E. (14. November 2015). Cochlear hair cells: the sound sensing machines. *FEBS letters*, S. 3354–3361, doi: 10.1016/j.febslet.2015.08.030.

Haid, C.T., & Schaaf, H. (28. März 2003). Reaktiver psychogener Schwindel bei Morbus Menière. *Deutsches Ärzteblatt*, S. 853–857.

Hamilton-Paterson, J. (2. Juli 2011). *Riesige Sardinen-schwärme–Tanzin den Tod.* Von www.spiegel.de: http://www.spiegel.de/wissenschaft/natur/riesige-sardinenschwaerme-tanz-in-den-tod-a-771631-druck.html

Huff, C. D., Xing, J., Rogers, A. R., Witherspoon, D., & Jorde, L. B. (2. Februar 2010). Mobile elements reveal small population size in the ancient ancestors of Homo sapiens. *PNAS*, S. 2147–2152, https://doi.org/10.1073/pnas.0909000107.

Kessler, CS et al. (Oktober 2017). Ayurvedic versus conventional dietary and lifestyle counseling for mothers with burn-out-syndrome: A randomized controlled pilot study including a qualitative evaluation. *Complementary Therapies in Medicine* (34), S. 57–65, doi: 10.1016/j.ctim.2017.07.005.

Kippenhahn, K. (2011). *Ich glaub', ich hör' nicht recht. Schwerhörigkeit, Tinnitus & Co.* Stuttgart: Schattauer.

Kitazawa, T. e. (22. April 2015). Developmental Genetic Bases behind the Independent Origin of the Tympanic Membrane in Mammals and Diapsids. *Nature Communications* (6), S. doi: 10.1038/ncomms7853.

Lambert, P. R. (Dezember 2016). Intratympanic Sustained-Exposure Dexamethasone Thermosensitive Gel for Symptoms of Ménière's Disease: Randomized Phase 2b Safety and Efficacy Trial. *Otology & Neurotology*, S. 1669–1676, doi: 10.1097/MAO.0000000000001227.

laut.de. (20. Juli 2017). *Rap regiert die Welt.* Von www.laut.de: http://www.laut.de/News/Doubletime-Rap-regiert-die-Welt!-20-07-2017-13808/Seite-1

Lee, S., Kim, H., Koo, J., & Kim, J. (16. Juni 2016). Comparison of caloric and head-impulse tests during the attacks of Meniere's disease. *Laryngoscope*, S. 702–708, doi:10.1002/lary.26103.

Lehmann, C. (2012). *Der genetische Notenschlüssel* (2. Ausg.). München: Herbig.

Lepre, C. e. (31. August 2011). An earlier origin for the Acheulian. *Nature*, S. 82–85, https://doi.org/10.1038/nature10372.

Lieberman, P. (20. Juni 2016). The evolution of language and thought. *AS Proceeding Paper. Journal of Anthropological Sciences*, S. 127–146, doi: 10.4436/JASS.94029.

Lieberman, P., & McCarthy, R. (2007). Tracking the Evolution of Language and Speech. Comparing Vocal Tracts to Identify Speech Capabilities. *Expedition Magazine*(49), S. 15–20.

LUBW Landesanstalt für Umwelt, M. u.-W. (2016). *Tieffrequente Geräusche inkl. Infraschall von Windkraftanlagen und anderen Quellen. Bericht über Ergebnisse des Messprojekts 2013–2015*. LUBW Landesanstalt für Umwelt, Messungen und Naturschutz Baden-Württemberg.

Masetti, M. (22. Juli 2015). *How many Stars in the Milky Way?* Von https://nasa.gov: https://asd.gsfc.nasa.gov/blueshift/index.php/2015/07/22/how-many-stars-in-the-milky-way/

Miller, G. F. (2001). *Die sexuelle Evolution. Partnerwahl und die Entstehung des Geistes*. Heidelberg, Berlin: Spektrum.

Miller-Sims, V. C., & Bottjer, S. W. (20. Dezember 2012). Development of Auditory-Vocal Perceptual Skills in Songbirds. *PLoS ONE*(7), S. doi:10.1371/ journal.pone.0052365.

Neue Zürcher Zeitung. (27. Oktober 2017). Havanna findet keine Beweise für mysteriöse Akustik-Angriffe. *Neue Zürcher Zeitung*.

Newman, R. S. (März 2005). The Cocktail Party Effect in Infants Revisited: Listening to One's Name in Noise. *Developmental Psychology* (41), S. 352–356, doi: 10.1037/0012-1649.41.2.352.

Normile, D. (April 2012). Experiments Probe Language's Origins and Development. *Science*, S. 408–411, doi: 10.1126/science.336.6080.408.

Oikkonen, J., Onkamo, P., Järvelä, I., & Kanduri, C. (22. Dezember 2016). Convergent Evidence for the Molecular Basis of Musical Traits. *Scientific Reports* (6), S. doi: 10.1038/srep39707.

Ombergen, V., A., L. S., Sunaert, S., Tomilovskaya, E., Parizel, P. M., & Wuyts, F. L. (10. Januar 2017). Spaceflight-induced neuroplasticity in humans as measured by MRI: what do we know so far? *NPJ Microgravity*, S. doi: 10.1038/s41526-016-0010-8.

wett.de (1. Juli 2015). *Dürfen Radfahrer mit Kopfhörer Musik hören?* Von www.welt.de: https://www.welt.de/finanzen/

verbraucher/article143371326/Duerfen-Radfahrer-mit-Kopfhoerer-Musik-hoeren.html

Otterstedt, C. (2015). *Mensch und Tier im Dialog. Kommunikation und artgerechter Umgang mit Haus- und Nutztieren. Methoden der tiergestützten Arbeit und Therapie.* Stuttgart: Kosmos.

Patel, A. D., Iversen, J. R., Bregman, M. R., & Schulz, I. (26. Mai 2009). Experimental Evidence for Synchronization to a Musical Beat in a Nonhuman Animal. *Current Biology*, S. 827–830, doi: 10.1016/j.cub.2009.03.038.

Pearce, D. J., Miller, A. M., Rowlands, G., & Turner, M. S. (22. Juli 2014). Role of projection in the control of bird flocks. *PNAS*(111), S. 10422–10426, doi:10.1073/pnas.1402202111.

Plude, D. J., Enns, J. T., & Brodeur, D. (August 1994). The development of selective attention: a life-span overview. *Acta Psychologica*(86), S. 227–272, https://doi.org/10.1016/0001-6918(94)90004-3.

Pyritz, L. (8. Juli 2016). *Fangesang-Forschung. Rhythmen von den Rängen.* Von SWR2 Impuls: https://www.swr.de/swr2/wissen/fangesang-forschung/-/id=661224/did=17746386/nid=661224/63p279/index.html

Römer, J. (30. September 2017). *Rätselhafte Angriffe auf Kuba – Wie Schallwaffen funktionieren.* Von www.spiegel.de: http://www.spiegel.de/wissenschaft/technik/schallwaffen-wie-funktionieren-schallkanonen-a-1170765.html

Robbers, S. (15. Dezember 2005). Interview. EB Magazine.

Schorsch, A. (26. August 2014). *Welche Laute geben Giraffen von sich?* Von www.n-tv.de: https://www.n-tv.de/wissen/frageantwort/Welche-Laute-geben-Giraffen-von-sich-article13374491.html

Siart, U. (13. Juni 2014). *Das Dezibel – Definition und Anwendung.* Von www.uwe-siart.de: http://www.uwe-siart.de/lehre/dezibel.pdf

Singh, N. K., & Sasidharan, C. S. (März-April 2016). Effect of personal music system use on sacculocollic reflex assessed by cervical vestibular-evoked myogenic potential: A preliminary investigation. *Noise Health*, S. 104–112, doi: 10.4103/1463-1741.178511.

Slatky, H. (1992). Algorithmen zur richtungsselektiven Verarbeitung von Schallsignalen: die Realisierung eines binauralen Cocktail-Party-Prozessor-Systems. *Dissertation an der Fakultät Elektrotechnik an der Ruhr-Universität Bochum.* Fakultät Elektrotechnik an der Ruhr-Universität Bochum.

Snowdon, C. T., Zimmermann, E., & Altenmüller, E. (2015). Music evolution and neuroscience. *Progress in Brain Research* (217), S. 17–34, doi: 10.1016/bs.pbr.2014.11.019.

Spektrum Akademischer Verlag. (2000). *Lexikon der Neurowissenschaften.* Von www.spektrum.de: http://www.spektrum.de/lexikon/neurowissenschaft/gehoerorgane/41341

Spiegel Online. (23. April 2008). *Pieptonfolter gegen Jugendliche – Hier kommt die Tinnitus-Attacke.* Von www.spiegel.de: http://www.spiegel.de/lebenundlernen/schule/pieptonfolter-gegen-jugendliche-hier-kommt-die-tinnitus-attacke-a-549176.html

Spiegel Online. (8. Mai 2013). *Ultraschall. Motten hören die höchsten Töne.* Von www.spiegel.de: http://www.spiegel.de/wissenschaft/natur/ultraschall-motten-hoeren-die-hoechsten-toene-a-898673.html

Spitzer, M. (2014). *Musik im Kopf. Hören, Musizieren, Verstehen und Erleben im Neuronalen Netzwerk* (2. Ausg.). Stuttgart: Schattauer.

Stevens, M., Barbour, D., Gronski, M., & Hullar, T. E. (27. Januar 2017). Auditory contributions to maintaining balance. *Journal of Vestibular Research*, S. 433–438, doi: 10.3233/VES-160599.

Straube, E. R., & Germer, C. K. (1979). Dichotic shadowing and selective attention to word meanings in schizophrenia. *Journal of Abnormal Psychology, 4* (88), S. 346–353, PMID: 479456.

tagesschau.de. (18. September 2017). *USA erwägen Schließung der Botschaft in Kuba.* Von www.tagesschau.de: www.tagesschau.de/ausland/usbotschaft-kuba-101.html

Tejaratchi, I. (12. Juni 2008). *The Dolphin Defender. Dolphins and Sounds.* Von www.pbs.org: http://www.pbs.org/wnet/nature/the-dolphin-defender-dolphins-and-sounds/807/

Tucker, A. S. (19. Dezember 2017). Major evolutionary transitions and innovations: the tympanic middle ear. *Philosphical Transactions of the Royal Society B*, S. DOI: 10.1098/rstb.2015.0483.

Van Ombergen, A., et al. (28. Februar 2017). Altered functional brain connectivity in patients with visually induced dizziness. *Neuroimage: Clinical*, S. 538–545, doi: 10.1016/j.nicl.2017.02.020.

Wöhr, M., Borta, A., & Schwarting, R. (November 2005). Overt behavior and ultrasonic vocalization in a fear conditioning paradigm: A dose-response study in the rat. *Neurobiology of Learning and Memory* (84), S. 228–240, doi: 10.1016/j.nlm.2005.07.004.

Wöhr, M., Kehl, M., Borta, A., Schänzer, A., Schwarting, R. K., & Höglinger, G. U. (10. November 2009). New insights into the relationship of neurogenesis and affect: tickling induces hippocampal cell proliferation in rats emitting appetitive 50-kHz ultrasonic vocalizations. *Neuroscience* (163), S. 1024–1030, doi: 10.1016/j.neuroscience.2009.07.043.

Wolff, P. (17. Mai 2010). *Wie klang die Musik der Steinzeit? Interview mit Friedrich Seeberger.* Von www.süddeutsche.de: https://www.sueddeutsche.de/wissen/archaeologie-wie-klang-die-musik-der-steinzeit-1.596027

Wuyts, F. (26. Juni 2017). How astronauts can guide to look into the brain of dizzy patients? *Vortrag auf der IFOS 2017.* Paris.

Yacovino, D. A., Hain, T. C., & Musazzi, M. (Februar 2017). Fluctuating Vestibulo-Ocular Reflex in Ménière's Disease. *Otology & Neurotology*, S. 244–247, doi: 10.1097/MAO.0000000000001298.

Zand, K. V. (2017). Am Anfang war die Zahl. In M. Böttner, L. Lieb, C. Vater, & C. Witschel, *5300 Jahre Schrift*. Heidelberg: Wunderhorn.

Zou, Y., Mak, S.-S., Liu, H. Z., Han, D. Y., Zhuang, H. X., Yang, S. M., & Ladher, R. K. (3. April 2012). Induction of the Chick Columella and Its Integration With the Inner Ear. *Developmental Dynamic* (241), S. 1104–1110, doi: 10.1002/dvdy.23788.

20 Minuten. (26. August 2013). *Very Big Bang. Vor 130 Jahren flog der Krakatau in die Luft.* Von www.20minuten.ch: http://www.20min.ch/wissen/history/story/Vor-130-Jahren-flog-der-Krakatau-in-die-Luft-30339127

Allan, T. W., Besle, J., Langers, D. R., Davies, J., Hall, D. A., Palmer, A. R., & Adjamian, P. (21. September 2016). Neuroanatomical Alterations in Tinnitus Assessed with Magnetic Resonance Imaging. *Frontiers in Aging Neuroscience*, S. doi: 10.3389/fnagi.2016.00221.

American Tinnitus-Association, A. T. (2008). *Wiliam Shatner speaks about his tinnitus.*

Ari-Even Roth, D., Hildesheimer, M., Roziner, I., & Henkin, Y. (6. Dezember 2016). Evidence for a Right-Ear Advantage in Newborn Hearing Screening Results. *Trends in Hearing*, S. 1–8, doi: 10.1177/2331216516681168.

So geht die Polizei gegen Poser vor. (6. April 2018). autobild. de: http://www.autobild.de/artikel/soko-autoposer-polizei-gegen-illegales-tuning-13067433.html#anchor_6 abgerufen

Baguley, D., McFerran, D., & Hall, D. (2. Juli 2013). Tinnitus. *Lancet*, S. 1600–1607, http://dx.doi.org/10.1016/S0140-6736 (13)60142-7.

Balz, J., Friedrich, A., Pieper, B., Oeliger, D., & Rieger, D. (2014). *Luftschadstoffemissionen von Containerschiffen.* Berlin: Naturschutzbund Deutschland (NABU) e. V.

Bauer, J. (2002, 2010). *Das Gedächtnis des Körpers: Wie Beziehungen und Lebensstile unsere Gene steuern.* Frankfurt am Main: Eichborn.

Bauer, J. (2015). *Selbststeuerung: Die Wiederentdeckung des freien Willens.* München: Karl Blessing Berlag.

Behar, A. (2018). Noisy Notes: Orchestra Players and Hearing Loss. *Canadian Audiologist, 5* (2).

Bess, F., Dodd-Murphy, J., & R.A., P. (19. Oktober 1998). Children with minimal sensorineural hearing loss: prevalence, educational performance, and functional status. *Ear Hear*, S. 339–354, PMID: 9796643.

Bickel, H. (2016). *Die Häufigkeit von Demenzerkrankungen.* Berlin: Deutsche Alzheimer Gesellschaft e. V.

Bild am Sonntag Sven Väth im Interview (31. Juli 2011). Von bild.de: www.bild.de/unterhaltung/musik/sven-vaeth/interview-teil1-19141972.bild.html

Brigham and Women's Hospital. (11. Mai 2018). Healthy diet may lower risk of hearing loss in women: Patterns of healthy eating may lower risk of hearing loss by 30 percent. *ScienceDaily*, S. https://www.sciencedaily.com/releases/2018/05/180511123022.htm.

BR-Wissen. (26. August 2015). *Als der Krakatau die Welt erschütterte.* Von www.br.de: https://www.br.de/themen/wissen/vulkan-krakatau-vulkanausbruch-geschichte-vulkanismus-100.html

Cederroth, C. R., Basinou, V., Park, J.-S., & Canlon, B. (2017). Circadian Influences on the Auditory System. In A. J. Szczepek, & B. Mazurek, *Tinnitus and Stress* (S. 53–76). Berlin: Springer.

Cruickshanks, K., Klein, R., Klein, B., Wiley, T., Nondahl, D., & Tweed, T. (3. Juni 1998). Cigarette smoking and hearing loss: the epidemiology of hearing loss study. *Journal of the American Medical Association, 279* (21), S. 1715-9, doi:10.1001/jama.279.21.1715.

Degeest, S., Corthals, P., Vinck, B., & Keppler, H. (2014). Prevalence and characteristics of tinnitus after leisure noise exposure in young adults. *Noise & Health* (16), S. 26–33, doi: 10.4103/1463-1741.127850.

Del Bo, L., et al. (1. September 2008). Tinnitus aurium in persons with normal hearing: 55 years later. *Otolaryngology–Head and Neck Surgery*, S. 391–394, https://doi.org/10.1016/j.otohns.2008.06.019.

Deutsche Tinnitus Liga e. V. (21. Mai 2018). *www.tinnitus-liga.de.* Von Ich höre was, was du nicht hörst – Tinnitus: https://www.tinnitus-liga.de/pages/tinnitus-sonstige-hoerbeeintraechtigungen/tinnitus.php

Die Geschichte des Lärms (2017). ZDF Mediathek.

Emmett, S. D., et al. (1. Februar 2018). Early childhood undernutrition increases risk of hearing loss in young adulthood in rural Nepal. *The American Journal of Clinical Nutrition*, S. 268–277, https://doi.org/10.1093/ajcn/nqx022.

Estruch, R., et al. (4. April 2013). Primary Prevention of Cardiovascular Disease with a Mediterranean Diet. *The New England Journal of Medicine*, S. 1279–1290, DOI: 10.1056/NEJMoa1200303.

Europäische Kommission, Pressemitteilung, (2013). *Umwelt: Neues Maßnahmenpaket für saubere Luft in Europa*. Brüssel: Europäische Kommision.

Fagelson, M., & Baguley, D. M. (2016). Influences of Amplified Music. In M. Fagelson, & D. M. Baguley, *Tinnitus. Clinical and Research Perpectives* (S. 129–143). San Diego: Plural Publishing.

Finch, C. (26. Januar 2010). Evolution of the human lifespan and diseases of aging: Roles of infection, inflammation, and nutrition. *PNAS*, S. 1718–1724, https://doi.org/10.1073/pnas.0909606106.

Florentine, M., Hunter, W., Robinson, M., Ballou, M., & Bus, S. (1998). On the Behavioral Characeristics of Loud-Music Listening. *Ear & Hearing, 19*, S. 420–428.

Focus. (14. September 2013). *Hört Ihr diesen Ton? Hörtest verrät Alter der Ohren*. Von www.focusonline.de: https://www.youtube.com/watch?v=CbdR5l_WFk8

Fowler, P., & Jones, N. (25. Dezember 1999). Diabetes and hearing loss. *Clin Otolaryngol Allied Sci*, S. https://doi.org/10.1046/j.1365-2273.1999.00212.x .

Fucci, D., Harris, D., Petrosino, L., & Banks, M. (1. Dezember 1993). Effect of Preference for Rock Music on Magnitude-Production Scaling Behavior in Young Adults: A Validation. *Perceptual and Motor Skills*, S. 811–815, https://doi.org/10.2466/pms.1993.77.3.811.

Göcke, J. (26. Februar 2018). *Glocken laut wie eine Motorsäge*. Von www..fr.de: http://www.fr.de/frankfurt/kirchenglocken-glocken-laut-wie-eine-motorsaege-a-329423

Gildner, T. E., Liebert, M., Kowal, P., Chatterji, S., & Snodgrass, J. J. (15. Juni 2014). Associations between Sleep Duration, Sleep Quality, and Cognitive Test Performance among Older Adults from Six Middle Income Countries:

Results from the Study on Global Ageing and Adult Health (SAGE). *Journal of Clinical Sleep Medicine*, S. 613–621, http://dx.doi.org/10.5664/jcsm.3782.

Glantz, G. (April 2018). Rock On… with Caution: Hearing Loss Risk in Musicians. *The Hearing Journal*, S. 18–20.

Guski, R., & Schreckenberg, D. (2015). *Verkehrslärmwirkungen im Flughafenumfeld, Band 7: Gesamtbetrachtung des Forschungprojekts NORAH*. Kelsterbach: Geminnützige Umwelthaus GmbH.

Hahad, O., et al. (29. März 2018). Annoyance to different noise sources is associated with atrial fibrillation in the Gutenberg Health Study. *International Journal of Cardiology*, S. 79–84.

Hall, D.A. (Jan/Feb 2014). What Does Functional Neuroimaging Tell Us About Tinnitus? *ENT & audiology news*, *22* (6).

Hall, D.A. (2. März 2018). Tinnitus. (T. Suender, Interviewer)

Helping Me Hear. (6. Juni 2018). *Help! My Pregnancy is Giving Me Tinnitus*. Von www.helpingmehear.com: https://helpingmehear.com/help-my-pregnancy-is-giving-me-tinnitus/amp/?__twitter_impression=true

Hoare, D.J.-J., Gander, P.E., & Hall, D.A. (5. Dezember 2014). Agreement and Reliability of Tinnitus Loudness Matching and Pitch Likeness Rating. *PLoS ONE*, S. doi:10.1371/ journal.pone.0114553.

Houston, D.K., Johnson, M.A., Nozza, R.J., Gunter, E.W., Shea, K.J., Cutler, G.M., & Edmond, J.T. (1. März 1999). Age-related hearing loss, vitamin B-12, and folate in elderly women. *The American Journal of Clinical Nutrition*, S. 564–571, https://doi.org/10.1093/ajcn/69.3.564.

Howarth, A., & Shone, G. (2006). Ageing and the auditory system . *Postgraduate Medical Journal*, S. 166–171, doi: 10.1136/pgmj.2005.039388.

Hultcrantz, M., Simonoska, R., & Stenberg, A. (Januar 2006). Estrogen and hearing: a summary of recent investigations. *Acta Otolaryngol*, S. doi: 10.1080/00016480510038617.

Ibáñez, A.M., San Martín, R., Hurtado, E., & López, V. (26. Juni 2009). ERPs studies of cognitive processing during sleep. *International Journal of Psychology*, S. 290–304, doi: 10.1080/00207590802194234.

ISO. (2017). 029:2017, Acoustics – Statistical distribution of hearing thresholds related to age and gender, ICS:12. 140.

Kamil, R. J., et al. (Juni 2016). Association of Hearing Impairment With Incident Frailty and Falls in Older Adults. *Journal of Aging Health*, S. 644–660, doi:10.1177/0898264315608730.

Karli, R., Gül, A., & Ugur, B. (August 2013). Effect of vitamin B12 deficiency on otoacoustic emissions. *Acta Otorhinolaryngologica Italica*, S. 243–247, PMID: 24043911.

Kern, J. H. (2013). Emotionale Wirkungen lauter Bassklänge in der Popularmusik: Vestibularsystemanregung über Knochen- oder Luftschall? *Masterthesis*. Technische Universität Berlin.

Kleinjung, T., & Huber, A. (30. November 2016). Der Hörsturz. Von der Diagnose zu einer rationalen Therapie. *Swiss Medical Forum*, S. 1038–1045.

Knight, S., & Heinrich, A. (17. März 2017). Different Measures of Auditory and Visual Stroop Interference and Their Relationship to Speech Intelligibility in Noise. *Frontiers in Psychology 8:230*, S. doi: 10.3389/fpsyg.2017.00230.

Kocks, N. (Autor). (2015). *Lauter als die Polizei erlaubt.*

Kolb, F. (1995). *Rom. Die Geschichte der Stadt in der Antike.* München: C. H. Beck Verlag.

Kreuzer, P. M., Vielsmeier, V., & Langguth, B. (April 2013). Chronic Tinnitus: an Interdisciplinary Challenge. *Dtsch Artzebl Int, 110*(16), S. 278–284, DOI: 10.3238/arztebl.2013 0278.

Kujawa, S. G., & Liberman, M. C. (11. November 2009). Adding Insult to Injury: Cochlear Nerve Degeneration after »Temporary« Noise-Induced Hearing Loss. *Journal of Neuroscience*, S. 14077–14088, doi:10.1523/JNEUROSCI. 2845-09.2009.

Lee, Y. S., Wingfield, A., Min, N.-E., Kotloff, E., Grossman, M., & Peelle, J. E. (2018). Differences in Hearing Acuity among »Normal-Hearing« Young Adults Modulate the Neural Basis for Speech Comprehension. *eNeuro*, S. 10.1523/ENEURO.0263-17.2018.

Leschs Kosmos: Ausgeliefert: Die Macht der Töne. (2018).

Liberman, M.C. (2016). Noise-Induced Hearing Loss: Permanent Versus Temporary Threshold Shifts and the Effects of Hair Cell Versus Neuronal Degeneration. In A.N. Popper, & A. Hawkins, *The Effects of Noise on Aquatic Life II* (S. 1–9). New York, Heidelberg, Dordrecht, London: Springer.

Liberman, M.C. (16. Juni 2017). Noise-induced and age-related hearing loss: new perspectives and potential therapies [version 1; referees: 4 approved]. *F1000Research, 6(F1000 Faculty Rev):927*, S. doi: 10.12688/f1000research.11310.1.

Lim, P., & Locsin, R. (2006). Music as nursing intervention for pain in five Asian countries. *International Nursing Review, 53*, S. 189–196, doi:10.1111/j.1466-7657.2006.00480.x.

Lin, F.R., & Albert, M. (August 2014). Hearing Loss and Dementia – Who's Listening? *Aging Ment Health, 18*(6), S. 671–673, doi:10.1080/13607863.2014.915924.

Lin, F.R., & Ferucci, L. (27. Februar 2012). Hearing Loss and Falls Among Older Adults in the United States. *Archives of Internal Medicine*, S. 369–371, doi:10.1001/archinternmed.2011.728.

Lin, F.R., Metter, E.J., O'Brien, R.J., Resnick, S.M., Zondermann, A.B., & Ferucci, L. (2011). Hearing Loss and Incident Dementia. *Archives of Neurology, 68(2)*, S. 214–220, doi: 10.1001/archneurol.2010.362.

Linthicum, F.H., Doherty, J., & Berliner, K.I. (Dezember 2013). Idiopathic Sudden Sensorineural Hearing Loss: Vascular or Viral? *Otolaryngol Head Neck Surgery*, S. 914–917, doi:10.1177/0194599813506546.

Livingston, G. (20. Juli 2017). Dementia prevention, intervention, and care. *The Lancet, 390* (10113), S. 2673–2734, http://dx.doi.org/10.1016/ S0140-6736(17)31363-6.

Loprinzi, P.D., & Joyner, C. (Juni 2017). Relationship Between Objectively Measured Physical Activity, Cardiovascular Disease Biomarkers, and Hearing Sensitivity Using

Data From the National Health and Nutrition Examination Survey 2003–2006. *American Journal of Audiology*, S. 163–169, doi:10.1044/2017_AJA-16-0057.

Müller, J., Wendt, D., Debener, S., Kollmeier, B., & Brand, T. (1. März 2018). Gibt es einen Zusammenhang zwischen der Höranstrengung und der neuronalen Synchronisation während des Sprachverstehens bei verschiedenen Sprachgeschwindigkeiten? *Vortrag auf der DGA Jahrestagung 2018*. Halle.

Münte, T. F., Kohlmetz, C., Nager, W., & Altenmüller, E. (1. Februar 2001). Neuroperception: Superior auditory spatial tuning in conductors. *Nature*, S. https://doi.org/10.1038/35054668.

Mäurer, D. K. (2. Mai 2018). *tagesschau.de*. Von www.tagesschau.de/ausland/luftverschmutzung-131.html

Marx, M., Younes, E., Chandrasekhar, S., Ito, J., Plontke, S., O'Leary, S., & Sterkers, O. (27. Juni 2017). Consensus on sudden hearing loss. *Vortrag auf der IFOS 2017*. Paris.

Marx, M., Younes, E., Chandrasekhar, S., Ito, J., Plontke, S., O'Leary, S., & Sterkers, O. (1. Februar 2018). International consensus (ICON) on treatment of sudden sensorineural hearing loss. *European Annals of Otorhinolaryngology, Head and Neck Diseases*, S. 23–28, DOI: 10.1016/j.anorl.2017.12.011.

Mazurek, B., Haupt, H., Olze, H., & Szczepek, A. J. (Juni 2012). Stress and tinnitus – from bedside to bench and back. *Frontiers in Systems Neuroscience* (6), S. doi: 10.3389/fnsys.2012.00047.

Meehan, S., Hough, E. A., Crundwell, G., Knappett, R., Smith, M., & Bagueley, D. M. (Mai 2017). The Impact of Single-Sided Deafness upon Music Appreciation. *Journal of the American Academy of Audiology*, S. 444–462, doi: 10.3766/jaaa.16063.

Miller, J., CS, W., & Covell, W. (1963). Deafening effects of noise in the cat. *Acta Oto Laryngol Suppl 176*.

Mimi. (3. Juni 2018). *Weltweiter Hörindex*. Von www.mimi.io: https://mimi.io/de/hearingindex/

Munk, W., Worcester, P., & Wunsch, C. (1995). *Ocean acoustic tomography*. Cambridge, England: Cambridge University Press.

NABU. (2. Mai 2018). *www.nabu.de*. Von https://www.nabu.de/umwelt-und-ressourcen/verkehr/schifffahrt/

Nakajima, K., Kanda, E., & Suwa, K. (27. März 2018). Unexpected association between subclinical hearing loss and restorative sleep in a middle-aged and elderly Japanese population. *BMC Research Notes*, S. https://doi.org/10.1186/s13104-018-3315-8.

Nondahl, D., Cruickshanks, K., Dalton, D., Schubert, C., Klein, B., Klein, R., & Tweed, T. (November 2004). Serum cotinine level and incident hearing loss: a case-control study. *Arch Otolaryngol Head Neck Surg.*, S. 1260-4, DOI: 10.1001/archotol.130.11.1260.

Noreña, A. (19. Mai 2015). Revisiting the Cochlear and Central Mechanisms of Tinnitus and Therapeutic Approaches. *Audiology & Neurotology*, S. 53–59, DOI: 10.1159/000380749.

Oeliger, D., Balz, J., Rieger, D., & Diesener, S. (2015). *Mir stinkt's! – NABU Kampagne für eine saubere Kreuzschifffahrt*. Berlin: Naturschutzbund Deutschland (NABU) e. V.

Okamoto, H., Stracke, H., Stoll, W., & Pantev, C. (19. Januar 2010). Listening to tailor-made notched music reduces tinnitus loudness and tinnitus-related auditory cortex activity. *PNAS*, S. 1207–1210,.

Payer, P. (2006). Vom Geräusch zum Lärm – Zur Geschichte des Hörens im 19. und frühen 20. Jahrhundert. In V. Bernius, P. Kemper, R. Oehler, & K.-H. Wellmann, *Der Aufstand des Ohrs – die neue Lust am Hören* (S. 106–120). Göttingen: Vandenhoeck & Ruprecht GmbH.

Peelle, J. E. (2017). Listening Effort: How the Cognitive Consequences of Acoustic Challenge Are Reflected in Brain and Behavior. *Ear & Hearing*, S. zdoi; 10.1097/AUD.0000000000000494.

Popper, A. N., & Hawkins, A. (2016). *The Effects of Noise on Aquatic Life II*. New York, Heidelberg, Dordrecht, London: Springer.

Probst, T., Pryss, R., Langguth, B., & Schlee, W. (6. Februar 2016). Emotional states as mediators between tinnitus loudness and tinnitus distress in daily life: Results from the »TrackYourTinnitus« application. *Science Reports, 6,* S. doi: 10.1038/ srep20382 (2016).

Qiana, J., Chang, P. D., Moonish, G., & Lalwania, A. K. (24. Juli 2017). A novel method of quantifying brain atrophy associated with age-related hearing loss. *NeuroImage: Clinical,* S. 205–209, doi: 10.1016/j.nicl.2017.07.021.

Rigters, S. C., et al. (20. Januar 2017). Hearing Impairment Is Associated with Smaller Brain Volume in Aging. *Frontiers in Aging Neuroscience,* S. doi: 10.3389/fnagi.2017.00002.

Roberts, L. E. (2016). The Mechanism and Time Course of Tinnitus Associated With Hearing Impairment. In D. M. Bagueley, & M. Fagelson, *Tinnitus – Clinical and Research Perspectives* (S. 13–33). San Diego: Plural Publishing.

Roberts, L. E., Eggermont, J. J., Caspary, D. M., Shore, S. E., Melcher, J. R., & Kaltenbach, J. A. (10. November 2010). Ringing Ears: The Neuroscience of Tinnitus. *Journal of Neuroscience,* S. 14972–14979, doi:10.1523/JNEUROSCI.4028-10.2010.

Rosen, S., Bergman, M., Plester, D., El-Mofty, A., & Satti, M. H. (kein Datum). Presbycusis Study of a Relatively Noise-Free Population in the Sudan. *Annals of Otology, Rhinology & Laryngology*(71), S. 727–743, doi: 10.1177/000348946207100313.

Roser, M. (2017). *Life Expectancy.* Von Our World in Data: https://ourworldindata.org/life-expectancy

Rumalla, K., Karim, A., & Hullar, T. E. (24. Oktober 2014). The effect of hearing aids on postural stability. *The Laryngoscope,* S. 720–723, https://doi.org/10.1002/lary.24974.

Salimpoor, V. N., Zald, H. H., Zatorre, R. J., Dagher, A., & McIntosh, A. R. (19. Dezember 2014). Predictions and the brain: how musical sounds become rewarding. *Trends in Cognitive Sciences,* S. 86–91, doi: 10.1016/j.tics.2014.12.001.

Sara, S., Teh, B., & Friedland, P. (Januar 2014). Bilateral sudden sensorineural hearing loss: Review. *The Journal of Laryngology & Otology, 128*(S1), 8–15, doi:10.1017/S002221511300306X.

Schaaf, H. (2017). *Schwindel – Hörverlust – Tinnitus: eine psychosomatisch orientierte Darstellung* (8. Ausg.). Deutschland: Springer.

Schafer, R. M. (2002). *Anstiftung zum Hören. Hundert Übungen zum Hören und Klänge Machen.* Aarau, Schweiz: HBSNepomuk.

Schafer, R. M. (Göttingen). Soundscape – Design für Ästhetik und Umwelt. In V. Bernius, P. Kemper, R. Oehler, & K.-H. Wellmann, *Der Aufstand des Ohrs – die neue Lust am Hören* (S. 141–153). Göttingen: Vandenhoeck & Ruprecht GmbH.

Schmidt, J. H., Pedersen, E. R., Paarup, H. M., Christensen-Daalsgard, J., Andersen, T., Poulsen, T., & Baelum, J. (Juli/August 2014). Hearing Loss in Relation to Sound Exposure of Professional Symphony Orchestra Musicians. *Ear & Hearing:, 35*(4), S. 448–460, doi: 10.1097/AUD.0000000000000029.

Scott, S., & Armitage, R. (5. Juni 2018). *Are headphones damaging young people's hearing?* Von www.abc.net.au: http://www.abc.net.au/news/2018-06-06/headphones-could-be-causing-permanent-hearing-damage/9826294?pfmredir=sm&pfm=ms&WT.z_navMenu=abcNavSites&WT.z_srcSite=news&WT.z_link=Change%20to%20standard%20view

sengpielaudio. (18. Mai 2018). *Schalldruckpegel (SPL) und zulässige Einwirkungszeit bei Lärm Richtlinien für Lautstärke und Einwirkdauer – also nicht allein der zulässige Schallpegel –.* Von www.sengpielaudio.com: http://www.sengpielaudio.com/ZulaessigeEinwirkungszeit.htm

Servan-Schreiber, D. (2006). *Die Neue Medizin der Emotionen* (7 Ausg.). München: Wilhelm Goldmann Verlag.

Shi, X. (23. August 2011). Physiopathology of the cochlear microcirculation. *Hearing Research*, S. 10–24, doi:10.1016/j.heares.2011.08.006.

Singh, N. K., & Sasidharan, C. S. (März-April 2016). Effect of personal music system use on sacculocollic reflex assessed by cervical vestibular-evoked myogenic potential: A preliminary investigation. *Noise Health*, S. 104–112, doi: 10.4103/1463-1741.178511.

Sletten, W., Taylor, L., Goodacre, C., & Dumont, T. (März-April 2015). The effect of specially designed and managed occlusal devices on patient symptoms and pain: a cohort study. *General Dentistry*, S. 46–52. PMID:25734286.

Smith, H. (3. März 2018). Tinnitus in Children. (T. Suender, Interviewer)

Sonormed GmbH. (4. Juni 2018). *Fachinformation für Ärzte.* Von www.tinnitracks.com: http://www.tinnitracks.com/cms/fachinformationen_tinnitracks_sonormed_gmbh_f10b.pdf

SPIEGEL ONLINE (6. April 2018). *Zu laute »Walküre«: Streit um Lärmschutz für Musiker nach Urteil gegen Oper.* http://www.spiegel.de/panorama/gesellschaft/london-streit-um-laermschutz-fuer-musiker-nach-urteil-gegen-oper-a-1201490.html

SPIEGEL Online (11. Mai 2006). *Spritschleuder: Porsche Cayenne schluckt bei Vollgas 66,7 Liter.* www.spiegel.de/auto/aktuell/spritschleuder-porsche-cayenne-schluckt-bei-vollgas-66- 7-liter-a-415728.html

Stanimirov, O., Beise, U., & Huber, F. (September 2017). *Guideline Hörsturz.* Von www.medix.ch: https://www.medix.ch/wissen/guidelines/augen-und-hno-krankheiten/hoersturz.html

Statistisches Bundesamt. (März 2018). *Lebenserwartung Deutschland.* Von www.destatis.de: https://www.destatis.de/DE/ZahlenFakten/GesellschaftStaat/Bevoelkerung/Sterbefaelle/Tabellen/LebenserwartungDeutschland.html

Stevensa, M. N., Barbourb, D. L., Gronskic, M. P., & Hullard, T. E. (6. Dezember 2016). Auditory contributions to maintaining balance. *Journal of Vestibular Research*, S. 433–438, doi:10.3233/VES-160599.

Swenson J., L. S., Grimwood, J. M., & Alexander, C. C. (1989, abgerufen 05.05.2018). *This New Ocean: A History of Project Mercury.* Von nasa.gov: This New Ocean: A History of Project Mercury

Szczepek, A. J. (2. März 2018). Tinnitus und Stress. (T. Suender, Interviewer)

Szczepek, A. J., & Mazurek, B. (2017). *Tinnitus and Stress.* Cham, Schweiz: Springer International Publishing AG.

Tabuchi, K., Nishimura, B., Tanaka, S., Hayashi, K., Hirose, Y., & Hara, A. (2010). Ischemia-Reperfusion Injury of the Cochlea: Pharmacological Strategies for Cochlear Protection and Implications of Glutamate and Reactive Oxygen Species . *Current Neuropharmacology,* S. 228–134.

The Telegraph. (23. Juli 2008). Mick Jagger raises awareness on hearing loss. *The Telegraph,* S. https://www.telegraph.co.uk/news/celebritynews/2448946/Mick-Jagger-raises-awareness-on-hearing-loss.html.

Tziridis, K., Korn, S., Ahlf, S., & Schulze, H. (17. Juni 2014). Protective Effects of Ginkgo biloba Extract EGb 761 against Noise Trauma-Induced Hearing Loss and Tinnitus Development. *Neural Plasticity,* S. 27 Seiten, http://dx.doi.org/10.1155/2014/427298.

Uchida, Y., Sugiura, S.A., Nakashima, T., & Shimokata, H. (Juli 2010). Diabetes reduces auditory sensitivity in middle-aged listeners more than in elderly listeners: a population- based study of age-related hearing loss. *Medical Science Monitor,* S. ID: 880914.

Ueyama, T., et al. (25. Juni 2013). Brain Regions Responsible for Tinnitus Distress and Loudness: A Resting-State fMRI Study. *PLoS ONE, 8*(6), S. doi:10.1371/journal.pone.0067778.

Varnet, L., Wang, T., Peter, C., Meunier, F., & Hoen, M. (24. September 2015). How musical expertise shapes speech perception: evidence from auditory classification images. *Scientific Reports,* S. doi: 10.1038/srep14489.

Wagner, W. (2006). Hören im Mittelalter – Versuch einer Annäherung. In V. Bernius, P. Kemper, R. Oehler, & K.-H. Wellmann, *Der Aufstand des Ohrs – die neue Lust am Hören* (S. 93–106). Göttingen: Vandenhoeck & Ruprecht GmbH.

Warncke, H. (2000). Minimale Schwerhörigkeit, die Garantie zum Sitzenbleiben? *Hörakustik* (7), S. 1–6.

Was ist Was. (26. Juni 2008). *Explosion des Krakatau.* Von www.wasistwas.de: https://www.wasistwas.de/archiv-wissenschaft-details/explosion-des-krakatau.html

WDC. (2. Mai 2018). *de.whales.org*. Von http://de.whales.org/themen/unterwasserlaerm-meer

Westerhausen, R., Bless, J., & Kompus, K. (18. August 2015). Behavioral Laterality and Aging: The Free-Recall Dichotic-Listening Right-Ear Advantage Increases With Age. *Developmental Neuropsychology*, S. 313–327, doi: 10.1080/87565641.2015.1073291.

Whipple, B., & Glynn, N.J. (1992). Quantification of the effects of listening to music as a noninvasive method of pain control. *Scholary Inquiry for Nursing Practice: An International Journal, 6*, S. 43–58.

Wienbruch, C., Paul, I., Weisz, N., Elbert, T., & Roberts, L.E. (15. Oktober 2006). Frequency organization of the 40-Hz auditory steady-state response in normal hearing and in tinnitus. *NeuroImage*, S. 180–194, https://doi.org/10.1016/j.neuroimage.2006.06.023.

Wilkinson, G.S., & South, J.M. (Dezember 2002). Life, history, ecology and longevity in bats. *Aging Cell*, S. 124–131, PMID: 12882342.

Wilunda, C., Yoshida, S., Tanaka, S., Kanazawa, Y., Kimura, T., & Kawakami, K. (5. Juni 2018). Exposure to tobacco smoke prenatally and during infancy and risk of hearing impairment among children in Japan: A retrospective cohort study. *Paediatric and Perinatal Epidemiology*, S. https://doi.org/10.1111/ppe.12477.

Worzel, J.L., Ewing, M., & Pekeris, C.L. (1948). *Propagation of Sound in the Ocean*. Geological Society of America.

Zeit Online. (20. November 2017). *Deutschland geht bei Vergabe von EU-Behörden leer aus. Nach Brexit*. Von www.zeit-online.de: https://www.zeit.de/news/2017-11/20/behoerden-entscheidung-ueber-den-kuenftigen-standort-von-eu-behoerden-20053402?print

Teil IV: Das Wunder erneuern

Amieva, H., Ouvrard, C., Giulioli, C., Meillon, C., Rullier, L., & Dartigues, J.–F. (20. Oktober 2015). Self-Reported

Hearing Loss, Hearing Aids, and Cognitive Decline in Elderly Adults: A 25-Year Study. *Journal of the American Geriatrics Society*, S. 2099–2144, DOI: 10.1111/jgs.13649.

anovum. (2018). *EuroTrak Germany 2018*. Zürich: anovum.

BARMER. (4. Oktober 2016). *Junge Menschen tragen immer öfter Hörgeräte*. Von www.barmer.de: https://www.barmer.de/presse/bundeslaender-aktuell/thueringen/archiv-pressemitteilungen/archiv-2016/pm-hoerhilfen-79348

Blanco-Elorrieta, E., Kastner, I., Emmorey, K., & Pylkkänen, L. (3. April 2018). Shared neural correlates for building phrases in signed and spoken language. *Scientific Reports*, S. doi:10.1038/s41598-018-23915-0.

Gabriel, B. (28. Februar 2018). Interaktive Hörsysteme-Anpassung und Konnektivität. *Funktionselemente von modernen Hörystystemen*. Halle: 21. Jahrestagung der Deutschen Gesellschaft für Audiologie.

Graversen, C., Borch Petersen, E., Favré-Felix, A., Fiedler, L., Obleser, J., & Lunner, T. (12–16. November 2016). Ear-EEG as a novel technology for wearable brain wave monitoring. *Präsentation auf dem Society for Neuroscience 46th Annual Meeting*. San Diego, USA.

Habicht, J., Finke, M., & Neher, T. (1. Januar 2018). Auditory Acclimatization to Bilateral Hearing Aids: Effects on Sentence-in-Noise Processing Times and Speech-Evoked Potentials. *Ear and Hearing*, S. 161–171, doi: 10.1097/AUD.0000000000000476.

Habicht, J., Kollmeier, B., & Neher, T. (1. Juli 2016). Are Experienced Hearing Aid Users Faster at Grasping the Meaning of a Sentence Than Inexperienced Users? An Eye-Tracking Study. *Trends in Hearing*, S. 1–13, doi: 10.1177/2331216516660966.

Husstedt, H. (28. Februar 2018). Objektive Überprüfung. *Tutorial Funktionselemente von Hörsystemen*. Halle: 21. Jahrestagung der Deutschen Gesellschaft für Audiologie.

Kleinjung, T. (14. März 2018). Can Chochlea Implants be a Cure for Tinnitus? Regensburg: Tri Tinnet 2018.

Kral, A., & Sharma, A. (1. Februar 2013). Developmental

Neuroplasticity After Cochlear Implantation. *Trends Neurosci*, S. 111–122, doi:10.1016/j.tins.2011.09.004.

Lenarz, T. (19. Februar 2018). Cochlear implant – state of the art. *MS Curr Top Otorhinolaryngol Head Neck Surg*, S. doi: 10.3205/cto000143.

Lim, S., & Simser, J. (Mai 2005). Auditory-Verbal Therapy for Children with Hearing Impairment. *Annals Academy of Medicine*, S. 307–312.

Müller, S. (28. Februar 2018). Hörgeräte-Technologien für anstrengungsfreies Hören. *Tutorial Funktionselemente von Hörsystemen*. Halle: 21. Jahrestagung der Deutschen Gesellschaft für Audiologie.

Maharani, A., Dawes, P., Nazroo, J., Tampubolon, G., & Pendleton, N. (10. April 2018). Longitudinal Relationship Between Hearing Aid Use and Cognitive Function in Older Americans. *Journal of the American Geriatrics Society*, S. 1130–1136, doi: 10.1111/jgs.15363.

Mondelli, M.F., dos Santos, M.d., & José, M.R. (2016). Speech perception in noise in unilateral hearing loss. *Brazilian Journal of Otorhinolaryngology*, S. 427–432.

Moreau, L. (Regisseur). (2017). *Die Eloquenz der Gehörlosen*.

Puder, H. (28. Februar 2018). Beamforming und Störgeräuschreduktion. *Tutorial Funktionselemnte von Hörsystemen*. Halle: 21. Jahrestagung der Deutschen Gesellschaft für Audiologie.

Streicher, B., Kral, K., Hahn, M., & Lang-Roth, R. (April 2015). Rezeptive und expressive Sprachentwicklung bei Kindern mit CI-Versorgung. *Laryngorhinootologie*, S. 225–231, doi: 10.1055/s-0034-1384586.

tagesschau.de. (16. Januar 2018). *Zahl der Einwohner Deutschlands gestiegen*. Von www.tagesschau.de: https://www.tagesschau.de/inland/einwohnerzahl-deutschland-107.html

The Hearing Review. (4. August 2017). *US Senate Passes OTC Hearing Aid Act as Part of FDA Reauthorization Act of 2017*. Von hearingreview.com: http://www.hearingreview.com/2017/08/us-senate-passes-otc-hearing-aid-act-part-fda-reauthorization-act-2017-ada-announces von Gablenz, P., & Holube, I. (28. Februar 2015). Prävalenz von Schwerhörigkeit im Nordwesten Deutschlands. Ergebnisse einer epidemiologischen Untersuchung zum Hörstatus (HÖRSTAT). *HNO*, S. 195–214, DOI 10.1007/s00106-014-2949-7.

Warncke, H. (17. Juli 2018). Interview Horst Warncke. (T. Sünder, Interviewer)

Nachwort

Journal Hamburg (11. Juni 2018). Hamburg Wasser beklagt Medikamente und Plastik. *Hamburg Journal*. Hamburg: NDR.

NDR. (11. Juni 2018). *Hamburg Wasser warnt vor Mikroplastik*. Von www.ndr.de: https://www.ndr.de/nachrichten hamburg/Hamburg-Wasser-warnt-vor-Mikroplastik, hamburgwasser236.html